养好脾胃，从根本上抵抗衰老

# 养好脾胃 年轻20岁

裴胜 主编

主任医师
北京中医协会委员
中国老年保健协会抗衰老委员会委员

中国纺织出版社

图书在版编目（CIP）数据

养好脾胃　年轻 20 岁 / 裴胜主编 .-- 北京 ：中国纺织出版社，2018.5（2021.2 重印）
ISBN 978-7-5180-4801-4

Ⅰ. ①养…　Ⅱ. ①杨…　Ⅲ. ①健脾—养生(中医)　Ⅳ. ①R256.3

中国版本图书馆 CIP 数据核字（2018）第 044273 号

主　编　裴　胜
编委会　裴　胜　石艳芳　张　伟　石　沛　戴俊益　高婷婷
　　　　赵永利　林香云　姚　莹　余　梅　李　迪　杨　丹

责任编辑：樊雅莉　　　　责任印制：王艳丽

中国纺织出版社出版发行
地址：北京市朝阳区百子湾东里 A407 号楼　邮政编码：100124
销售电话：010 — 67004422　传真：010 — 87155801
http://www.c-textilep.com
E-mail:faxing@c-textilep.com
中国纺织出版社天猫旗舰店
官方微博 http://weibo.com/2119887771
北京通天印刷有限责任公司印刷　各地新华书店经销
2018 年 5 月第 1 版　2021 年 2 月第 4 次印刷
开本：710×1000　1/16　印张：16
字数：264 千字　定价：49.80 元

# 前言

Preface

面色苍白，口唇没光泽；

过于消瘦，好像一阵风就能吹倒了；

身体虚胖，看似体格庞大，但一点都不结实；

说话有气无力，精神萎靡不振，年纪轻轻却未老先衰……

这多是由于脾胃功能受损所造成的。中医认为，脾胃为“后天之本”“气血生化之源”，脾胃功能的正常与否，直接关系到人体的健康长寿。

脾胃是长寿的“根”，其强弱决定了气血的盛衰、生机的活跃。因此若想延缓衰老，延长寿命，就要像国医大师李玉奇先生所说：“补之于脾，益之于胃，使之有序地化生水谷之精微”。如果把长寿比喻成盖房子，护好脾胃就是打地基，根基不牢，吃再多营养品、保健品也起不到太大的作用。

可是，在压力大、快节奏的现代生活中，很多人不懂得保护自己的脾胃，酗酒，暴饮暴食，爱吃冰冷食物，吃腌制食物，边读（玩）边吃，久坐少动，焦虑紧张……种种不健康的生活习惯，让原本脆弱的脾胃更不堪重负。

那如何养好脾胃呢？

本书告诉你如何通过特效食物补益脾胃；如何从一日三餐的细节和习惯中做到“饮食有节，度百岁乃去”；如何通过慢运动及小动作来增强脾胃功能，从而濡养四肢百骸，抵抗肌肉萎缩、骨质疏松等老年病；如何按摩特效穴位健脾气、助消化、止胃痛、通肠道；如何让“药罐子”的慢性病患者通过安全的中药茶饮、药膳来护胃、养胃；如何根据《黄帝内经》中的四时气候变化调理脾胃，从而顺应自然，活到天年；如何对症调理因脾胃虚弱而导致的早衰症状；如何选用中成药调理脾胃不适；如何在家调养常见脾胃疾病，等等，内容详尽，方法简单有效，让脾胃不好的人，轻轻松松就能活到一百岁。

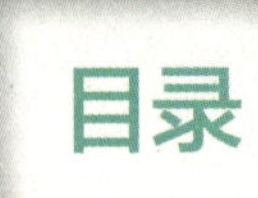

# 目录

## 绪论 养脾胃就是养命



## 第一章 脾胃虚弱催人老，年轻二十岁从养护脾胃开始

## 第二章 从里美到外：养好脾胃气色好、身材棒、精力足

## 第三章　脾胃安和，能吃能睡能通就是福



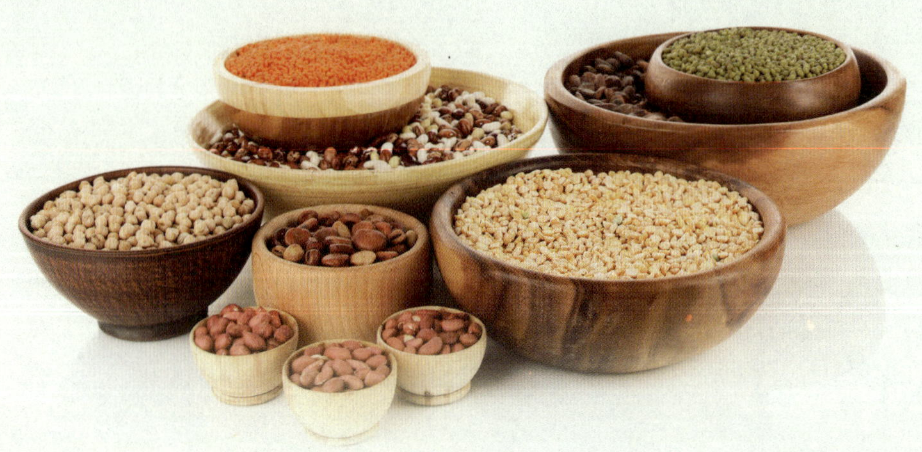

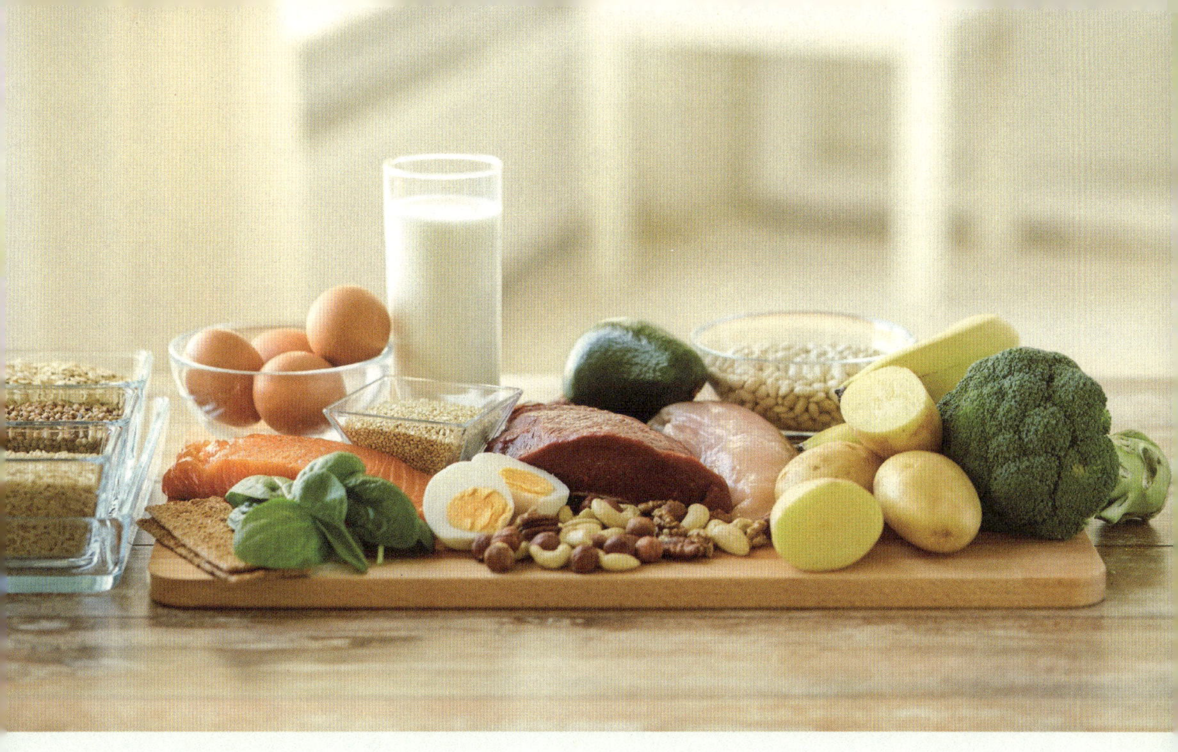

## 第四章 26种助消化特效食材，把每个脏器都喂饱

## 第五章 食欲不好人憔悴，好心情才有好肠胃



## 第六章 简易功法，强健的脾胃才有生命力



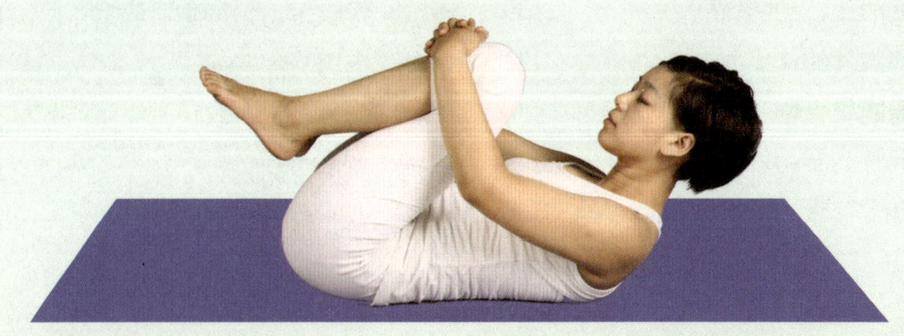

## 第七章 经络和穴位养脾胃，不花钱，就让脾胃恢复活力



## 第八章 四季养脾胃，顺应自然长寿何难



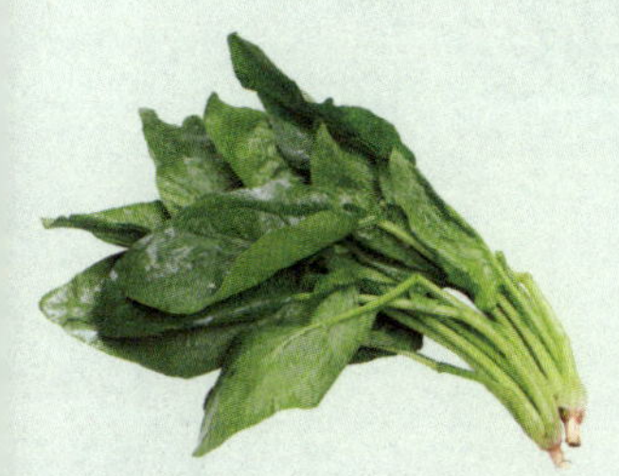
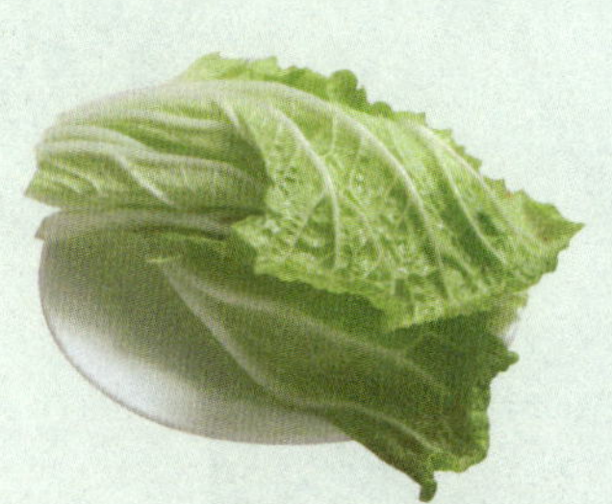
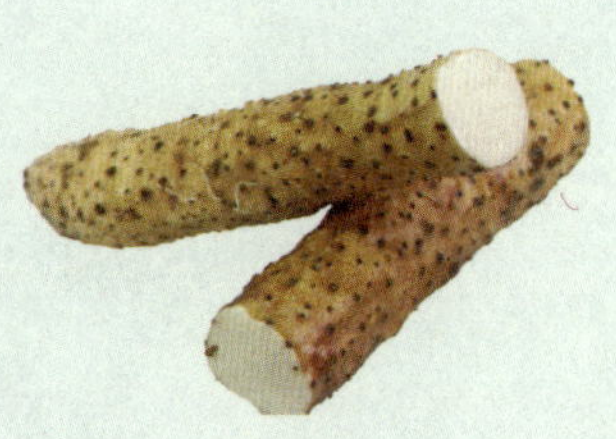

# 第九章　调走脾胃病：不让疾病偷走寿命



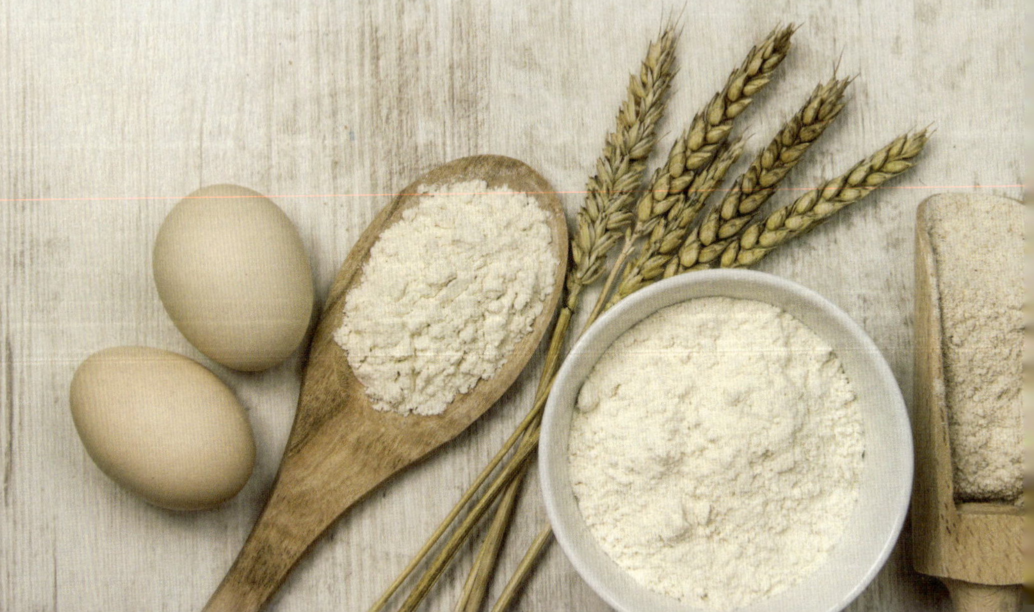

# 绪 论

# 养脾胃就是养命

# 脾胃为后天之本，养生以脾胃为先

## 从中西医角度来看脾胃的功能

明代著名医家张景岳说过："土气为万物之源，胃气为养生之主。胃强则强，胃弱则弱，有胃则生，无胃则死。是以养生家必当以脾胃为先。"可见，脾胃强盛是人体健康长寿的基础。

探究人体衰老的原因，确实与脾胃虚衰有关。中医经典著作《黄帝内经》中提出"女子五七，阳明脉衰，面始焦，发始堕"，阳明脉即胃经、大肠经，因脾胃能化生气血，故为多气多血之经，但女性到35岁左右，胃经衰弱，则衰老开始显现。

现代医学认为蛋白质是生命的物质基础。人体的蛋白质虽由人体自身合成，但其原料来源全赖胃肠道功能正常运行，即胃的受纳和脾的运化。

### 脾的结构和功能

**中医的脾**：常泛指整个消化系统，还包括部分循环系统。

**西医的脾**：只是单一的器官。

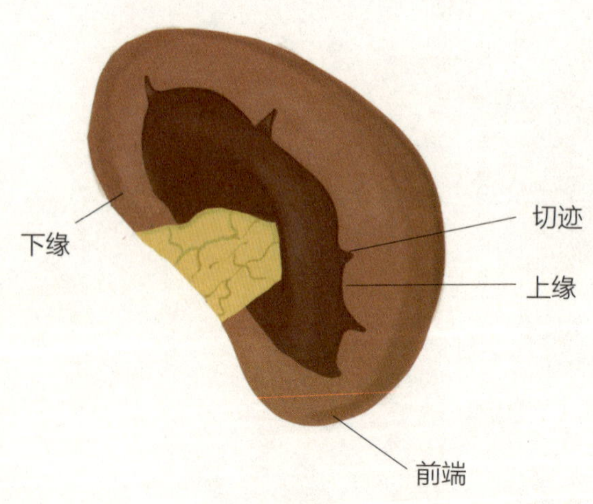


脾脏位于人体左上腹内，深居于肋弓之后，与胃脾韧带、脾肾韧带、膈脾韧带和脾结肠韧带等器官相邻。脾脏是一个颜色黯红、质地柔软的网状内皮细胞器官，成年人的脾长10～12厘米，宽6～8厘米，厚3～4厘米，重110～200克，大约有巴掌那么大，由几条韧带将其"悬挂"在上腹部。

## 脾的三大功能

**脾主运化：**脾的运化功能，可分为运化水谷和运化水液两方面。运化水谷，指脾能把吃进去的食物转化为营养物质（水谷精微），并将其输送到全身各处。运化水液，指脾将吸收的多余水分，及时地转输到肺和肾，化为汗和尿排出体外。

**脾主升清：**指脾把吸收的营养物质（水谷精微）上输到心、肺、头、目，生成气血，滋养全身。脾的升清功能正常，脏器才不致下垂。

**脾主统血：**脾统血的作用是通过气摄血来实现的。人体血液在经脉之中流动，怎样才能防止它不跑出来而导致出血？靠的是脾统血的功能。若脾失健运，气虚不能摄血，则会出现皮下出血、尿血、便血、崩漏等。

> **“脾”字的含义**
>
> 《释名》释：“脾，裨也。在胃之下，裨助胃气，主化谷也。”裨即帮助，且古代有以右为尊，以左为卑的习惯，故古人造“脾”字，取其在胃之下（左），帮助胃消化食物之意。

## 胃的结构和功能

**中医的胃：**包括食管、胃、十二指肠等上消化道的解剖部位与生理功能。

**西医的胃：**只是单一的器官。



在X线钡剂透视下，胃的形状多呈钩状或牛角状。胃一般分为四部分：

- **贲门部分：**指贲门附近的3厘米范围内。
- **胃底部分：**指从贲门向大弯侧画一水平线，此线以上部分，也即贲门向左上方凸出的部分。
- **胃体部分：**胃的中部，即胃底与幽门窦之间的体积最大的部分。
- **幽门窦部分：**距幽门口约5厘米处，胃小弯有一从左向右的弯曲形成的切迹叫胃角切迹，幽门窦是指此切迹与大弯水平连线以下部分。

### 胃的功能

**胃主受纳：**指我们吃的东西需要胃来受纳、装盛、容盛。“受纳”指接受和容纳水谷。食物首先得在口腔里被咀嚼成细小的颗粒，吞咽后食物颗粒经食管进入胃，胃像个大袋子，里面很宽敞，食物都暂存在这里，这一过程称为受纳。

**胃主腐熟：**指胃具有将水谷饮食初步消化为食糜的功能。我们吃进去的食物被胃受纳后，胃就不停地蠕动，分泌胃液帮助混合搅拌这些被咀嚼成细小的颗粒，并研磨为半液体状食糜，以便消化吸收。

# 脾胃强则气血足、四肢健

脾胃是气血生化之源，元气之本。人体一切生命活动和脏腑功能均依靠气血的供应，而脾胃乃“气血阴阳之根蒂”，产生气血之源泉。

## 什么是气血

气血是人体内气和血的统称，在中医看来，它们是濡养脏腑组织，维持生命活动的基本物质，对身体的发育成长以及健康起着非常重要的作用。其中“气”是元阴元阳产生的能量，主要起着推动的作用，而“血”则是指血液，主要起着濡养的作用。

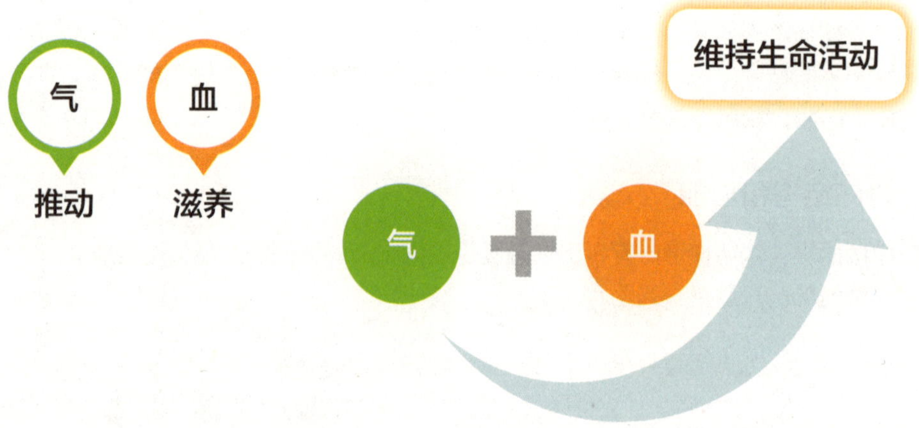


## 气血和脾胃的关系

人体中的气血主要来源于两部分，一部分是先天拥有的，来自于父母；而另一部分则来自于后天的食物营养，人体的生长、发育，以及健康都需要依赖这一部分气血。而食物转化成气血的关键就在于脾胃的运化。脾胃负责收纳食物，并将食物转化成为水谷精微（营养物质），然后输布和滋养全身。如果一个人脾胃健康，那么气血自然也就充足。

如果脾胃生化的气血不足或者体内气血消耗过多，就会造成气血亏虚，皮肤缺少气血的濡养，肤色就会暗沉，呈现出衰老之态。

## 脾气健运，四肢健康

四肢的功能正常与否，与脾运化水谷精微和升清的功能是否健旺密不可分。脾气健运，精微得以布散，供给四肢的营养充分，活动也强劲有力；若脾失健运，精微不能输布，则四肢营养不足，会倦怠乏力，严重者日渐筋脉弛缓，软弱无力，不能随意运动，久而久之易导致肌肉萎缩或瘫痪。

## 脾与五行相应属土

在中医里，常用五行描述人体五脏系统的功能和关系，五行就是木、火、土、金、水，代表五种属性，分别有与之相对应的五脏，即木性为肝脏，火性为心脏，土性为脾脏，金性为肺脏，水性为肾脏。

五行之间“相生”“相克”，也就是说脾与其他四脏之间有着相互促进又相互克制的密切联系。如心生脾就是火生土，心之阳气可以温脾；脾生肺就是土生金，脾运化水谷之精气可以益肺。因此，五脏阴阳平衡、和谐相处，才是维持生命活动的根本保证。

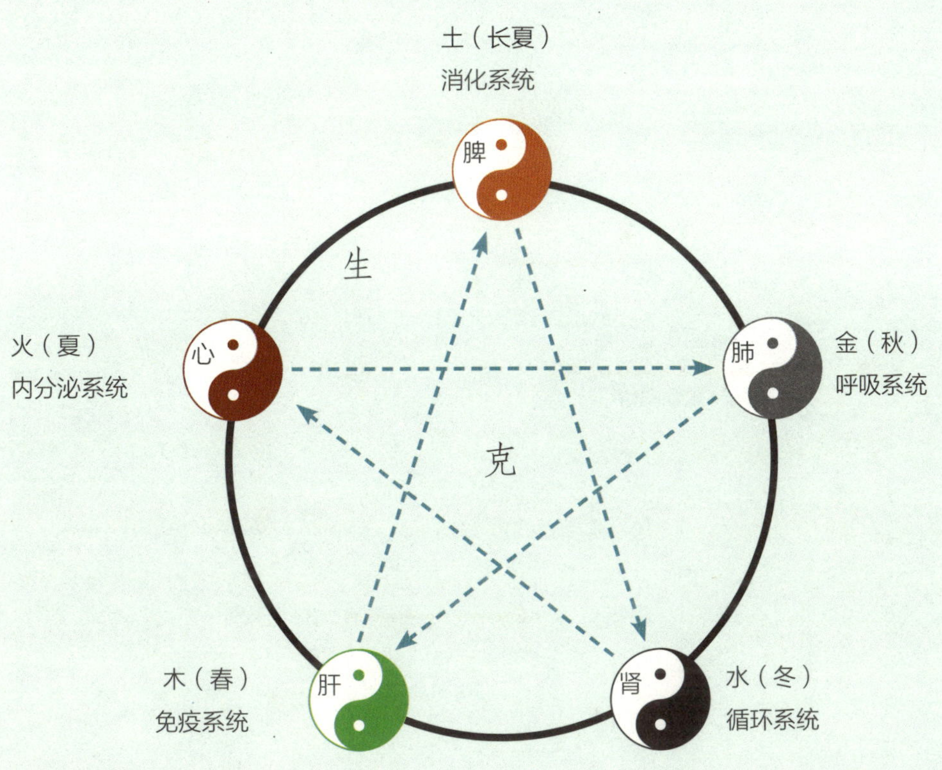


“五行相生”是互相生旺的意思，表示生成化育；“五行相克”就是互相反驳、制衡。脾对应五行中的“土”，与长夏相应。所以长夏是健脾、养脾、治脾的好时机。

木——生长、升发、柔和、条达舒畅
火——温热、升腾、明亮
土——生化、承载、受纳
金——清洁、清肃、收敛
水——寒凉、滋润、向下运行

## 脾胃升清降浊是脏腑气机升降的枢纽

脾胃是维持我们生命活动的重要环节，其升降运动构成了人体气机升降的枢纽。脾宜升则健，胃宜降则和，只有二者功能协调，才能保证人们吃进去的东西正常消化、吸收和排泄。无论脾胃升降的哪个环节出了问题，都会影响到整个消化吸收过程，甚至导致全身病变。

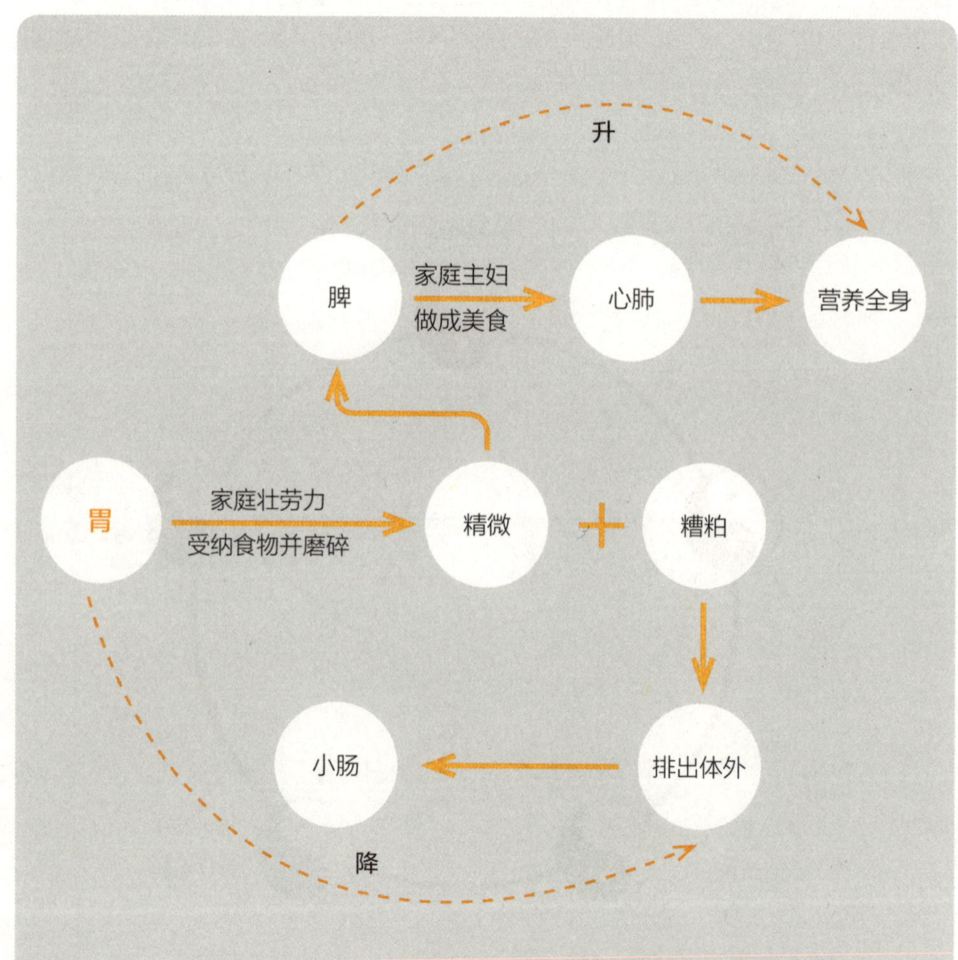


大家知道，胃主受纳，脾主运化，这个过程其实是靠脾升胃降完成的。脾气上升，不仅可以帮助胃进一步消化，而且能吸收、转输水谷的精微和水液，使水谷精气上奉于心肺，布散全身；同时，还能统摄、升提内脏，不使下陷，以保持诸脏各安其位。胃气下降，不仅能使饮食得以下行，而且能将初步消化后的水谷精微物质移交小肠，小肠再进行吸收活动，将水谷化为清和浊两部分。浊者下降到大肠，形成粪便，经肛门排出体外。

因此，我们说脾气宜升不宜降，胃气宜降不宜升，这一过程既受纳又排泄，一升一降，升降相宜，互为因果，以取得相对的平衡与协调，使得人体气机生生不息。

# 善治病者，唯在调理脾胃

《黄帝内经》中说“有胃气者生，无胃气者死。”所以说看病的时候，大夫首先望闻问切，问的时候就问患者，饮食怎么样，吃东西香不香，大便怎么样，首先看你消化道，如果吃东西都挺好的，大夫心里就踏实了。

## 脾胃对疾病恢复很重要

脾胃病研究发现，很多慢性疑难杂病的发生、发展与转归，都跟肠胃功能的损伤与修复有关。《养老奉亲书》认为：“脾胃者，五脏之宗也。安谷则昌，绝谷则亡。”中医临床上有“有胃气则生，无胃气则死”的说法。古代医家也有“脾胃内伤，百病由生”的论述，即人的健康与疾病的康复与人的胃气联系密切。如果胃气比较好，即胃肠功能健全或胃肠运化正常，则能维系人体健康；如果脾胃功能不健，或脾胃运化失调，则易患疾病或患了疾病不易恢复。因此，胃肠功能对维持人体健康和促进疾病痊愈来说十分重要。

## 脾胃健壮，则全身健壮

脾胃为后天之本，能资生一身，脾胃健壮，多能消化饮食，则全身自然健壮，因此，调理脾胃不仅能医治脾胃本身的疾病，而且可以间接或直接地医治全身其他脏腑病变。

**少食多餐适宜哪类病人**

溃疡病活动初期病人：少食多餐可以中和胃酸，还能减轻胃窦部扩张。

胃下垂病人：进食量过多易引起上腹部饱胀及疼痛。

胆囊炎、胆石症病人：适量进食可刺激胆汁的分泌，有时还可促进细小胆石排出。

冠心病病人：饱餐引起的胃膨胀可诱发心绞痛及心律失常发作。

单纯肥胖病人：在总热量保持不变的情况下采取少食多餐的进食方式，更有利于减肥。

## 诸病不愈必寻脾胃

明代医书《慎斋遗书》上说：“诸病不愈，必寻到脾胃之中，方无一失……治病不愈，寻到脾胃而愈者甚多。”意思是说，如果没有一个好脾胃，健康就没有了保证。

有位40多岁的女士近10年来脾胃一直不太好，她面色发白，说话慢声细语。年轻的时候她生活压力大，工作很拼命，一天忙到晚，常顾不上吃饭。现在是东西吃下去会腹胀，胀得像个皮球，大便也不好，时而便秘，时而便溏。虽然胃药吃个不停，但还是时好时坏。

这位患者，十年来求医无数，效果却不佳。其实最主要的原因是，她脾胃一直不好，不能好好吃饭。就算其他症状治好了，但没有胃气的支撑，元气不能恢复，病情就易反复。

# 五脏六腑是兄弟，脾胃好脏腑安

## 脾胃与肝：相互克制

在五行之中，脾胃属土，肝属木，二者是相互克制的关系。当人们的心态不正常，第一个受到影响的是肝，出现肝气郁滞，但肝会把问题“转嫁”给脾，影响脾的运货，当脾承受不了的时候，要么吃不下饭，要么狂吃不已，对机体造成伤害，形成恶性循环。

### 肝与脾胃互相影响

常有病人对医生说，吃完饭还觉得饿，但肚子却是鼓鼓的，吃了胃肠药也不管用。实际上，这往往和压力过大或情绪不好导致的肝郁气滞有关，须先调好肝才能解决脾胃的问题。反过来，脾胃也会影响肝脏，比如脾胃无法很好地消化食物，使得垃圾堆积在肝脏里，从而影响肝的供血和其他功能，日久可能导致脂肪肝的出现。

### 肝郁会影响脾土

思虑、焦虑、生气等精神因素会对脾造成一定影响。因为从中医的角度来说，肝属木、脾属土，一方面肝木克土，肝郁会影响脾土，此为肝气横逆犯脾，称为“肝脾不和”。患肝病者，脾胃必然不佳。同样，脾胃为后天之本，“脾胃一败，百病难回”。诸多病情加重多以食欲减退为先兆。所以肝病可致脾胃虚弱，饮食不佳则会加重肝病，形成恶性循环。

### 见肝之病，肝脾同治

肝病的病本在肝，其影响主要在脾。早在汉代，医圣张仲景就明确提出“见肝之病，知肝传脾，当先实脾……”，现代医学也证实了这一点。

肝病一旦发生，则往往表现为肝脾同病。肝病患者在疾病早期，往往表现为腹胀、腹痛、纳呆、便溏、乏力、精神倦怠等脾虚症状，而后才出现胁下胀痛或刺痛、口苦、黄疸等肝病自身的症状。现代医学认为，慢性肝病患者若不能康复，可演变为肝硬化甚至肝癌，继则出现脾肿大、脾功能亢进、贫血等，甚则门脉高压破裂导致消化道大出血。在中医里，常见的肝脾不和、肝胃不和、肝郁脾虚、肝血亏虚等证，都是肝脾同病的体现，故治疗肝病，不仅要先实脾气，更要肝脾同治。肝气畅达，脾气健运，则肝病自然痊愈。

## 肝气不足怎么办

肝主疏泄。肝与脾在气机的升降中起协调作用，脾胃之气充实，则肝健运得行，气机升降有节。

### 肝气不足的表现

肝气虚又称肝气不足，指肝本脏的精气虚损及肝的功能活动减退。

1. 懈怠乏力，不耐劳作，悒悒不乐。
2. 遇事犹豫不决。
3. 易恐善惊，胁肋隐痛，喜按喜击。
4. 视物不清，耳鸣耳聋，爪甲干枯，脉弦细。
5. 女性可出现月经不调、痛经。

### 药食同补方

柴胡10克，大米100克，白糖适量。将柴胡择净，放入锅中，加清水适量，水煎取汁，加大米煮粥，待熟时调入白糖，再煮一二沸即成。可疏肝解郁，升举阳气，适用于肝郁气滞所致的胸胁乳房胀痛、月经不调、痛经、脏器下垂等。

### 治肝气不足中成药

柴胡舒肝丸。

### 肝气不足按摩法

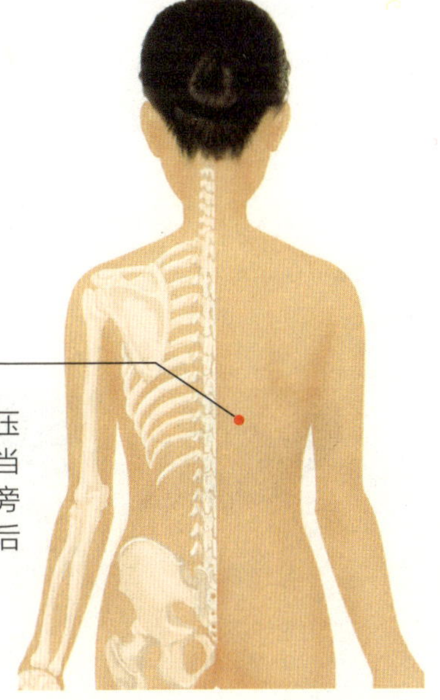

**肝俞穴：**

用双手拇指指腹按压肝俞穴（在背部，当第9胸椎棘突下，旁开1.5寸）5秒钟后放松，重复5次。

## 肝气不足怎么补

**食补**

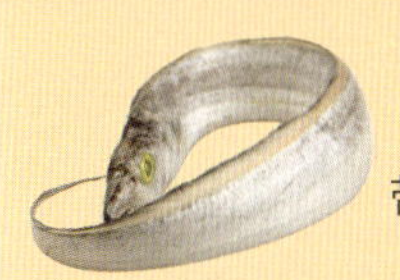
带鱼

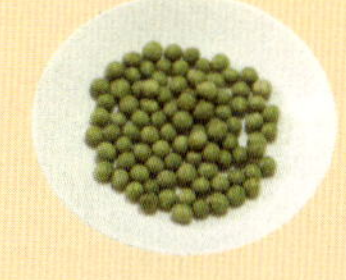
青豆

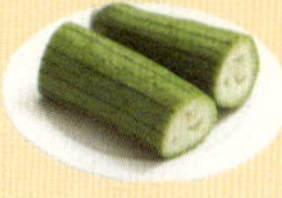
丝瓜

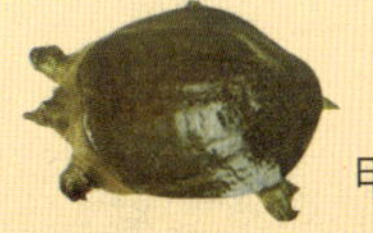
甲鱼

**药补**

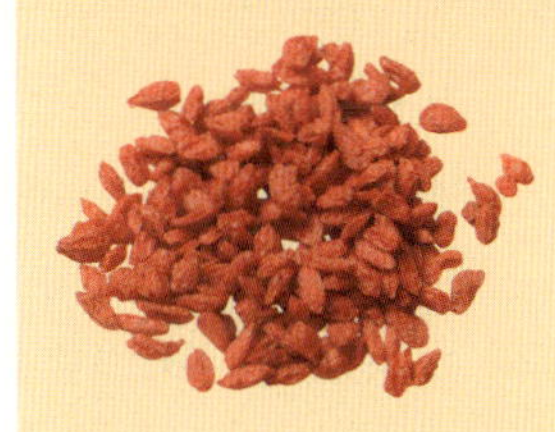
枸杞子

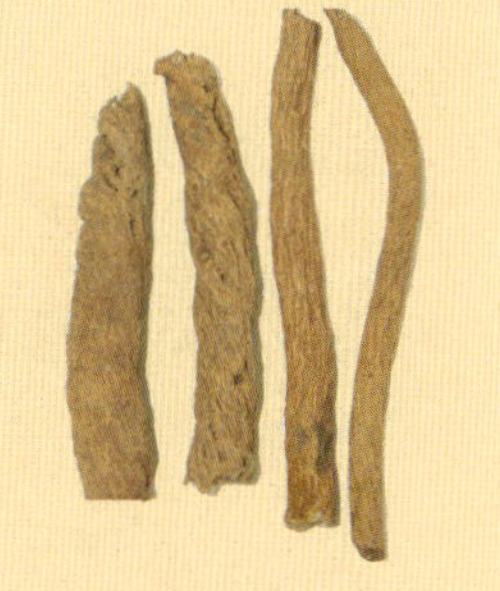
柴胡

# 脾胃与肺：母子相生

我们知道，脾土生肺金，脾和肺之间就形成了“母子关系”。你想想，如果儿子缺钱了，会找谁要呢？在关键时刻，都会去找自己的母亲要。所以，脾胃如果需要更多的气的话，就会从肺那里“夺气”，中医叫作“子盗母气”，就是儿子会到母亲那里“夺气”，这样会导致宗气虚弱，进而引发心肺疾病。所以说，脾虚会导致肺虚。

## 脾虚会引起肺弱

在中医中，因脾胃虚弱而导致肺气不足的病证，多属气虚。

因为中医认为，肺主一身之气，肺有主持、调节全身经络之气的作用，且肺与宗气的生成密切相关。宗气是由脾胃化生的水谷精微之气与肺所吸入的清气结合而成。人的宗气积于胸中，它支持肺呼吸和心脏血液循环。

肺主气、司呼吸的功能依靠着脾气的资助。因为脾胃在气血化生中，起到化生水谷精微之气、提供物质基础、参与宗气的生成、滋养先天之精微之气的作用。脾胃功能正常，则气的生成正常；脾胃功能失常，就会影响气的生成，引起气虚。

一旦出现肺气虚，在治疗上常以脾为本而肺为标，也就是说调养脾胃是根本。

## 孩子经常发烧可能是脾虚

中医在 2000 多年前的《伤寒论》中就讲过了，饮食不当易导致感冒复发。孩子感冒、发烧，饮食减少，家长很心疼，又担心孩子长不快、长不高，所以感冒一好，家长就迫不及待地给孩子大补。孩子又不知饥饱，见了好吃的就猛吃。吃得过多，超过了脾胃的消化能力，吃进去的食物积滞在肠胃，形成了食积，便又开始发烧了。

西医认为，食积及由于食积产生的肺热，是滋生细菌的温床，只要病菌存在，感冒自然很难彻底治愈。总之，肺热、食积是孩子感冒的罪魁祸首，必须彻底清除，才能防止感冒反复发作。

对于这种食积发烧，不妨利用中医“消导法”。即四指并拢，用手掌掌面环形按摩腹部；或用食指和中指从第四腰椎到尾骨末端自上而下地直推“七节骨”，帮助促进胃肠道蠕动，加强消化功能。

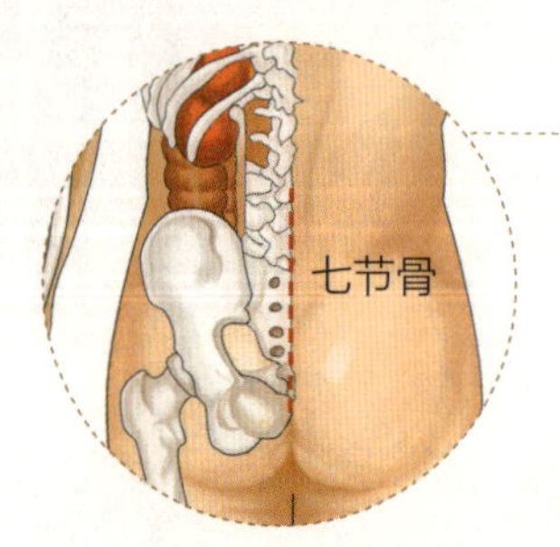


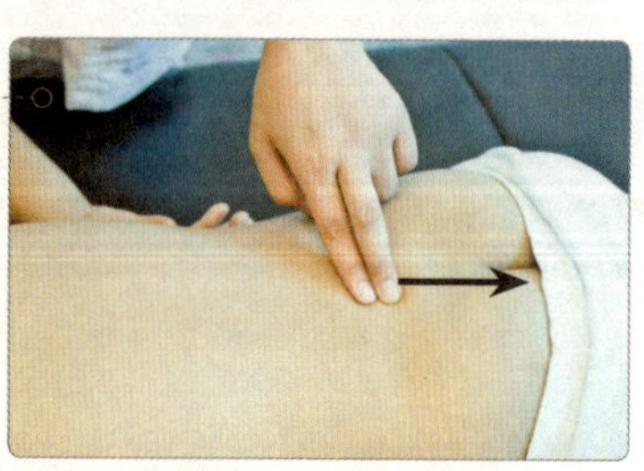

## 肺气虚衰怎么办

肺主气司呼吸，脾主运化，二者在气的生成特别是在宗气的生成过程中相互协调，缺一不可。宗气由脾胃化生的水谷之气合于肺从自然界吸入的清气而成。

### 肺气虚衰的表现

肺气虚证指由肺气虚乏，肺功能活动减退，宗气不足，肺卫气虚，卫表不固所致的咳喘无力、少气、咳痰稀白、自汗畏风等症状。

❶ 面色白，声低懒言，神疲乏力；

❷ 咳喘无力，遇劳加重，气少不足以呼吸；

❸ 易感冒，自汗畏风；

❹ 咳痰清稀色白；

❺ 舌淡苔白，脉虚弱。

### 药食同补方

取冬虫夏草 15 克，老雄鸭 1 只，将虫草放于老鸭腹内，加水炖熟即可食用。本药膳可起到补虚损、益肺肾、止喘咳的作用。

### 治肺气虚衰中成药

补中益气丸，参苓白术散。

### 肺气虚衰按摩法

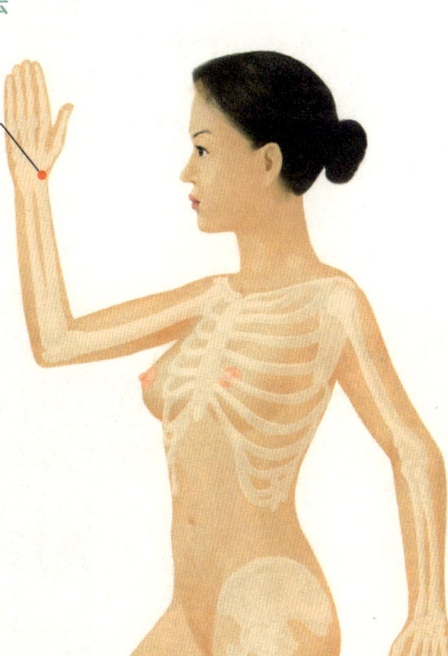


## 肺气虚衰怎么补

**食补**

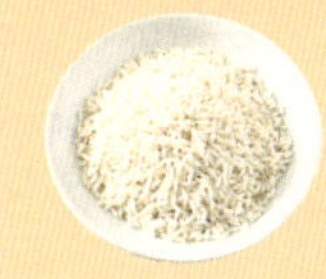
糯米

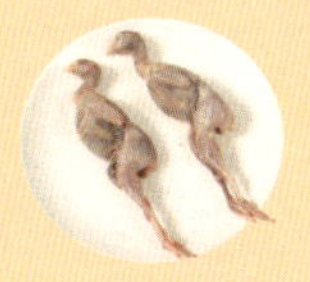
鹌鹑

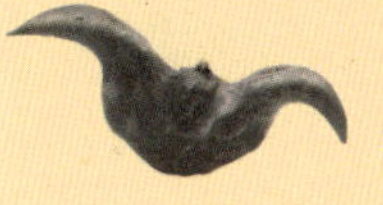
菱角

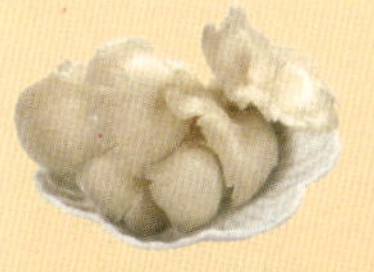
蘑菇

**药补**

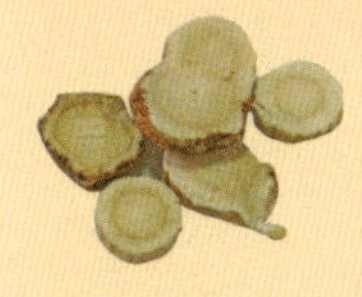
黄芪

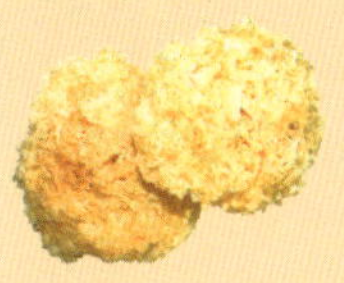
银耳

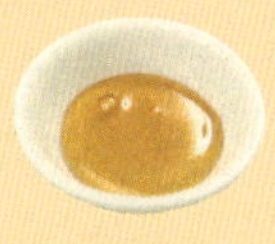
蜂蜜

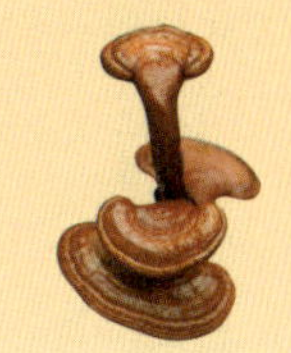
灵芝

# 脾胃与心：同病同治

中医认为，心主血，指心与血液的生成有关，水谷精微经脾的转输升清，复注于心，化生为血。在这个过程中，脾统血，脾又为气血生化之源，故心与脾共同负责血液的生成和运行。倘若脾气虚弱，运化无力，气血生化无源，或脾不统血，出血过多，可导致心血不足；思虑过度，暗耗心血，损伤脾气，也会形成“心脾两虚”的病理变化，而见眩晕、心悸、失眠、多梦、腹胀、食少、体倦等症。

## 脾虚，心血也易虚

### 心脾两虚证的表现

失眠多梦，眩晕健忘，心悸怔忡，面色少华，腹胀腹泻，饮食减少，疲乏无力，神倦懒言，或便血，皮下出血，崩漏，或妇女月经量少色淡，甚则经闭，舌质淡嫩，苔白，脉细弱。以心悸、失眠的心血虚证和腹胀、腹泻、纳差的脾气虚证及慢性出血证为临床特征。

### 心脾两虚是如何形成的

心脾两虚证多由急性或慢性出血，或消耗性疾病使血液丢失过多，或后天脾胃虚弱，血液化生不足而致心血虚；劳倦思虑过度，或病久失于调理，损伤脾气而出现的脾气不足发展而来。

中医认为，心主血、行血，脾统血、生血，两者在血液的生化、运行、统摄方面关系密切。若身体脾气虚弱，则人体化生气血的能力就不强，会导致血虚；加之脾气不足，不能固摄血液，血液溢出脉外而为出血，终致血容量不足，心失所主，心血亦虚。若心血亏虚，脾失所养，则脾气亦虚，血液的生成不足，固摄失职，又可进一步加重心血虚证，而形成心脾两虚证。所以心脾两虚证除具备血液的病变（血虚、出血）外，还有脾气虚所致的消化功能失职的表现。

**按摩内关穴养脾又养心**

要养心健脾，可以常按摩内关穴，有调节情绪、调节睡眠、调节心脏的作用，同时也有调节肠胃的功能，缓解胃脘痛、恶心、呕吐、呃逆等不适。

**按摩内关穴方法：**一手握拳，腕掌侧突出的两筋之间的点，距腕横纹三指宽的位置即是内关穴。用一只手的拇指，稍用力向下点压该穴位，保持压力不变，继而旋转揉动，以局部产生酸胀感为度。保健功效：养心健脾，和胃降逆，宽胸理气。

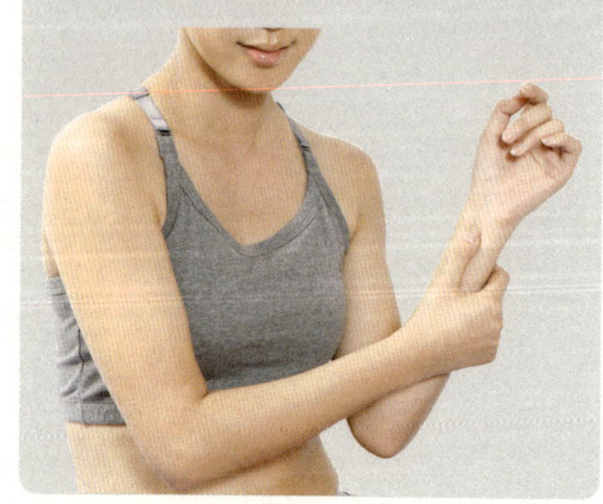

## 心气不足怎么办

心火生脾土，心与脾就像一对母子，所以心脏病要从脾胃治。脾负责统筹人的气血，供养心脏。如果脾出了问题，不能益气生血，就会导致心血衰少，血不充心，血为气之母，心气也随之不足，可引发心脏病。

### 心气不足的表现

心气虚证指由心气不足，心功能活动减退，无力鼓动血液运行所表现的心悸怔忡、气短、自汗、乏力等症状。

1. 心悸怔忡，自汗；
2. 胸满，气短，动则加剧；
3. 血供迟缓，心神不宁；
4. 神疲乏力，面色苍白，舌淡苔白，脉弱。

### 药食同补方

甘草10克，红枣5枚，小麦10克。将三药用冷水浸泡后，用小火煎煮，共煎煮两次，合并煎液。每日2次，早、晚温服，喝汤食枣。凡心气不足（心悸怔忡）、阴虚血少、失眠盗汗、烦躁不安、悲伤欲哭者皆可食用本汤。

### 治心气不足中成药

柏子养心丸，生脉饮。

### 心气不足按摩法

**极泉穴：**
用左手按右腋窝，右手按左腋窝，用拇指肚对准极泉穴（屈肘，手掌按于后枕，在腋窝中部有动脉搏动处取穴），反复揉压直至出现酸、麻、热的感觉，一般需要3～5分钟。

## 心气不足怎么补

### 食补

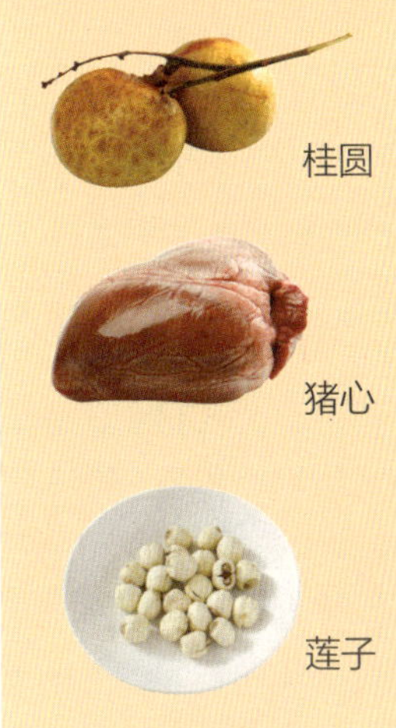


### 药补

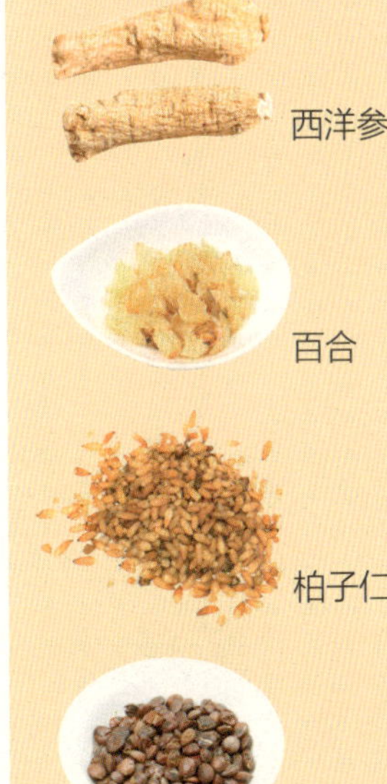

# 脾胃与肾：先天不足后天补

肾藏精，为先天之本；脾化生气血，是后天之本。脾与肾就是“后天”与“先天”的关系：先天温养后天，后天补养先天。肾为人体生命提供物质基础，脾为人的生命从外界吸收营养，不断获取后天的能量。

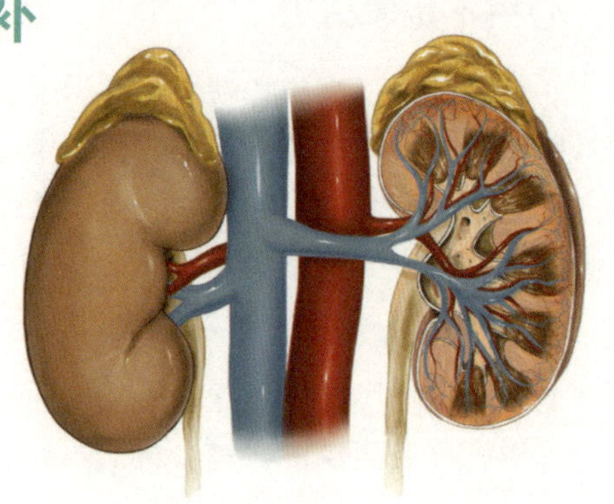

## 先天温养后天，后天补养先天

脾与肾的生理联系，主要表现在先天与后天的互促互助关系。脾主运化的功能，须借助肾中阳气的温煦，这是先天温养后天。肾脏所藏之精气，有赖于脾运化水谷精微的不断补充，这是后天补养先天。也就是说，如果一个人脾健旺，那么肾中的精气就会更充盈。反之，如果脾这个后天的能力差，日久就会累及肾，造成肾虚。

脾肾两脏的关系，还表现在水液代谢方面。脾主运化，为胃行其津液，须有肾中阳气的温煦蒸化；肾主水，司关门开合，使水液的吸收和排泄正常，但这种开合作用，有赖脾气加以制约，前人用五行术语概括为“土能制水”。

脾肾两脏相互协作，共同完成水液的新陈代谢。所以，如果脾气虚弱，运化不健，导致肾精不足，就会表现为腹胀、便溏、消瘦、腰酸、耳鸣等。而如果肾精不足，不能温煦脾阳，形成脾肾阳虚者，就会表现腹部冷痛、腰膝酸冷等。

### 艾灸足三里穴——养脾又养肾

我们可以取穴艾灸来调养脾、肾。取艾条，将一端点燃，在离足三里穴2～4厘米处熏烤15分钟左右，能够补气助阳、温益脾肾。

足三里穴位于小腿前外侧外膝眼下四横指，胫骨前嵴外侧一横指按之凹陷处，用力按压会有明显的酸胀感。每周艾灸足三里穴1～2次。艾灸时应让艾条的温度稍高一点，使局部皮肤发红。

艾灸足三里有调节机体免疫力、增强抗病能力、调理脾胃、扶正培元的功效。

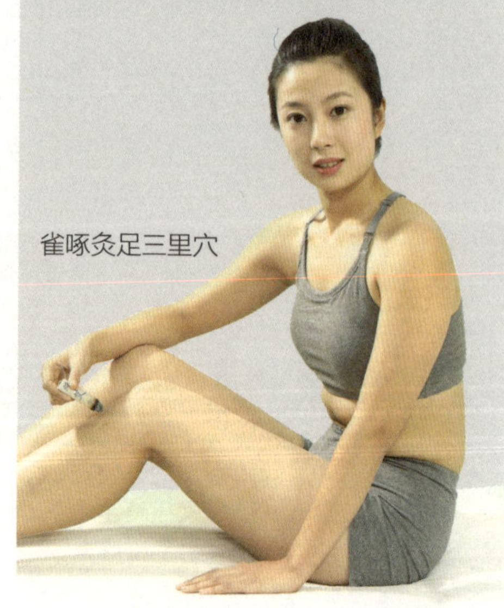

雀啄灸足三里穴

## 肾气衰微怎么办

脾之健运与化生精微，须借助于肾阳的温煦。而肾的精气强弱，和人的脾胃是否健康也有关。长期脾虚会导致肾虚，表现为五心烦热、容易盗汗、怕冷等。

### 肾气衰微的表现

中医里，肾气不固证和肾不纳气证，均属肾气虚的范畴。

❶ 面色淡白，舌淡苔薄白。

❷ 腰膝酸软，听力减退。

❸ 小便清长而频数（夜尿多），余沥不净。

❹ 男性出现滑精或早泄，女性出现白带清稀、胎动易滑。

❺ 咳喘气急，语声低微，神疲倦怠，自汗。

### 药食同补方

将羊肾 1 个洗净，去筋膜，切细；大米 100 克淘净，放入锅中，加清水适量煮粥，待熟时调入葱白、姜末、胡椒、食盐、味精等调味品，再煮一二沸即成，每日 1 剂。此粥益肾阴，补肾气，壮元阳，对肾虚劳损，腰脊冷痛，耳鸣，尿频遗精，视力下降等均有效。

### 治肾气衰微中成药

大补元煎丸，秘精丸。

### 肾气衰微按摩法

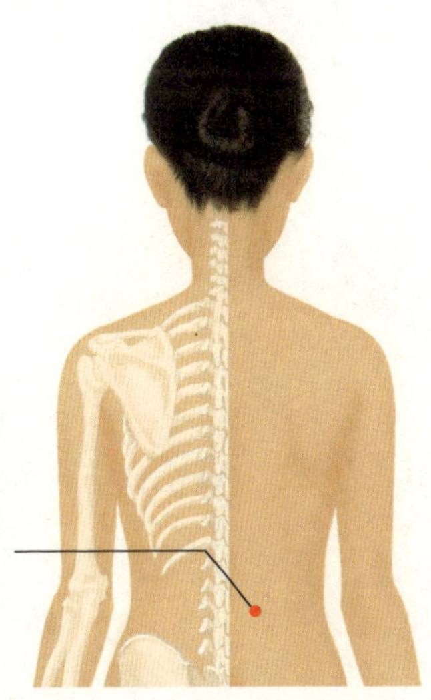

**肾俞穴：**
直接用手指按揉肾俞穴（位于腰部，当第 2 腰椎棘突下，旁开 1.5 寸），至局部出现酸胀感且腰部微微发热为止。

## 肾气衰微怎么补

**食补**

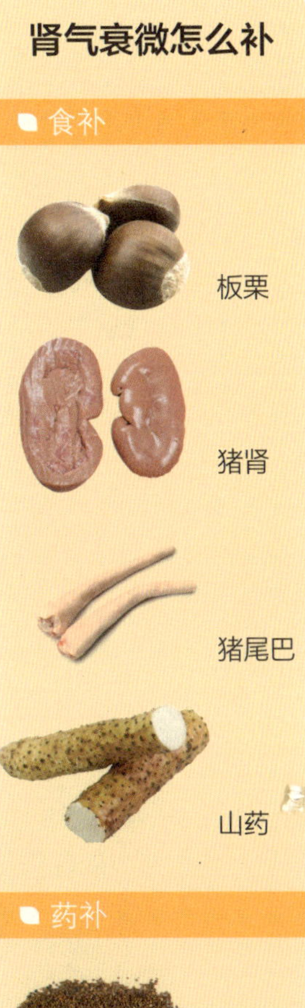


**药补**

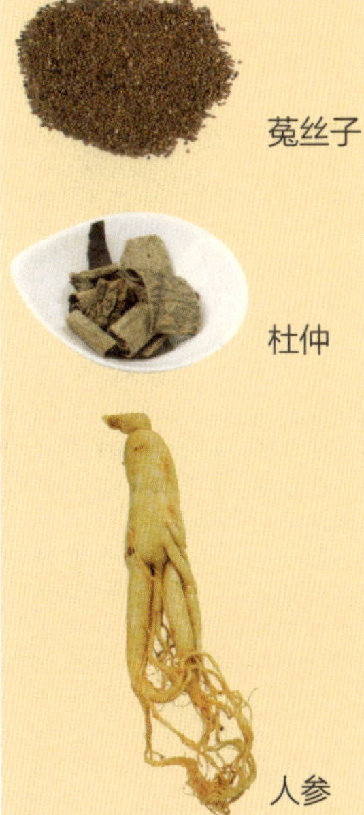

## 脾胃与大小肠：亲如手足

### 脾胃和大小肠共同完成消化过程

中医认为，人体是一个有机的整体，各脏腑、组织、器官的功能活动不是孤立的，而是相互联系的，是整个机体活动的一部分。它们以经络为通道，在各脏腑组织之间，相互传递着各种信息，在气血津液环周全身的情况下，形成一个非常协调的统一整体。脾、胃、大肠、小肠共同组成人体的消化器官，食物由口腔进入，经过脾胃的消化，小肠的泌别清浊，大肠的传导，吸收多余的水分，最终将糟粕排出体外。这是一个联系紧密、协调统一的过程，亲如手足，共同完成消化的整个过程。

小肠接受经胃腐熟及初步消化的食物后，进一步消化、泌别清浊，清者即精微物质，上输于全身，以起到营养全身的作用，水分则吸收后成为渗入膀胱的尿液。浊者，为食物的糟粕，下达于大肠，经大肠的传导，再由肛门排出体外。

### 脾和大小肠相互影响

中医所说的“脾肠欠和”，意指脾胃湿热与大、小肠湿热之间的相互影响。当胃内有实热，消灼津液，大肠内的粪便同样也会变得干枯而出现便秘；而大肠燥结，便闭不通，同样会影响胃的和降，出现恶心、呕吐、食少等症。

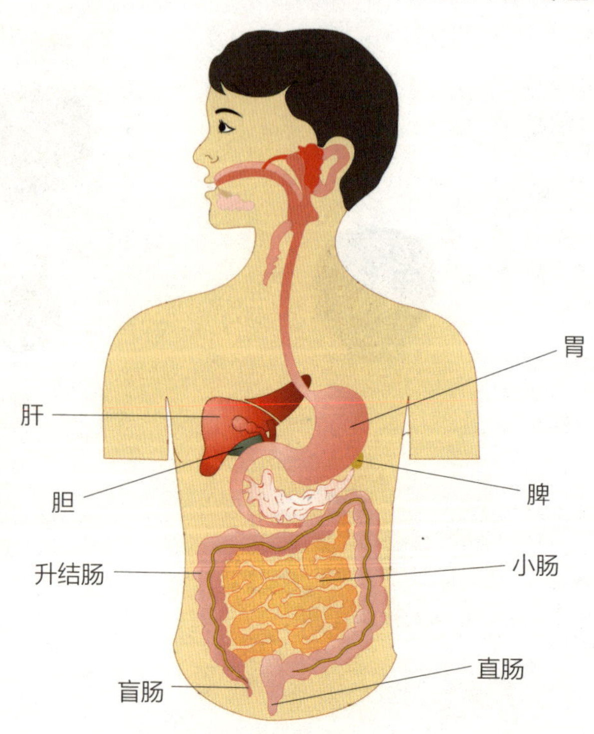

# 第一章

# 脾胃虚弱催人老，年轻二十岁从养护脾胃开始

# 脾胃不好难长寿

## 衰老是一种虚证

虚证指正气不足，表现为机体的精、气、血、津液亏少和功能衰弱，脏腑经络的功能低下，抵抗力减退。对于正常人而言，衰老就是一种虚证。“虚”其实是一个中医的概念，对应于西医所说的“衰老”。

### 脾虚加重衰老

中医有肾虚和脾虚导致衰老的观点，并把这二者视为导致衰老的根本原因。《脾胃论》中说：“元气之充足，皆由脾胃之气无所伤，而后能滋养元气。”中医还发现，中国人相对容易脾虚，因此，尤其要注重脾胃的调理。

### 喝粥可以补脾胃

中医认为，不管是肾虚、心气虚还是肺气虚，基本上都可以通过补脾来解决。补脾就是补气，补气的同时还可以延缓衰老。补气首推食补，人到老年可以常喝粥，比如五谷粥、肉粥、菜粥都行，再配上一点小菜，对养身很好。很多人大病过后，中医也会让他们用粥调养。

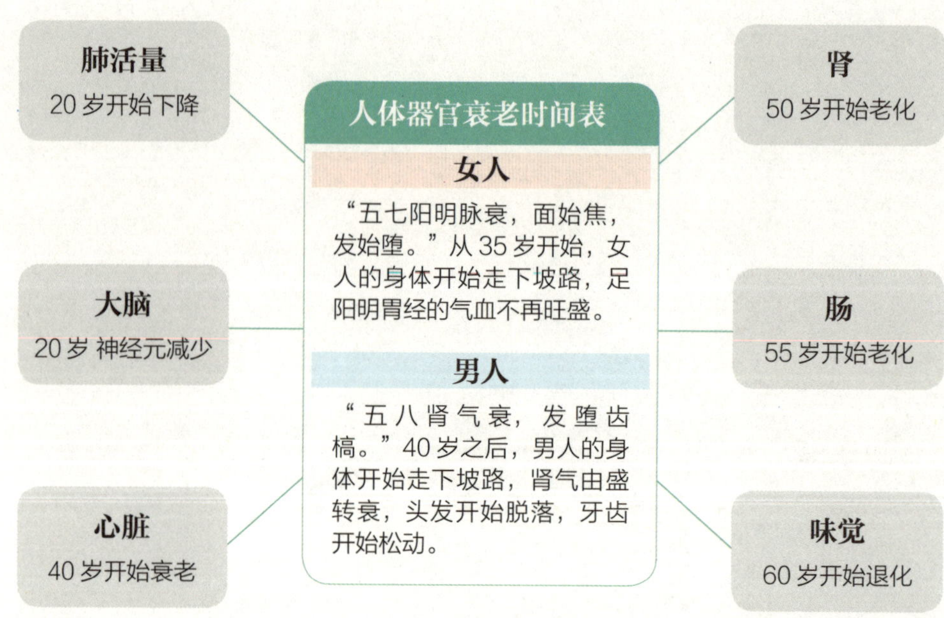

## 脾胃弱，疾病生

《黄帝内经》《金匮要略》《脾胃论》中都有提到：疾病发生，正虚为本；脾胃虚损，百病由生。《脾胃论》更是发展《黄帝内经》中的理论，重视内因在发病中的作用，提出疾病的发生是因为人体气虚，而气虚是脾胃损伤所致。

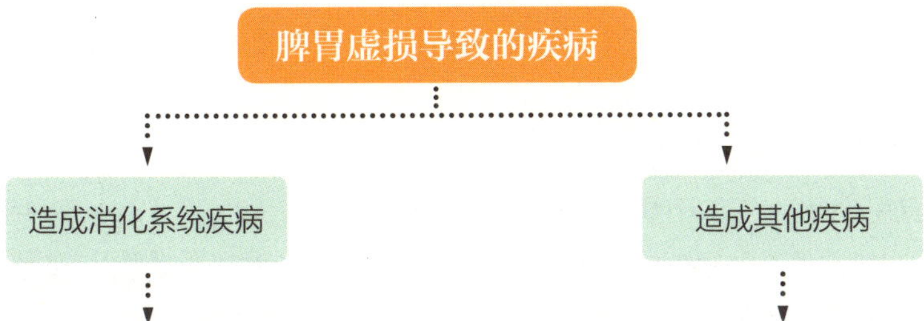


1. 功能性消化不良。功能性消化不良指非器质性病变所致的消化不良。中医认为，本病多由情志内伤、饮食伤胃、劳倦伤脾所致。

2. 功能性便秘。功能性便秘指结肠、直肠及肛门功能异常导致的便秘。中医认为，本病虽病位在大肠，但与肺、脾、胃、肝、肾的关系密切。

3. 慢性胃炎。中医认为，本病的发生多与饮食不节、劳倦太过、情志不畅等有关，其病在胃，与肝脾关系密切。

4. 消化性溃疡。消化性溃疡主要指发生在胃和十二指肠球部的慢性溃疡。中医认为，本病的主要病机是胃气失和、气机不利、胃失濡养、脾胃气虚等。

5. 肠易激综合征。肠易激综合征是一组包括腹痛、腹胀、排便习惯改变和大便性状异常、黏液便等表现的临床症候群。中医认为，本病由于调养不当、内伤情志、外感六淫等原因，导致肝气郁滞，疏泄不利，肝脾不和，脾胃运化无权，升降失调，湿浊阻滞，肠道气机不畅，传导失司而发病。

6. 溃疡性结肠炎。中医认为，本病多因素体脾胃虚弱，或饮食不节，或忧思恼怒等致脾胃损伤，湿热内生，蕴结于肠腑，而致反复发作。

1. 肥胖症。过食肥甘，长期饮食不节，一方面可致水谷精微在人体内堆积成为膏脂形成肥胖；另一方面可损伤脾胃，导致体内水湿运化不出去，聚集成痰湿，使人体臃肿肥胖。

2. 糖尿病。脾虚失健是发病基础，血瘀、湿浊、阴虚等是发病过程中的标象。治疗本病应首先从肝、脾、肾三脏出发。

3. 胃癌：中医认为，脾胃虚弱，气滞血瘀是晚期胃癌的基本病理变化。

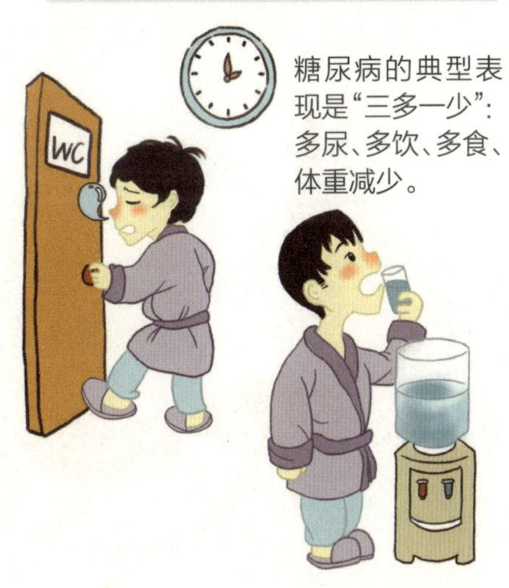


糖尿病的典型表现是“三多一少”：多尿、多饮、多食、体重减少。

# 脾胃虚弱，适合重用补养药

脾胃为“后天之本”，故脾胃强弱是决定人之寿夭的重要因素。对脾胃虚弱者，适合重用补养药，如重用山药、白术、黄芪等，常用量在30克左右。

## 脾气虚，五脏皆气虚

脾胃居中（中气指中焦脾胃之气），为气机升降之枢纽。清·张志聪在《侣山堂类辩》中说：“五脏之气，皆相贯通。”五脏之间在生理活动和病理变化上有着必然的内在联系，脾病可波及其他各脏。因此，脾气虚则心、肺、肝、肾之气皆易虚；反之，心、肺、肝、肾各脏气虚也可致脾气虚。

## 适用补脾胃中药

**怀山药**：特指河南怀庆府辖区产的山药，为滋补脾胃的“无上之品”。

**黄芪**：素以“补气诸药之最”著称。

**白术**：扶植脾胃、散湿除痹、消食除痞之要药。

## 调脾胃当顾护胃气

调脾胃不是补脾胃，而是调理脾胃的气机，使脾气升、胃气降。在调补脾胃过程中，又当以胃气为重。因为阳明胃气，以息息下行为顺，若胃气一旦壅塞，必转而上逆。上则为胀满，下多便结。

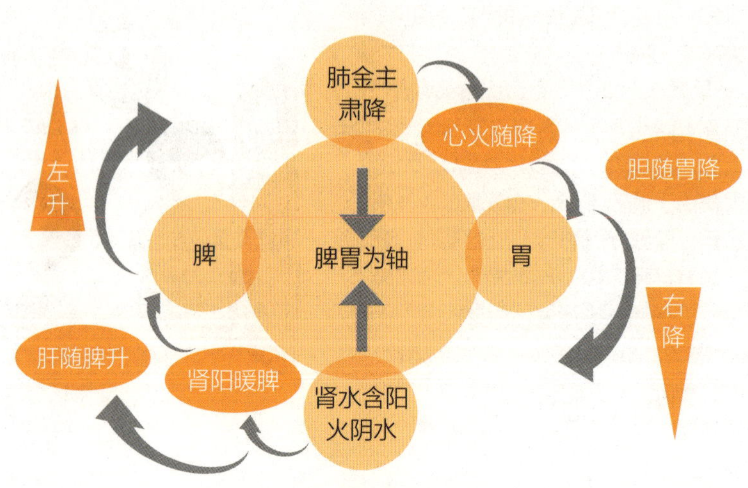

# 见微知著——脾胃差的小信号

## 口味渐重，脾胃虚衰的表现

经常听到老人们说“我吃的盐比你吃的饭还多”，这是因为随着年龄老化，老年人的脏器功能逐渐衰退，舌头对味道的感觉也在慢慢淡化，因此对饮食的口味加重，往往喜欢多盐、多油、多糖的饮食而不自知。其实，油、盐、糖吃多了会增加心、肝、肾的负担，影响身体健康。

### 使用小盐勺，改善口味重的习惯

老年人应该严格控制食盐的摄入量，平常做菜淡一些，少吃酱菜、咸菜，饮食尽量做到清淡和容易消化。家庭烹调食物要用专用的“盐勺”，1 勺盐大致是 2 克。每人每天不超过 6 克（将啤酒瓶盖中的胶垫去掉，一平盖正好是 6 克盐）即可，即 3 勺，每人每餐 1 勺即可。使用专用“盐勺”长期坚持，是可以把口味变淡的，但是这个过程需要慢慢形成习惯。

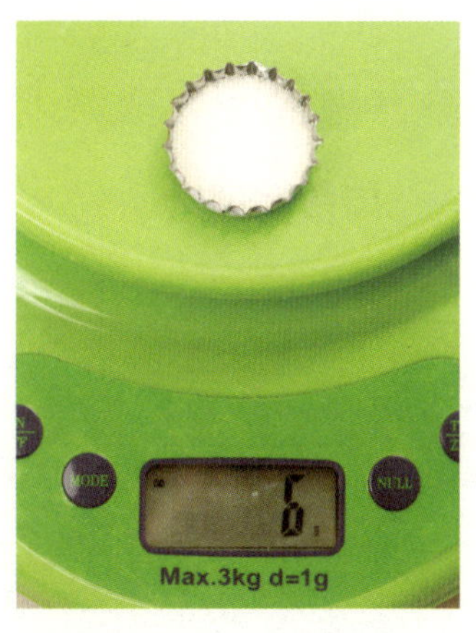


### 一口肉配三口菜

《中国居民膳食指南 2016》建议，成人每天平均摄入水产类 40～75 克，畜禽肉类 40～75 克，蛋类 40～50 克。形象点来说，大致就是一块一巴掌大、一指头厚的肉，约为 100 克；一个鸡蛋，约为 50 克。

荤菜和素菜的最佳比例在 1∶3 至 1∶4 之间。无论是吃饭做菜还是赴宴应酬，只要灵活运用，均能最大限度地保证荤素之间的营养均衡。如一个清蒸鱼配一个木须肉，再搭配一个白灼菜心，健康有营养，美味有特色。在吃的时候，也要执行 1∶3 的原则，吃一口肉，记得吃三口素菜。比如吃火锅，吃三口蔬菜再吃一口肉，限制高脂肪食物的摄入，特别对于本身就血脂偏高的人来说，更要如此。

**老年人健康饮食十一点**

数量少一点；质量好一点；
蔬菜多一点；菜要淡一点；
品种杂一点；饭菜香一点；
饮食热一点；饭要稀一点；
吃得慢一点；早餐好一点；
晚餐早一点。

## 眼睛红肿、眼袋过大，脾虚的症状

一个总被大眼袋困扰着的人，首先想到的解决之法通常是多睡多休息，其次是按时涂抹能够去眼袋的眼霜，最极端的也有想用手术去除眼袋的。虽说这三种办法都可能有效，但消除眼袋还得先找对“病根”。

### 脾虚眼袋大

有句话说，脾虚眼袋大，肾虚眼袋黑。中医认为，眼袋的形成与脾的功能有直接关系，脾胃主运化水谷，脾胃功能直接影响到肌肉功能和体内脂肪的代谢，脾胃功能减弱，水湿运化不畅，皮肤和肌肉缺乏营养，松弛无弹性，久之则出现眼睑下垂，形成眼袋。改善脾胃功能可以辅助消除眼袋。

此外，中医认为，肾主水，其色为黑，肾虚导致水代谢障碍，肾气不足日久导致气血运行不畅，目失所养，则出现黑眼圈，多表现在下眼睑。

### 药食调理法

要想去除眼袋，除了要调节作息，恢复正常睡眠，还应该注意饮食营养。补充优质蛋白和富含维生素的水果蔬菜，如鸡肉、猪肝、苹果、橙子、柚子、芹菜、菠菜、海带等。

另外，进行适当的中医药调理，也可以加快眼袋的消除。比如具有补气养血、健脾养胃功效的大枣、当归、阿胶、薏苡仁、白术、茯苓、党参等中草药，以及中成药参苓白术散等。

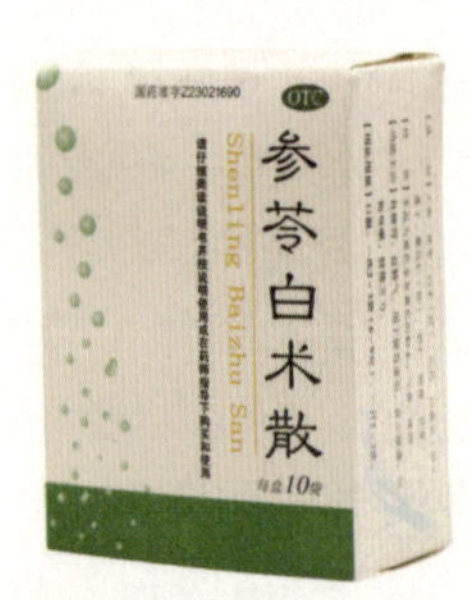

能有效去除眼袋，还能消退皮肤的湿气。

### 按摩调理法

建议有眼袋的患者进行眼部按摩，轻轻沿一定的方向在眼周进行按摩，每天数次，可以促进局部血液循环，促进新陈代谢。

另外，按摩足三里穴也有很好的效果。足三里位于膝盖的下方3厘米，在一块凸起骨头下方的凹陷处，用拇指按之可产生酸胀的感觉。经常按摩此穴，也能起到很好的补益脾胃作用，不妨一试。

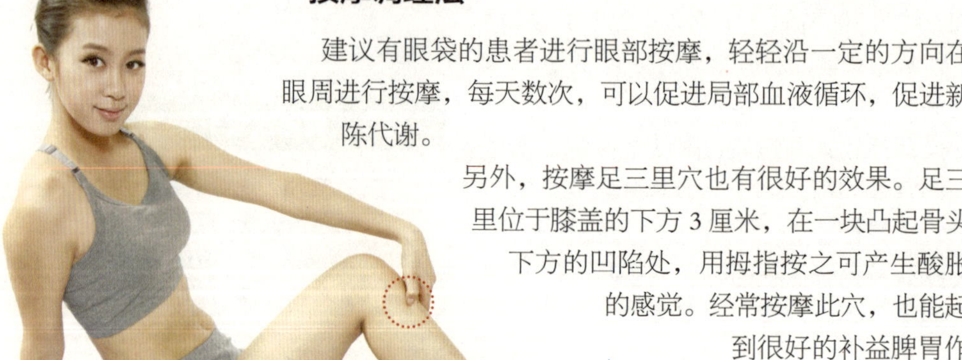

# 脸色蜡黄，脾气不足的前兆

中医认为，脾为后天之本，气血生化之源。脾胃功能健运，则气血旺盛、面色红润、肌肤弹性良好；若脾失健运，气血津液不足，不能营养颜面，其人必精神萎靡，面色淡白憔悴、萎黄不泽。所以，面色萎黄、苍白无华多是脾胃不好的表现。

## 从面色看脾病

面色分为青、黄、红、白、黑五种。正常人的面色是红黄隐隐，有光泽。面部色泽的变化能反映出脏腑气血的变化，所以古时就有五色诊。

在五行理论中，土与黄色相配。如果面色发黄，就可考虑诊断为脾病；如果病人面色淡黄，无光泽，称之“萎黄”，多属脾胃虚弱；如果面、眼睛及全身变黄，称为黄疸；小儿面黄肌瘦，腹坚硬且大，有青筋暴露者，称之“疳积”。

所以，一个人的脸色暗淡发黄，可能是脾虚，主要表现为吃饭不香，饭后肚子发胀，有腹泻或便溏症状。如果没有及时治疗，脸色就会逐渐变成“萎黄”，即脸颊发黄、消瘦枯萎，这是因为脾的气和津液都不足，不能给身体提供足够营养造成的。

## 面色不好多喝粥，多吃黄色食物

黄色与脾相应，面色黄需养脾，可以增加养脾的饮食，如各类米粥。另外，黄色食物多是养脾的，脾胃功能不好，应适当吃一些黄色食物，如小米粥、胡萝卜、土豆、南瓜等。

## 中成药调理

脸色蜡黄不是脾虚就是体内有湿气，表现为面色萎黄，少气懒言，饮食减少，大便溏稀，可用四君子合剂、香砂六君丸、补中益气丸，如体内湿气重可加用参苓白术丸。

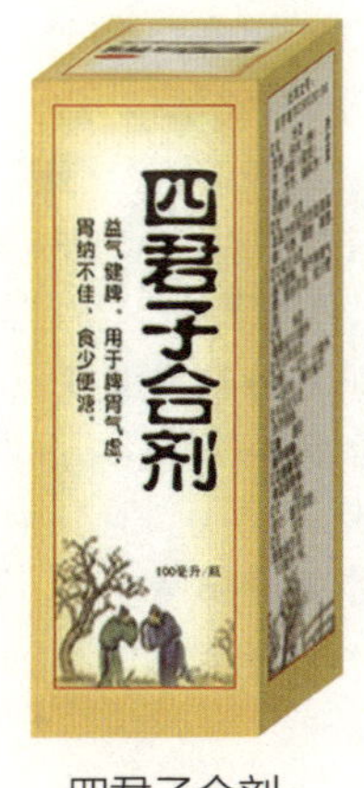

四君子合剂

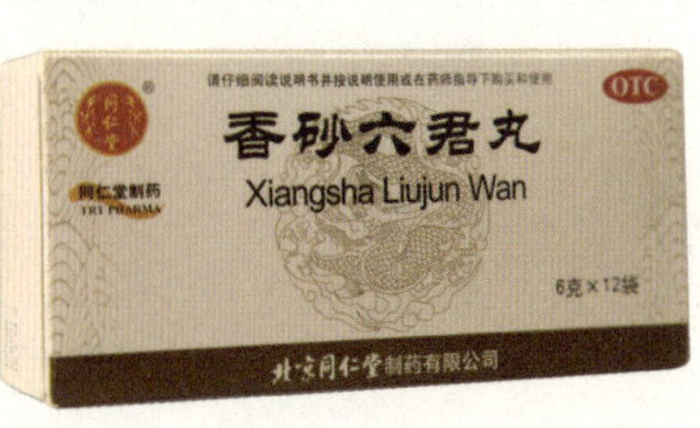

香砂六君丸

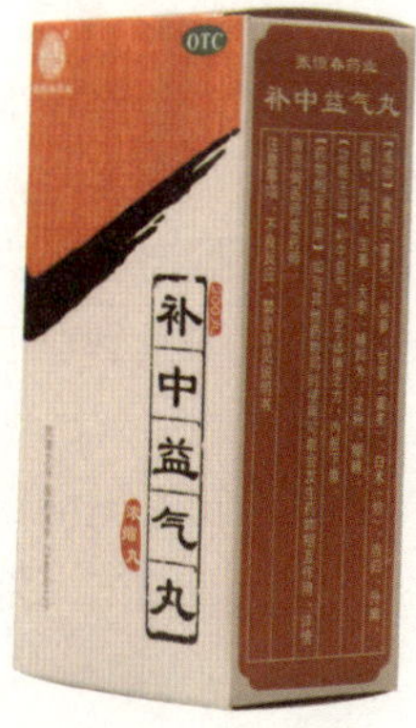

补中益气丸

## 睡觉流口水，有可能是脾虚

《黄帝内经》中指出“脾主涎”，这个“涎”是脾之水、脾之气的外在表现。一个人的脾气充足，涎液才能正常传输，帮助我们吞咽和消化，也会老老实实待在口腔里，不会溢出。一旦脾气虚弱，“涎”就不听话了，睡觉时会流口水。如果经常不自觉流口水，可从健脾入手，进行调理。

### 脾胃功能不好，爱流口水

口水，每个人都流过。小时候流口水也许是可爱，但长大了还流口水，就成了不可言说的苦恼了。中医认为：“五脏化液，脾为涎。口为脾窍，涎出于口，涎为脾之液。”“涎”就是我们俗称的口水，意思是说流涎主要是脾的问题。

如果小孩儿两岁之后还出现口水滴答的现象，家长就要注意了，这有可能是小孩儿脾胃有热或脾胃虚寒所致。很多大人也会出现流口水的尴尬，这主要是由于吃了太多的辛辣食物，导致脾胃上火而致。这时，就要注意不要再吃辛辣的食物，同时不要吃得太饱，尤其是晚上，一定要少吃。

### 成人睡觉时流涎，表明脾胃不和

一些人睡觉流口水，大家可能以为只是不雅的问题，但成年人睡觉流口水，其实是脾胃功能不好的一种身体反应。

《黄帝内经》里有“脾在液为涎”的记载，即脾统摄液体，脾胃虚寒、阳气亏虚会引起脾功能失调，无法运化津液，造成睡觉流涎。

另外睡眠姿势不当，侧睡、趴着睡时，嘴角被挤开或刺激到唾液腺，导致唾液增多，也会造成流涎的情况出现。

脾虚引起的流涎可以服用归脾丸调理，卧姿不当引起的则须调整睡姿，睡觉时尽量保持仰卧位。

#### 脾虚、肾虚的人会“漏水”

人衰老的标志之一就是口水多，很多消化不好的人总是感到自己嘴里的唾液特别多，甚至睡觉时会流口水，就是因为他们“返祖”了，未老先衰了。

人的内脏由交感神经和副交感神经两种神经轮流支配，交感神经比副交感神经高级，前者负责的是消化酶的分泌，后者负责的是稀释唾液、消化液，前者在一定程度上管辖着后者。

进化上面有个规律：越是高级的，成熟越晚，衰老越早。这在神经中也是一样的。所以，相对高级的交感神经比副交感神经衰老得早，到了中老年之后，低级的副交感神经就开始起主要作用，此时人就开始“漏水”了，这种“漏水”包括唾液多、鼻涕多，还包括大便含水量多、不成形。

这种情况中医归结为脾虚，更严重的则是肾虚了，要通过健脾补肾来治疗。

# 口唇无血色、干燥

《黄帝内经》中指出，“口唇者，脾之官也”“脾开窍于口”，就是说，脾胃有问题会表现在口唇上。一般来说，脾胃很好的人，其嘴唇红润、干湿适度、润滑有光泽。反过来说，如果一个人的嘴唇干燥、脱皮、无血色，就说明脾胃不好。

## 唇舌是脾胃的“情报库”

“舌为心之苗，脾之外候，苔由胃气所生。”可见，舌质和舌苔可以反映出脏腑病变。平时照镜子的时候仔细观察下自己的唇舌等，就可以得知血液质量、体内水分情况、体力以及内脏状态。

中医将舌头分为四部分，即舌尖、舌中、舌根、舌边，分上、中、下三焦，舌尖对应上焦、舌中对应中焦、舌根对应下焦。因心肺居上，舌尖为心肺区；脾胃居中，舌中为脾胃区；肾居下，舌根为肾区；舌边为肝胆区。

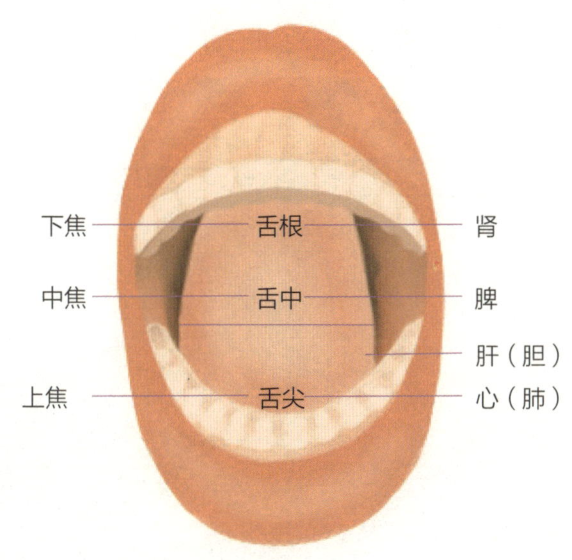


## 食疗让嘴唇光润起来

脾气亏虚者可以把午饭时间提前到 11 时，因为此时脾气最旺，消化食物、吸收营养能力最强。而脾脏最弱的时间是 19～23 时，可于晚饭 1 小时后吃 1 个水果，以帮助健脾。

古人发明了很多易消化的食物，如藕粉，对于脾虚的人来说很适合，老年人更应该家中常备。另外，把面粉炒熟了冲水喝也有健脾的作用。治疗气虚的“四君子汤”，也能用来健脾益气，用党参或人参 10～15 克、炒白术 10 克、茯苓 30 克、甘草 3～5 克，熬在一起，补益脾胃的效果也不错，且药性平和。

# 鼻翼发红，留心脾胃问题

用手摸摸鼻头会发现有一个小坑，以小坑为中心，周围就是反映脾脏生理功能、病理变化最明显的区域。如果鼻头发红是脾胃有热证，表现为特别能吃，但吃完容易饿，消化吸收不好，口苦黏腻等。

## 脸是脾的健康“门面”

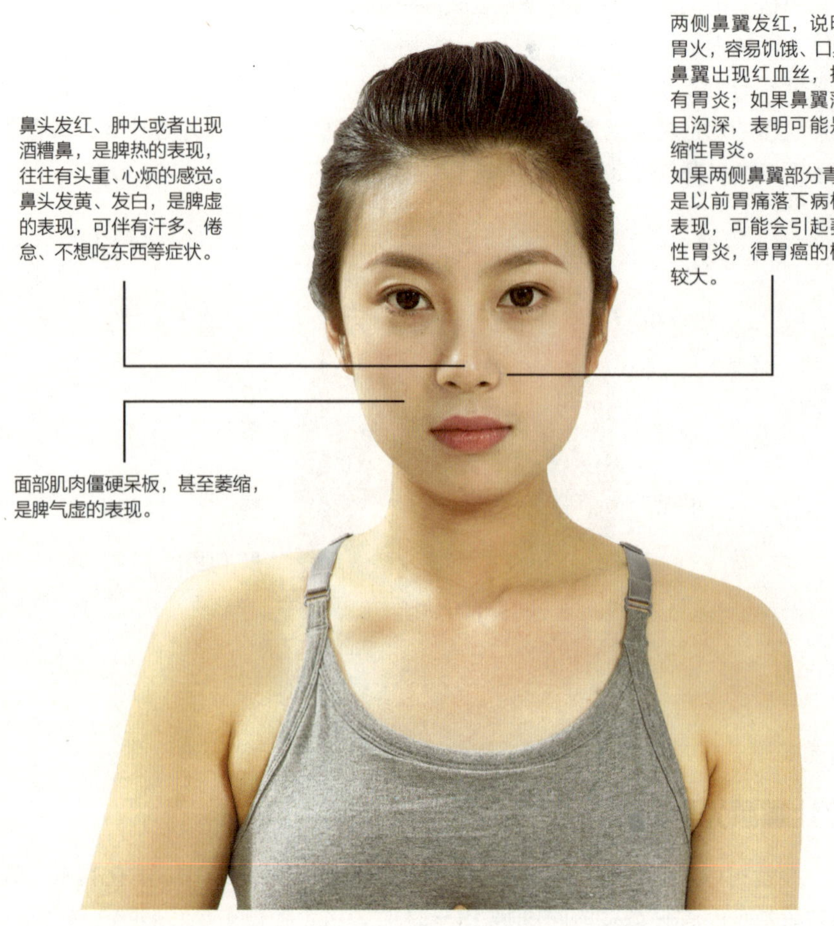


## 按摩法消除鼻红

如果一个人鼻翼发红，常说明脾胃有热。脾胃有热者可按摩足三里穴，每次 5 分钟，每天 2～3 次，同时配合按摩胃经的内庭穴（在足第二趾、第三趾趾缝之间）效果更佳。

## 肌肉松弛，肥肉多，留心脾胃虚弱

如果一个人肌肉松弛、没有弹性，或肌肉少而肥肉多，多因脾胃虚弱所致。脾胃虚弱者可经常运动脚趾和按摩小腿。

### 人为何体虚肥胖或消瘦

有人怎么吃都不胖，有人喝凉水都长肉。这其中的奥秘你可想知道？其实，肥胖和消瘦可能都与脾有着千丝万缕的联系。

中医认为，脾为湿土之脏，主运化，湿为阴邪，耗伤脾阳。脾病多分为两种：

一是脾湿过重，导致全身虚胖。湿气太重伤脾阳之气，脾气受损，无力将食物转化为营养，而滞留为水湿，湿久必浊，囤积为脂肪。

二是思伤脾，表现为人特别瘦。吃得再多也不会发胖，这就是中医讲的“胃强脾弱”，食物根本无法被吸收，吃进的食物以不消化的形态被排泄掉，致使身体长期处于亚健康状态，实际上是与肥胖一样处于病态。换言之，一个人体虚肥胖或消瘦都跟脾胃机能失调、脾阳之气受损有关。

### “少食而肥”与“多食而瘦”

如果脾运化水谷的功能不正常，不能为气血津液化生提供能量，表现在肌肉，就会显得较为瘦削，全身皮包骨，这样的人即使吃得很多也会瘦得可怜，属“多食而瘦”型。

多食而瘦者，常见于脾胃不足，或久病体虚的人，可在巳时（上午 9～11 点）按压大都穴和三阴交穴。这类人还可选用补脾祛湿的山药薏苡仁茶（山药：薏苡仁=2：1）。

如果运化水湿的功能较差，就会在身体里形成洪涝灾害，到处淤泥堆积，赘肉横生，属“少食而肥”型，这种人的典型特征就是“走路气喘，下楼腿软”。

对于“少食而肥”者，可以在巳时按压太白和阴陵泉两穴，这是一对非常好的健脾祛湿的穴位，是治疗肥胖的必选穴。还可选用燥湿健脾的红豆薏苡仁茶（红豆、薏苡仁各半）。

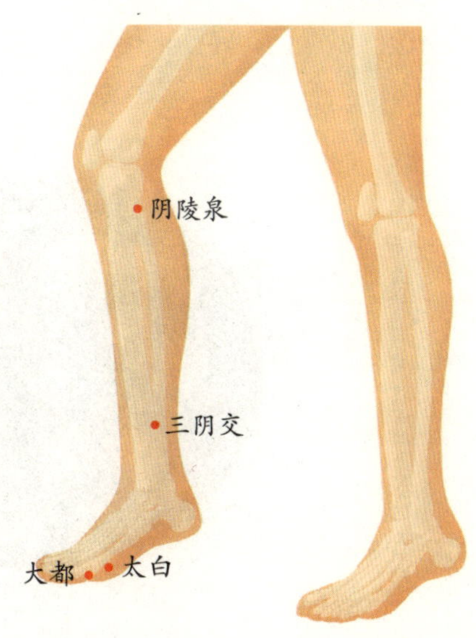

# 双腿水肿，脾虚的信号

中医对于水肿病机的理解，认为其本在肾、其末在肺、其制在脾，并以脾、肾作为水肿病机的主要关键。中医认为，肺虚、脾虚、肾虚都可导致水肿。脾虚导致的水肿尤其体现在腿。

## 脾虚可导致水肿

脾主输布津液，运化水湿，如果脾胃气虚或脾阳不足，则水湿运不出去聚留在体内表现为肿。

脾虚导致的水肿尤其体现在腿部，按下凹陷不易恢复，伴有不爱吃东西，饭后腹胀，脸色灰黯，神疲肢冷，小便减少，治疗宜健脾利湿。

饮食上，多吃赤小豆、黑豆、薏苡仁、山药、芡实、牛肉、红枣、胡萝卜、土豆等补脾食物，建议把薏苡仁、山药、芡实放一起熬粥，每天早上喝一碗。同时，忌食苦瓜、冬瓜、黄瓜、芹菜、香蕉等易伤脾气的食物。牛奶、芝麻、鸭肉、牡蛎易阻碍脾气运化，也不要多吃。

## 腿肿喝赤小豆汤

长夏是指夏季末、夏秋之交的多雨季节，大约是在阴历 7 月左右。在我国不少地方尤其是南方，长夏既炎热又多雨，空气中湿度很大。湿为长夏主气，人体的脾脏与之相应，易发水肿，所以，古人指出“长夏防湿”。

赤小豆是利湿佳品，夏天喝赤小豆汤不失为一种好的消肿方法。具体来说，用赤小豆与薏苡仁、花生煲汤水，或用赤小豆加陈皮煮食，都有利湿的功效。用赤小豆配豆腐和紫苏叶，还可促进肠胃功能正常运作，并可达到瘦身的目的。用赤小豆与薏苡仁、黑豆、扁豆、花生、麦片一起煮，还有防治脾湿脚气的功效。

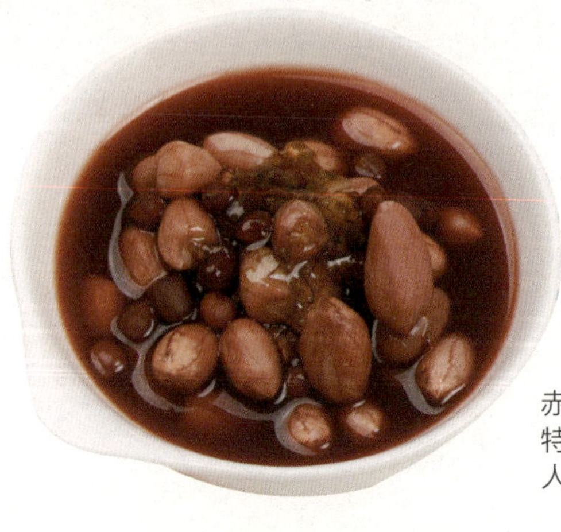

赤小豆汤利尿、除湿、消肿，特别适合各种特发性水肿病人的食疗。

# 谨防癌变，年轻时就要护好肠胃

## 胃癌大国，患病年轻化

中国是胃癌大国，每年新发胃癌 68 万，死亡 50 万人，死亡人数是世界第一，几乎每一分钟都有人因胃癌死亡。早期胃癌发现率很低，多达 90% 以上的胃癌患者发现即晚期。

### 胃癌被发现时多为中晚期

由于胃癌一经发现常为中晚期，患者存活超过 5 年的机会一般低于 30%。而如果筛查出早期胃癌，通过治疗，患者存活 5 年的机会超过 90%。

需注意，我国 30 岁以下的胃癌患者比例比 20 世纪 70 年代翻了一番。这多与年轻人工作压力大，喜食油炸热烫食物、烟熏烧烤肉食，三餐不定时（不吃早餐、爱吃夜宵等）等有关。

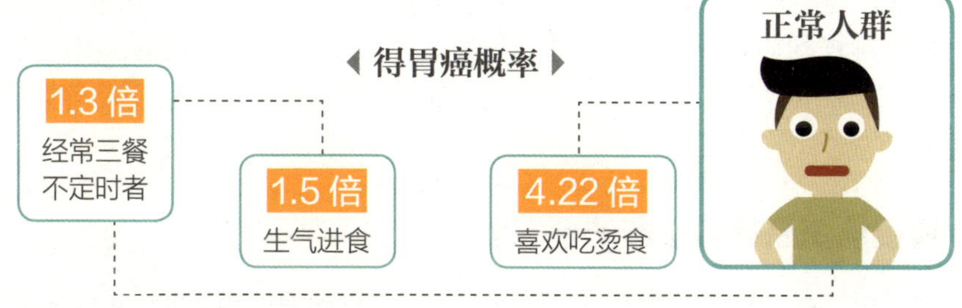


### 40 岁以上是胃癌高发人群

不健康的生活饮食习惯是胃癌发生的重要危险因素。我国将 40 岁以上具备以下条件之一者确定为胃癌高危人群，建议作为筛查对象，包括：

①胃癌高发地区人群（在我国，胃癌在西北部、沿海地区较为多发，如辽宁庄河、山东临朐、福建长乐、甘肃武威的胃癌死亡率显著高于其他地区）；

②幽门螺杆菌感染者；

③曾经患有慢性萎缩性胃炎、胃溃疡、胃息肉、手术后残胃、肥厚性胃炎、恶性贫血等胃癌前疾病；

④家族中有直系亲属为胃癌患者的人群；

⑤接受过胃部手术的人群，残胃易发生胃癌。

# 胃部的检查工作要做好

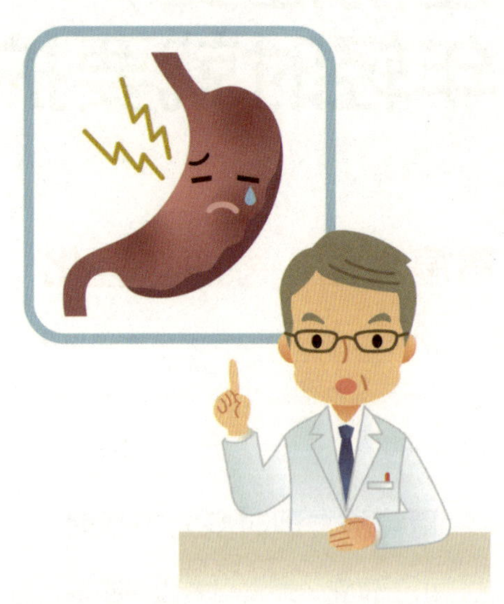

胃癌早期症状比较隐蔽，且容易和其他消化道疾病相混淆，导致很多患者错过了诊治的最佳时期；一旦出现体重下降、腹痛、恶心呕吐、厌食和消化性溃疡等症状时，很可能已经发展到中晚期。因此，积极筛查有助于胃癌的早期发现。

## 健康体检及早期筛查不必做胃镜

与胃镜检查相比，有一种最新的血清胃功能检测，更适用于胃癌的早期筛查，受检人只要抽 2 毫升静脉血，就能发现胃黏膜的病变风险（胃癌的发生往往与胃部黏膜的病变有关）。如果检测结果呈现阳性，可以再进一步接受胃镜检查。

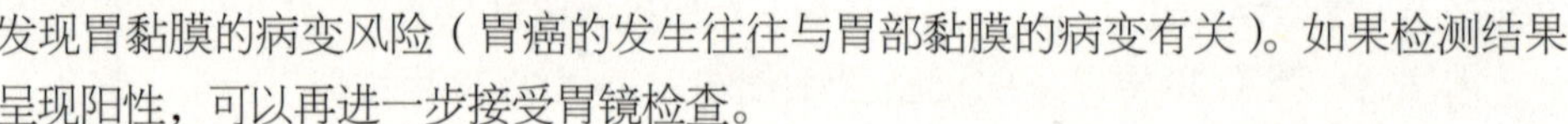

胃癌的发展过程主要是：胃炎—胃萎缩—不典型增生—胃癌。血清胃功能检测，不是胃癌标志物，是生化指标，当某项指标提示异常，医生便会结合受检人年龄，是否具有抽烟、饮酒、家族史等高危因素从而列为重点人群，再进行胃镜检查，对可疑部位进行放大内镜、染色内镜等更为精细的检查，可以大大提高早期胃癌检出率。

## 胃镜检查是胃癌诊断的金标准

韩国和日本的胃癌发病率和我国差不多，而胃癌死亡率却低很多。主要就是因为他们胃镜检查普及得很好，绝大部分患者发现的时候是胃癌早期。

胃镜合并活检是目前检查胃癌较直观的手段，但很多人因害怕检查过程中的不适感而不愿意做。

对于那些对胃镜检查有恐惧心理的患者，可进行无痛胃镜检查——检查期间患者处于一种安静的浅睡眠状态，从而有效地避免恶心、呕吐、疼痛导致的各种不良反应。

随着科技的发展，还有了胶囊胃镜机器人，患者只需要像吃药一样吞颗胶囊就能轻松做胃镜。胶囊胃镜机器人可以按照医生的命令“指哪打哪”，就像是在胃里放了一架无人机，它在胃里可高可低，可翻跟头，能够对胃及小肠内每个解剖部位、每个病灶进行多角度的观察。

# 正视幽门螺杆菌感染

现在得胃病后去医院，很多医生都会先让患者做个 C-13 呼气试验，检测其是否有幽门螺杆菌感染，从而判断患者是否患有胃病。

## 幽门螺杆菌感染与胃癌相关

胃癌的发生与幽门螺杆菌感染密切相关，由于我国特定的饮食习惯，很少分餐，幽门螺杆菌的感染率高达 60%。

**幽门螺杆菌感染与胃癌的发病关系漏斗模型图**

人的胃壁有一系列完善的自我保护机制，其他微生物很难在强酸环境里生存，但幽门螺杆菌却从口进入胃内，并能在胃黏膜定居，逐渐引发慢性浅表性胃炎，继而发展成胃溃疡、慢性萎缩性胃炎等。有研究认为，幽门螺杆菌感染使胃癌的发生风险增加了 2.7 ~ 12 倍。

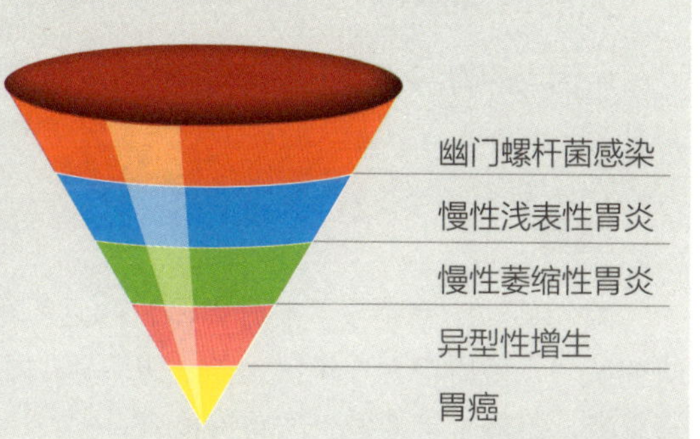


## 幽门螺杆菌怎么检查

幽门螺杆菌检查的手段主要有 4 种：胃镜、呼气试验、粪便抗原检查、抽血化验。胃镜检查准确率最高，100%，呼气试验准确率也在 93% ~ 95%，这两种检查方法最常用。

| 幽门螺杆菌数值 | 评估幽门螺杆菌的检查结果 |
|---|---|
| DOB（超基准值）> 4.4 | 需重视。一般此时症状会比较明显，会有饱胀感、食欲不佳、嗳气、反酸、口臭等，需要用药规范治疗 |
| DOB < 3.6 | 不必吃药，定期复查即可 |

如果仅仅只是查幽门螺杆菌，推荐首选呼气试验。如果患者处于溃疡急性期，胃部疼痛严重，或者出现大便发黑的情况，此时要考虑做胃镜检查胃部情况，同时检查幽门螺杆菌。

## 什么人群一定要进行“灭菌”

幽门螺杆菌携带者，如果没有症状，不主张接受幽门螺旋杆菌根除术，更不用担心将来会得胃癌。但那些有胃癌家族病史、有明确的胃部病变者，比如萎缩性胃炎、消化道溃疡等患者，如果感染了幽门螺杆菌，则要引起重视，积极杀菌治疗。

## 胃病癌变的四类高危人群

是不是普通胃病都有发展成胃癌的可能？答案是否定的。也就是说并不是所有普通胃病的最终结局都是胃癌。但提醒以下四类胃病患者，需格外谨慎。

### 萎缩性胃炎

多数萎缩性胃炎的最终结局是胃癌，甚至有人认为萎缩性胃炎是“胃癌前期”。建议患有萎缩性胃炎的患者，每 2 年做一次胃镜检查，有助于较早发现胃癌。

### 大的胃部溃疡

所谓大的胃部溃疡，是指直径大于 2 厘米的溃疡。一旦发现大溃疡应立即治疗，并且至少治疗 6 周以上。溃疡治愈后，还要定期复查，复查间隔时间为半年或 1 年。

### 残胃

因为某种疾病切除了部分胃体，称之为残胃。残胃和胃癌的联系也较密切，有研究认为，残胃存在 5 年以上的，患胃癌的概率增加。所以提醒做过胃部手术的残胃患者，每隔 1 年要做一次胃镜检查。

### 息肉

一旦检查出胃部有息肉，无论大小，都要切除，而且应做病理检查。

**胃病发展演变过程**

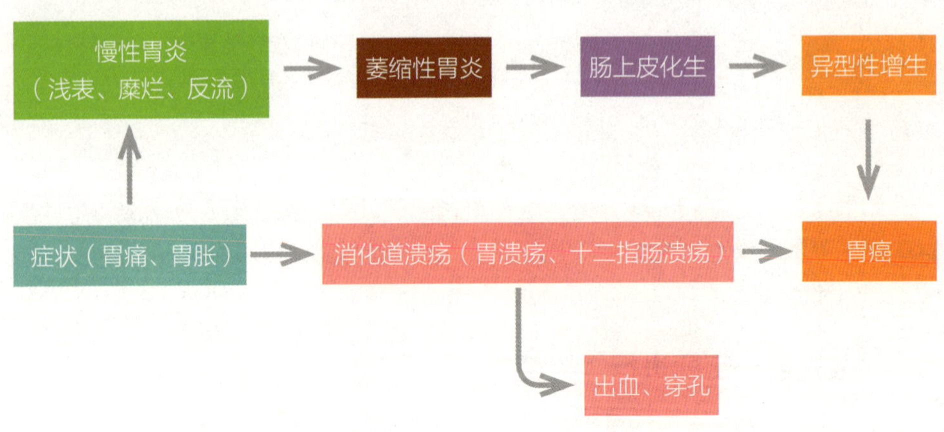

## 胃病癌变的四个信号

胃病如若不好好控制，后期就会恶化成胃癌。虽然早期胃癌症状不明显，但也并非发现不了。

### 信号一：疼痛性质的改变

溃疡病的特点是规律性疼痛。胃溃疡为饱餐痛，疼痛在饭后半小时至 2 小时出现，至下次进餐前疼痛消失。

十二指肠溃疡是饥饿痛亦称空腹痛，疼痛多在饭后 3 ～ 4 小时出现，持续至下一次进餐前，进食后疼痛可减轻或完全消失，有的患者可出现夜间痛。如果溃疡发生在距十二指肠相近的胃幽门部，则疼痛节律性与十二指肠溃疡相同。

一旦胃溃疡疼痛性质发生了改变，如变为持续性疼痛或者疼痛有所减轻，此时应警惕癌变的可能，应及早去医院检查。

### 信号二：明显消瘦

凡年龄在 40 岁以上的胃溃疡患者，短期内出现容易劳累、疲惫、乏力、食欲减退，以及消化不良性的腹泻，特别在进食肉类食物之后腹泻随之加重，恶心、呕吐、吐隔宿食或暗红色食物，对食物中的营养物质有消化吸收障碍，全身状态短期内发生急剧恶变，营养状况变得很差，消瘦明显，体重急速下降（因为肿瘤在成长过程中不断和人体争抢营养，患者的体重明显下降），且药物治疗效果变差，就有可能是恶变的信号。

### 信号三：出现上腹饱满、膨胀

胃溃疡一般不会形成腹部包块，如果在心窝部摸到包块，质硬，表面不光滑，迅速增大，按压有疼痛，放射到背部、左腰部、肚脐部、胸部、心前区，甚至胸骨后。随包块的增大，呕吐也随之加重，此种情况大都是发生了恶变。

### 信号四：无法解释的黑便

一般黑便可见于进食大量猪、羊、鸡等动物血之后，也见于服某种药物之后。如果胃溃疡患者出现了无法解释的黑便，或者化验大便持续有血，需特别注意，应进一步查清，这往往是恶变的先兆症状。

# 赶快纠正伤脾胃的行为习惯

## 暴饮暴食，伤人于无形

**伤胃指数：★★★★★**

暴饮暴食是一种非常不好的饮食习惯，会伤人于无形。暴饮暴食后会出现头晕脑胀、精神恍惚、肥胖、肠胃不适、腹泻或便秘等症状，严重的会出现急性胃肠炎、急性胃扩张、急性胰腺炎，甚至胃出血。

暴饮暴食还易诱发心绞痛、心肌梗死等。因为进食和消化会在血液中释放许多激素，激素不仅会增多导致血凝块的物质，而且导致血压升高增加需氧量，从而增加心脏的负担。

**行为纠正**

规律饮食，定时定量，每顿做到只吃“八分饱”，每口饭咀嚼 30 次以上，减慢进餐速度。

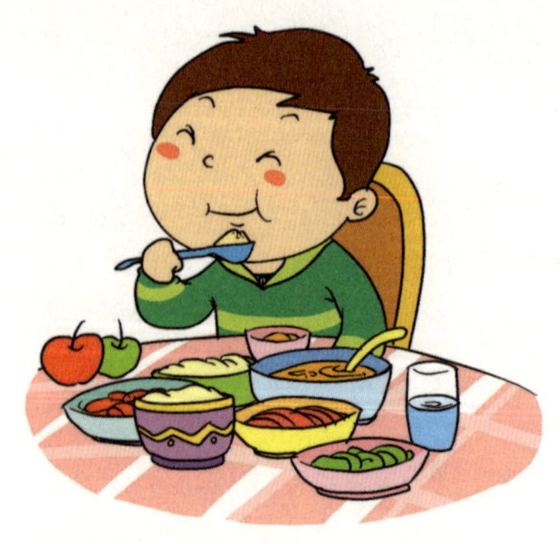

## 偏食嗜食，代谢失调

**伤胃指数：★★★★**

保持营养平衡，有利于健康长寿。如果各种食物搭配得当，不但可消除某些食物的不良作用，还有利于发挥营养素之间的互补作用。对某些食品的特殊偏爱、不正确的节食或过分素食、片面追求口福、放纵食欲、嗜食肥甘厚味，凡此种种，势必造成营养障碍、代谢失调和自身免疫机能下降，进而损害身体健康。

食物有甘、酸、苦、辛、咸五味，中医主张饮食的五味要配合得当——五味调和，任何一味偏食，都可以导致疾病的发生。现代人多嗜食肥甘厚味（属于甜味、油腻性食物），对健康危害很大。

从临床研究看，甘味食物即淀粉类、糖类食物，摄入过量易导致胃癌；肥肉、油脂等高脂肪食物摄入过多，能促发乳腺癌、结直肠癌和胰腺癌。从中医角度讲，肿瘤属于积证范畴，《黄帝内经》认为，积证乃津液、瘀血凝滞所致，而肥甘厚味容易助湿生痰，毫无疑问会加重这些病理产物的凝聚。

**行为纠正**

粗细搭配、荤素搭配，还要做到五味调和，总之，什么都吃点，什么都别吃过量。

## 喜食生冷，损伤肠胃

**伤胃指数：★★★★★**

胃的表面有一层黏膜，能分泌黏液层覆盖在胃的表面，这层黏液能保护胃自身不被消化液消化掉。冷饮的温度一般要比胃内温度低 20～30℃，长期过量的冷食物进入胃，会使胃黏膜下血管收缩，黏膜层变薄，使保护胃的“天然屏障”——黏液层受到破坏，导致胃的防卫能力下降，胃酸和胃蛋白酶的侵袭力增加，出现黏膜水肿和糜烂，最终形成慢性胃炎。

生食不仅因含有病菌或寄生虫而易令人患病，而且往往不易被消化吸收并损伤肠胃。冷食不仅刺激肠胃，导致消化不良，而且易诱发咳喘等疾病。

**行为纠正**

胃是喜温的，因此饭菜、汤饮温度尽量保持在 37℃左右。“冷”还包括食物的属性，因此胃不好的人尽量少吃冷食、性寒凉的食物，如各种冷饮、生的蔬菜水果等，以免寒气进入体内伤及脾胃。

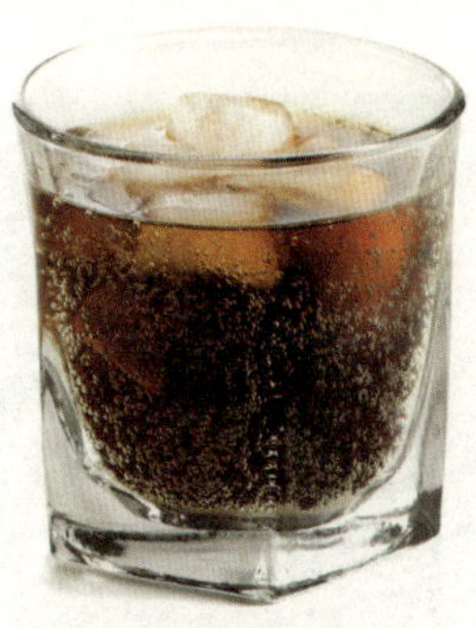

## 饮食过烫，损伤食管黏膜

**伤胃指数：★★★★**

烫食可灼伤味蕾而造成食欲减退，引发口腔和食管肿瘤。人体的消化道黏膜非常娇嫩，只能耐受 50～60℃的食物。饮食过热，会损伤、刺激食管黏膜上皮，长期刺激极容易诱导组织恶变，进一步发展变成癌症。烫食包括热汤、面汤、火锅等。

**行为纠正**

1. 刚沏好的热茶，煮好的热粥、热汤，其温度大致在 80～90℃，应放温凉后再喝。

2. 吃火锅别心急，一要注意从火锅中取出的食物量要少些，二是夹出后用嘴吹吹或稍凉后再吃。

3. 如果烫食已进入食管或胃内，应立即喝些凉开水以使食物迅速降温，避免烫伤食管和胃黏膜。

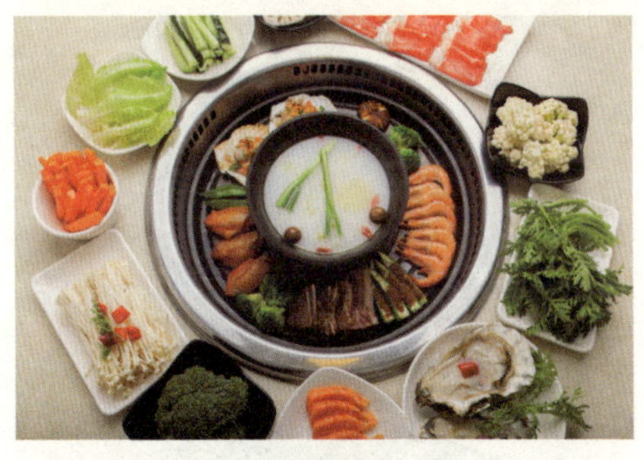

最适宜的进食温度在 10 ～ 40℃，吃火锅不可夹出即吃，应凉一下再吃。

## 常食过咸，易引发胃癌、食管癌

**伤胃指数：★★★★**

过咸的饮食会增加高血压、胃癌、食管癌等病的发病率。饭前少量吃一点腌菜作为开胃食物是可以的。然而，在腌制鱼、肉、菜时，容易使加入的食盐转化成亚硝酸盐，亚硝酸盐在体内遇到胺类物质，经酶的催化作用，易结合成亚硝酸胺类物质。亚硝酸胺类是世界上公认的强致癌物。如常吃腌制品，形成亚硝酸胺的机会就多，致癌的危险性自然就高。

**行为纠正**

一个啤酒瓶盖去掉胶垫，装满盐就正好是6克的量，每人每天吃盐的总量要保持这一瓶盖的量。饭店的菜一般比家里的菜更咸一些，因此，减少在外就餐能让“重口味”回归清淡。最后，少吃咸鱼及咸菜。

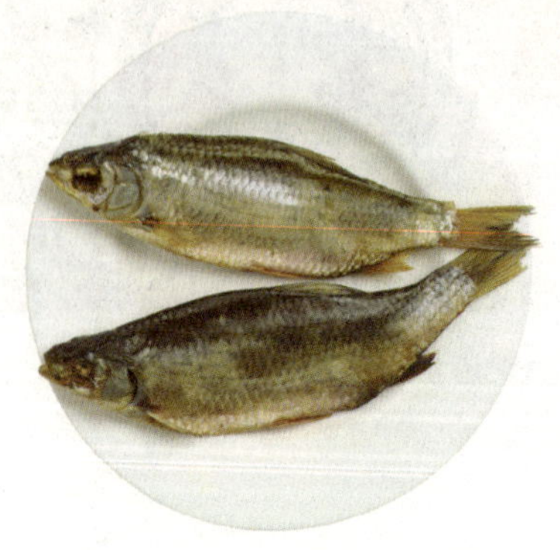

腌制食品含有大量的亚硝酸盐，在胃中可转化为致癌物质，因此宜少吃。

## 滥用药物，破坏脾胃平衡

**伤胃指数：★★★★**

临床资料显示，许多药物会直接或间接地损伤胃黏膜，引起炎症、溃疡，甚至出血、穿孔等。确实不少人的胃病，是因用药不当而引起的。

临床上常用的一些胃药多偏于抑酸，而不少抑酸药又为非处方药，长期服药的老胃病患者自主服用的情况较多。然而并不是所有胃病病人都能吃抑酸药。通常是胃食管反流病、消化性溃疡、慢性浅表性胃炎伴糜烂等才可使用。

长期服用抑酸药除存在头痛头晕、腹胀厌食、便秘或腹泻等不良反应，还会使某一部分胃酸分泌受体被长期抑制，易导致胃黏膜萎缩、胃酸减少、胃肠道菌群紊乱等。

**行为纠正**

抑酸药连续服用时间一般不应过长，超过几个月应该在服用抑酸药的同时加上胃黏膜保护药，而对那些反酸严重的患者还需要与促进胃肠动力的药物合用。

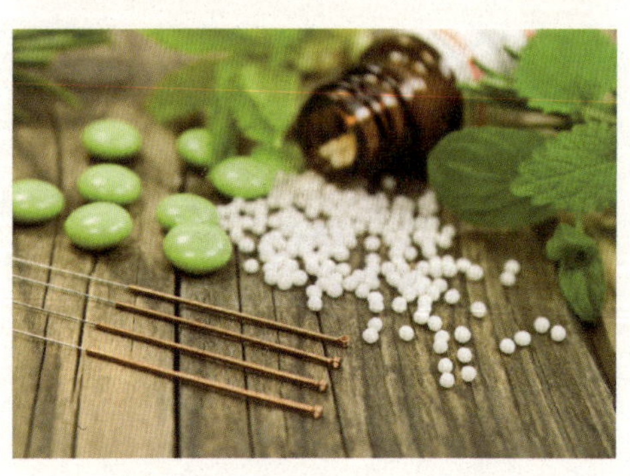

## 饮食不洁，肠胃紊乱

**伤胃指数：★★★★★**

幽门螺杆菌是引起胃溃疡的主要元凶，感染上这种病菌大多是由于饮食不洁、相互传染所致。

夏季极易发生急性胃肠炎、细菌性痢疾、流行性腹泻、细菌性食物中毒及霍乱等急性肠道病。所以，入夏以后应特别注意饮食卫生。夏季肉类食品的烧、烤、烫，还有生鱼片和醉蟹等，出现在很多餐馆中，这些食物只要是没熟，寄生虫没有被杀死，食者就可能被感染。

**行为纠正**

1. 坚持饭前便后勤洗手，可有效预防病从口入。尤其是孩子，要从小教他们养成这一习惯。

2. 吃火锅时，鱼片、虾和牛羊肉等要在煮沸的火锅中烫一分钟以上，等肉色从鲜红变成灰白后再捞起食用。另外，吃蒸熟或煮熟的蟹相对会更安全。

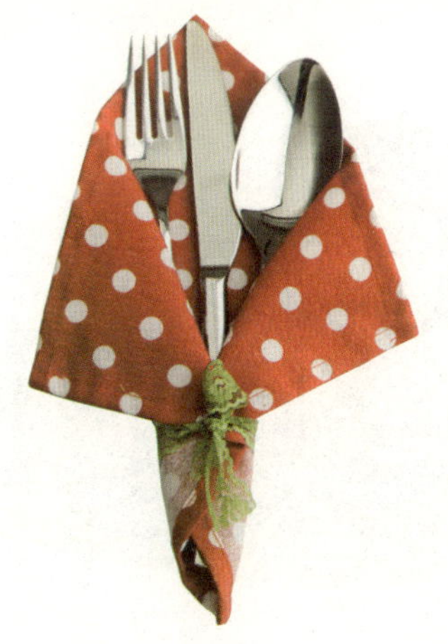

## 不吃早餐，高胃酸诱发炎症

**伤胃指数：★★★★**

不吃早餐的人，胃内处于高胃酸状态，易引起胃黏膜损伤，诱发胃炎、消化性溃疡。长此以往，还有可能引发胆结石等消化系统疾病。而且不吃早餐，中餐和晚餐时必然会吃下过多的食物，尤其是晚餐，饭后不久就睡觉。机体来不及消化吸收，身体不堪重负，使得热能过剩，极易造成脂肪堆积，使人发胖。

**行为纠正**

按时吃早餐胜过日常生活中人们吃的任何补药。吃早餐的最佳时间在 8：00 左右，起床后 1 小时，与午餐间隔 4 小时。

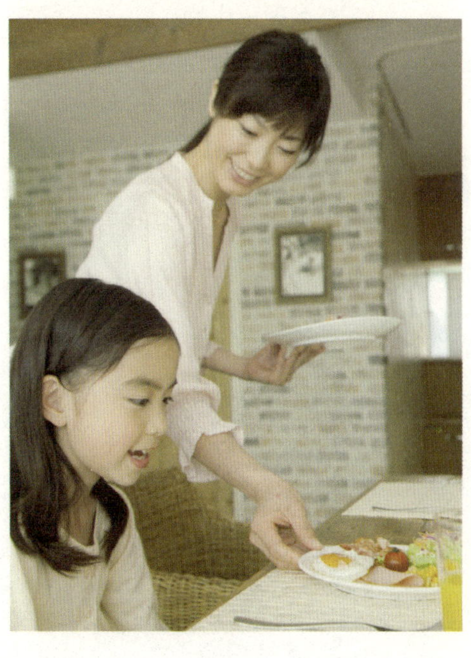

## 晚餐过饱，增加脾胃负担

**伤胃指数：★★★★★**

晚餐丰盛又饱食，胃肠道因大量食物积聚而不胜重负，有可能引起胃炎、胆道疾患、胰腺炎等。其中，滞留在肠道内的蛋白质经厌氧菌作用，产生胺、酚、氮、甲基吲哚等有害物质，既刺激肠壁可能逐渐引发癌肿，又会进入血液流到心、肝、肾、脑等器官造成损害。

中医认为，“胃不和则卧不安”，晚餐吃得太饱，食后不久即睡，来不及消化的食物积滞于胃肠内，产生腹胀及压迫症状，还会不断刺激脑细胞，使睡眠多梦、不安稳。

**行为纠正**

进食量一般以“七八分饱”为好，所谓“七八成饱”就是可吃可不吃的时候。你可能觉得胃里没满，但这口不吃也无所谓，这种肚子不胀、不打嗝的意犹未尽状态，其实是最健康的。

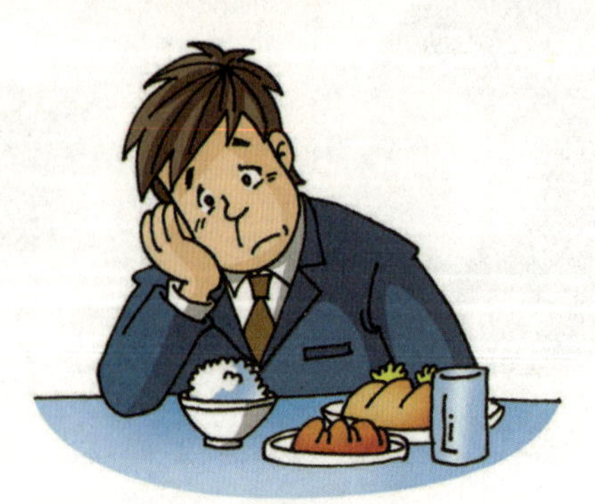

## 边吃边玩，影响消化和吸收

**伤胃指数：★★★★**

吃饭时端着饭碗跑到电脑面前坐着，眼睛一动不动地盯着屏幕，嘴巴做着机械式的咀嚼，筷子往嘴里塞着食物。长此以往，就会引起食欲减退，影响食物的消化与营养的吸收。

消化是一项紧张而繁重的工作，需要大量充足的血液，如果这时大脑高速运转，会大大分流胃肠道的“电力供应”，必定会影响到它的正常消化功能，导致消化不良，甚至胃炎。

**行为纠正**

每天早起15～20分钟，以便静心坐下来吃早餐。吃饭时把注意力放在食物上，细嚼慢咽、享受食物，这样的进餐胃最喜欢。

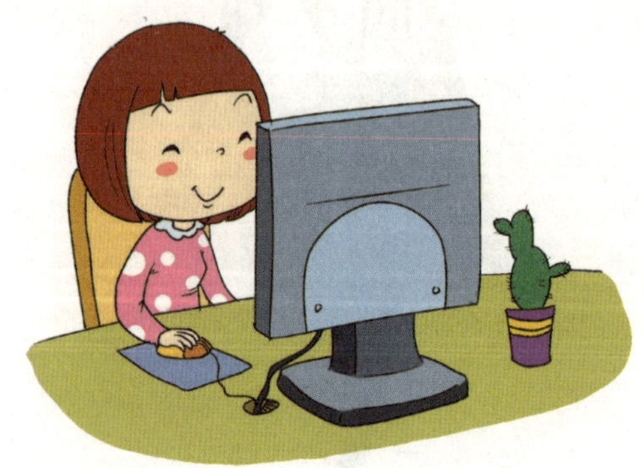

## 吸烟酗酒，导致胃病的罪魁

**伤胃指数：★★★★★**

经常抽烟：抽烟的人以为尼古丁只会进入肺，殊不知，烟雾也会随着消化道进入胃，直接刺激胃黏膜，引起黏膜下血管收缩、痉挛，胃黏膜出现缺血、缺氧症状，长此以往，很容易形成胃溃疡。

喜喝烈酒：适量饮用低度酒，能增加胃部血液血流量，但长时间饮酒，空腹饮酒或者过量饮酒会直接破坏胃黏膜屏障，引起黏膜充血、水肿、糜烂，甚至出血。

**行为纠正**

适量饮用米酒、葡萄酒等低度酒，避免大量饮用高度白酒。喝酒前要适量进食，以减少酒精对胃肠道的直接刺激。分餐制可以降低感染幽门螺杆菌的概率。

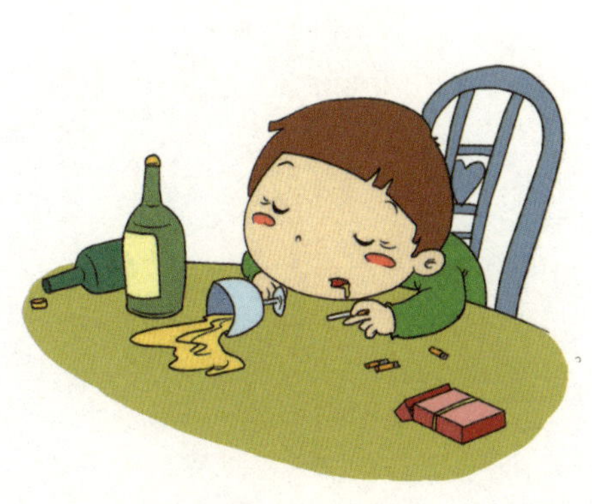

## 过劳久坐，脾失健运

**伤胃指数：★★★★**

生活中过度劳累伤及脾，脾失健运，进而不能为胃输送营养精微，引起胃部不适，影响脾胃。“久卧伤气”，缺乏运动，脾的运化功能就会受损，影响气血的化生。

现代人有一个很不好的生活模式，清晨一踏进办公室，在椅子上一坐就是一天；傍晚带着倦意回家，就窝在沙发里看电视。殊不知，《黄帝内经》说过“久坐伤肉”，久坐的习惯会使周身气血运行缓慢，肌肉松弛无力，还影响脾的功能，造成消化不良、脘腹饱胀、便秘等。

**行为纠正**

能站就不要坐，久坐族最好每坐 1 小时，就起来活动 10 分钟。或每隔 1 个小时起身做些简单的伸展体操。

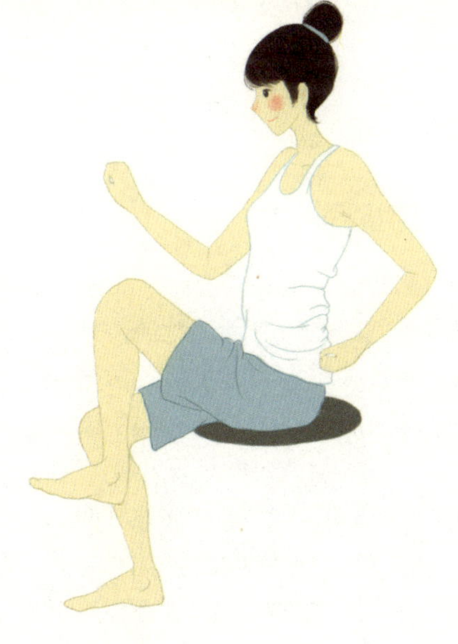

# 有针对性地调理脾胃虚弱

## 脾气虚的调养方案

脾气虚证指脾气亏虚，运化功能低下，气血化生乏源所表现的腹胀、便溏、食欲不振、面色萎黄等症状。多因饮食不节，饥饱不调，或思虑劳倦，或年老体弱，脏气虚衰，或慢性疾患，消耗脾气所致。脾气虚常见于溃疡病、慢性肠炎、慢性胃炎、神经症及消化不良等。

### 脾气虚的表现

食欲不振，腹胀，进食尤甚，大便溏薄，肠鸣。

❶ 倦怠乏力，肌肉消瘦。

❷ 少气懒言，面色萎黄。

❸ 轻度水肿。

❹ 舌淡苔白，脉濡缓。

### 脾气虚怎么补

**食补**：牛肉、黄羊肉、土豆、小米、红枣、板栗、南瓜、山药、豆腐、黄花鱼等。

**药补**：黄芪、党参、白术、甘草、茯苓、白扁豆。

### 药食同补方

北箭芪（黄芪的上品）60克，黄牛肉250克，调料适量。北箭芪切片，洗净，装入纱布袋内，扎紧袋口备用；黄牛肉切块后洗净，将药袋与牛肉块放入砂锅，加水及调料共炖至牛肉烂熟，去药袋，吃肉喝汤。此方有补气血、长肌肉、增力气和促使病后康复的功效。主治脾胃虚弱、肌肉萎缩、肌无力等病症。

### 治脾气虚证中成药

补中益气丸，人参健脾丸。

### 脾气虚按摩法

**足三里穴**：两手拇指按压足三里穴（外膝眼下3寸，胫骨外侧），左右旋转按压30次。

**天枢穴**：两手放于腹部两侧，中指按压天枢穴（脐旁开2寸处），按揉30次。

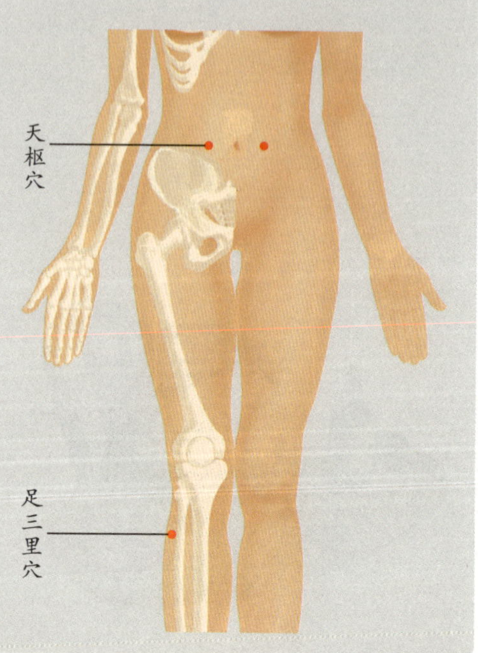

# 脾阳虚的调养方案

脾阳虚衰指中焦阳气虚衰，阴寒内生，运化功能障碍所表现的腹部疼痛、喜温喜按、泻下清稀、四肢不温和脾气虚的症状。此类因消化和吸收功能障碍导致营养不良的虚弱症候，可见于溃疡病、慢性肠胃炎、肠胃功能紊乱、慢性肝炎、肝硬化或某些水肿病等。

## 脾阳虚衰的表现

❶ 病情较脾气虚弱重。

❷ 胃腹胀痛、喜热敷、喜按压、食欲不好，肠鸣嗳气。

❸ 大便稀薄、小便清长，或浮肿尿短。

❹ 有的患者可有面色苍白无光泽、形体消瘦、少气懒言、四肢不温。

❺ 舌淡苔白、脉沉濡弱。

## 脾阳虚怎么补

**食补**：畜肉类如羊肉、鹿肉；海产品如海虾、淡菜；蔬果类如胡椒、生姜、干姜、大葱、丁香、肉桂、茴香、荔枝、桂圆等。

**药补**：脾阳虚者可选用干姜、白术、附子、砂仁、高良姜、小茴香、肉豆蔻。

## 药食同补方

苓桂术甘汤源自于《伤寒论》，脾阳虚，水气上冲可用此汤。茯苓 12 克，桂枝 9 克（去皮），白术 6 克，炙甘草 6 克。上四味，以水 6 升，煮取 3 升，去滓，温分三服。本方温能行气，甘能补脾，燥能祛湿，淡能利水，合奏温阳健脾，利水化饮之效。

## 脾阳虚按摩法

**公孙穴**：用左手拇指按压右足的公孙穴（足内侧，第一跟骨下缘），左右旋按 20 次；然后用右手拇指按压左足公孙穴。

**阴陵泉穴**：双手扶于双膝，用拇指按压阴陵泉穴（胫骨内铡下缘）旋转揉 20 次。

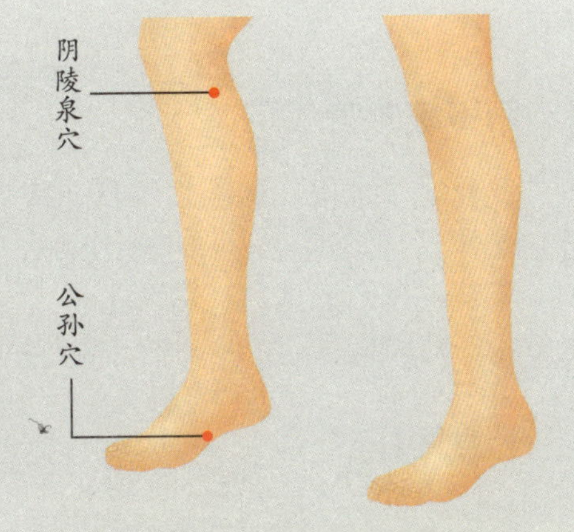


**• 脾阳虚者不适宜的饮食**

性质偏寒或生冷的瓜果和各种饮料，是阳虚者的禁忌。包括鸭肉、鸭血、鸭蛋等肉蛋类，甲鱼、螃蟹、田螺、螺蛳、蚌肉等水产类，以及柿子、柚子、柑橘、香蕉、无花果、西瓜、苦瓜、甜瓜、番薯、生藕、生萝卜、丝瓜、紫菜、金针菜、草菇、莼菜、发菜、罗汉果和荸荠等。

# 脾不统血的调养方案

脾不统血多为久病脾虚，不能统摄血液循其常道运行而导致某些出血证。脾气亏虚，统率固摄血液的功能失职，致血液由脉中向脉外散溢，以出血（便血、崩漏、肌衄）和气虚证为特征。本证可见于溃疡病出血、月经过多、功能性子宫出血、血小板减少性紫癜、肝硬化食管管脉曲张，或肾结核等病症。

## 脾不统血的表现

❶ 可有便血（大便下血、先便后血，血色紫黯）、尿血（无痛血尿）以及月经过多、崩（阴道突起大量流血）漏（长期阴道少量流血、淋漓难尽）不止。

❷ 伴有腹部隐痛、食欲减退、大便稀薄、精神疲倦、懒言、面色萎黄、口不渴、尿清长，有的还可能有四肢困乏或皮下出血、舌质淡、脉细弱等症候。

## 脾不统血怎么补

食补：如大枣、桂圆、丝瓜、猪肝、黑木耳、香菇、小米、胡萝卜等。

药补：当归、党参、白术（炒）、炙黄芪、茯苓等。

## 药食同补方

炙黄芪30克，粳米50克。先用清水煎煮炙黄芪，取汁去渣，再用药汁煮米成粥，晨起空腹食之。益气摄血，脾虚不能统血，以致经常出现大便溏薄而出血者，可食此粥。

## 治脾不统血中成药

如果月经先期或过期不至，色淡清稀如水、面色苍白、头晕乏力、心跳气短、精神疲乏、睡眠不深、饮食减少、大便溏薄、小腹空坠，宜治益气健脾、固摄升提。可用非处方中成药补中益气丸或人参归脾丸。

## 脾不统血按摩法

血海穴：用左手拇指按压右侧血海穴（在股前区，髌底内侧端上2寸，股内侧肌隆起处），左右旋按20次；然后用右手拇指按压左侧血海穴。

三阴交穴：左手拇指按压右三阴交穴（内踝尖上3寸，胫骨后缘处），旋按20次；然后用右手拇指按压左三阴交穴。

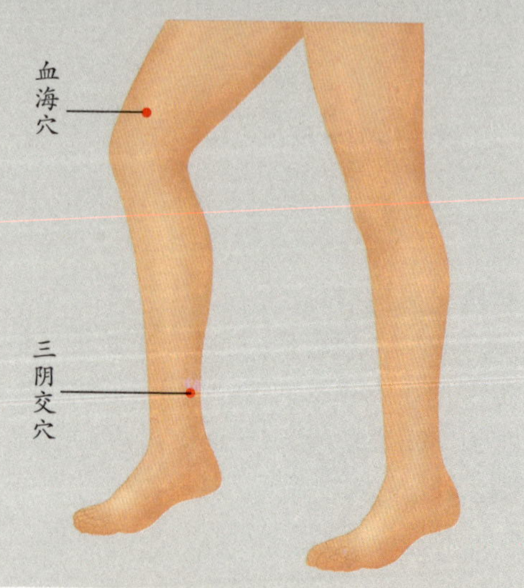

## 胃阳虚的调养方案

胃阳虚证，是指阳气不足，胃失温煦，以胃脘冷痛、畏冷肢凉为主要表现的虚寒证候。又名胃虚寒证。

### 胃阳虚的表现

❶ 不喜生凉，畏寒肢冷。

❷ 胃脘冷痛，绵绵不已，时发时止，喜温喜按，食后缓解，泛吐清水或夹有不消化食物。

❸ 口淡不渴，头晕乏力。

❹ 面色比较白，舌淡胖嫩，脉沉迟无力。

### 胃阳虚怎么补

食补：如生姜、大葱、大蒜、胡椒、花椒、猪肚、羊肉、牛肉、鸡肉、鲫鱼、香菇等。

药补：如甘草、桂枝、茯苓、吴茱萸、半夏等。

### 药食同补方

猪肚150克，生姜15克，大枣20枚。猪肚放碗内，加生姜、大枣、少许盐及水，隔水炖熟后分次食用，可温中健脾养胃，治疗胃阳虚所致吐清水等症状。

### 胃阳虚按摩法

**百会穴**：端坐，用拇指端旋转按揉百会穴（后发际正中直上7寸，当两耳尖连线直上，头顶正中），以穴位处发热为度。

**中脘穴**：肚脐上方4寸的地方。除了按摩外，还可以将姜切薄片、上放艾柱熏烤，让姜汁通过热度渗入皮肤，效果更好。

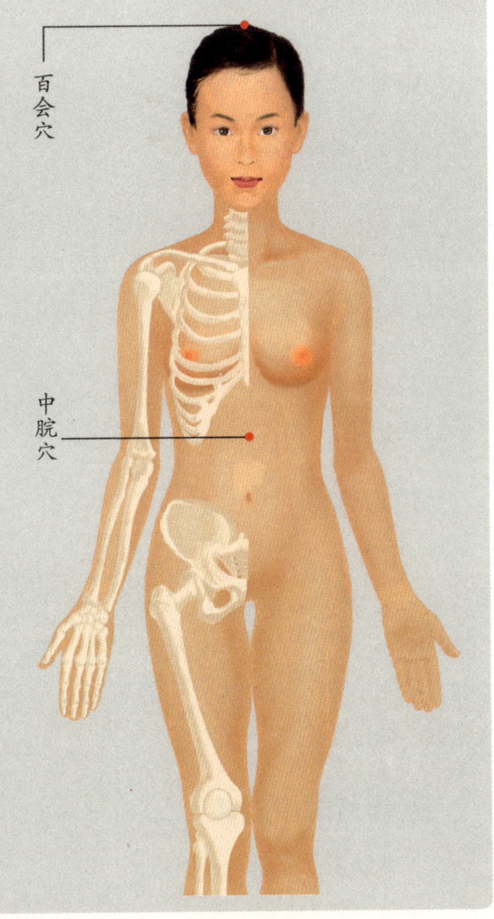

# 胃气虚的调养方案

胃气虚证是指胃的受纳和消化水谷功能虚弱。胃气的虚实，关系着人体之强弱，甚至生命之存亡。《黄帝内经》上说："有胃气者生，无胃气者死"，所以说看病的时候，大夫问诊首先问的就是饮食怎么样，吃东西香不香，因为这关乎到你的胃气强弱。

## 胃气虚的表现

❶ 倦怠乏力，面色比较白，唇舌淡白。

❷ 胸脘痞闷，不思饮食，或食不消化，甚则食入反吐。

❸ 大便稀烂。

❹ 胃痛或腹痛隐隐，喜暖喜按，空腹时痛甚，进食后痛减。

❺ 面色萎黄，气短懒言。

❻ 脉弱或迟缓。

## 胃气虚怎么补

食补：如大枣、黄鱼、鳝鱼、黄牛肉、小米、糯米、胡萝卜、土豆、扁豆、南瓜、山药、板栗、莲子、蘑菇等。

药补：如黄芪、茯苓、白术、炙甘草、党参等。

## 药食同补方

"四君子汤"是由人参（或党参）、白术、茯苓、甘草组成，用于益气健脾，主治脾胃气虚。具体服法为：人参、白术、茯苓各 9 克，甘草 6 克。水煎服，每日 1 剂。

## 治胃气虚中成药

人参健脾丸，补中益气丸。

## 胃气虚按摩法

足三里穴：用大拇指或中指按压足三里穴（在小腿外侧，犊鼻下 3 寸，犊鼻与解溪连线上）一次，每次按压 5 ~ 10 分钟，每分钟按压 15 ~ 20 次。注意每次按压要使足三里穴有酸胀、发热的感觉。

脾俞穴：双手握拳，将拳背第二掌指关节放于脾俞穴（位于人体背部，在第 11 胸椎棘突下，左右旁开两指宽处）上，适当用力揉按 1 分钟。

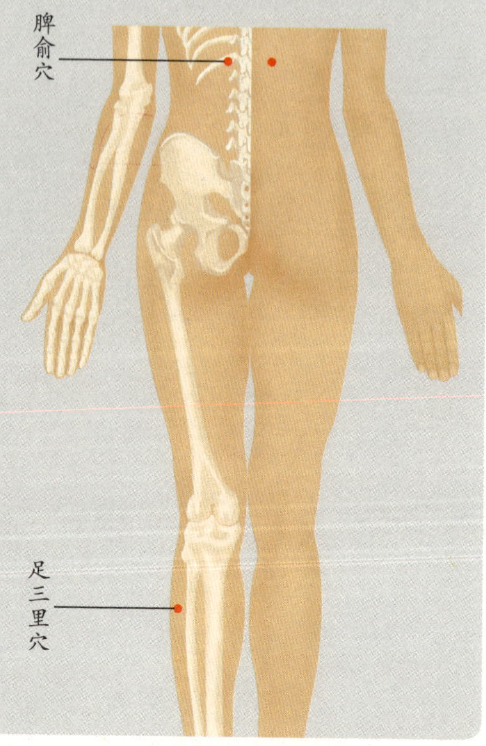

## 胃阴虚的调养方案

胃阴虚指胃的阴液不足所出现的证候，又称胃阴不足。多由胃病久延不愈，或热病后期阴液未复，或平时爱吃辛辣，或情志不畅，气郁化火导致胃阴耗伤。

### 胃阴虚的表现

❶ 口干舌燥，舌红少津。

❷ 胃脘隐痛而有灼热感，嘈杂不舒，痞胀不适。

❸ 饥不欲食，干呕、呃逆。

❹ 大便秘结，小便短少。

❺ 脉细数。

### 胃阴虚怎么补

**食补**：如小麦、牛奶、鸡蛋、猪肉、鸭肉、银耳、燕窝、枇杷、梨、苹果、番茄、乌梅、豆腐等。

**药补**：如西洋参、石斛、玉竹、麦门冬、沙参、乌梅等。

### 药食同补方

西洋参 5 克，莲子 6 克，冰糖适量。将莲子放入温水中，泡发。将发好的莲子、西洋参、冰糖放入锅中，倒入适量清水，大火烧沸，小火煮 30 分钟，待茶汤温热即可饮用。本茶饮可补气养阴、清热生津。

### 治胃阴虚中成药

阴虚胃痛颗粒。

### 胃阴虚按摩法

**大陵穴**：用左手拇指尖端按压右手大陵穴（在腕掌横纹的中点处，当掌长肌腱与桡侧腕屈肌腱之间），垂直用力，向下按压，按而揉之；换对侧如上法操作。按揉此穴可降胃火、祛心火、提升胃动力。

**承浆穴**：用食指用力揉压承浆穴（位于人体的面部，当颏唇沟的正中凹陷处），即可感觉到口腔内涌出分泌液。这种分泌液可以滋润五脏之阴，去燥去火。

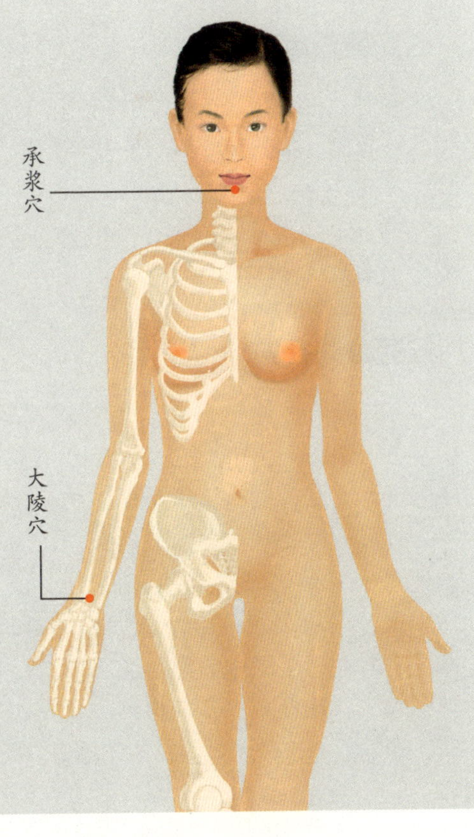

## 脾胃虚寒的调养方案

脾胃虚寒是指脾胃阳气虚衰、阴寒内盛所表现的证候。其主要病因是饮食习惯不良，如饮食不节制、经常吃冷饮或冰凉的食物等，再加上生活节奏快，精神压力大，更易导致胃病。脾胃虚寒也可由脾胃气虚发展而来。

### 脾胃虚寒的表现

❶ 手脚冰凉，形寒肢冷。

❷ 吃了寒凉的饮食，或是腹部遇到冷气刺激时，通常会出现骤然胃部作痛、痛势无休止，喜温喜按，伴随呕吐清水（酸水上逆）、怕冷、手足不温等症状。

❸ 面色苍白，食欲不振，疲倦无力。

❹ 吃冷东西后常腹泻、腹胀。

❺ 舌淡苔白，脉虚弱。

### 脾胃虚寒怎么补

食补：如胡椒、生姜、大葱、香菜、牛肉、羊肉、猪肚、桂圆、大枣、带鱼、辣椒、虾、核桃、板栗、韭菜等。

药补：如香砂、附子、肉桂、白豆蔻、吴茱萸、黄芪等。

### 药食同补方

猪肚一具，党参 15 克，川椒 15 克，干姜 50 克，葱白 100 克，粳米 100 克。猪肚洗净，其他食材处理干净后纳入其中，猪肚两端用线扎紧，放砂锅内，加水适量，用小火煨煮至烂熟加盐调味。捞出，分 4～5 次与汤同食，每日 1 剂。本汤补脾益气、温中散寒，适用于老人脾胃虚寒，饮食减少，脘腹有冷感或疼痛，疲倦乏力，肢体欠温，或便溏等。

### 治脾胃虚寒中成药

附子理中丸，香砂养胃丸。

### 脾胃虚寒按摩法

**神阙穴**：两手相叠，掌心对准并贴在神阙穴（位于脐窝正中）按摩，每次 15 ～ 20 分钟，每日 1 次。

**气海穴**：两手相叠，放于气海穴（前正中线上，脐下 1.5 寸处）上，吸气时，两手由右往上向左揉按，呼气时，两手由左往下向右揉按。一吸一呼，为 1 圈，即为 1 次。少则 8 次，多则 64 次。然后再按相反方向揉按，方法与次数同上。最后，做 3 次压放吸呼动作。

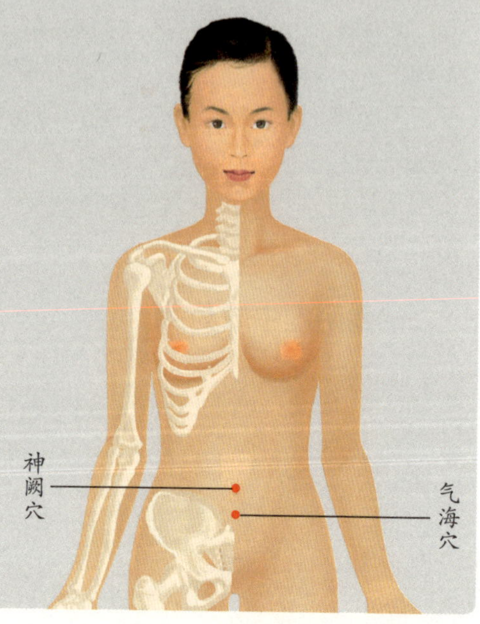

# 第二章

# 从里美到外：养好脾胃气色好、身材棒、精力足

# 脾气虚皮肤枯：想变美找脾胃

## 健脾补气，才能健美

皮肤不紧致、胸部不坚挺、嘴唇不红润，到底是什么令你的美丽大打折扣？其实这是你的脾在闹别扭了。脾主肌肉、脾统血，可不仅仅关系胖瘦，更关系到“面子”问题，爱美的人要格外关注脾的健康。

### 健脾补气怎么吃

健脾食物有糯米、薏米、小米、玉米、黄花菜、鸡、鹌鹑、莲子、豆豉、山药、大枣、芡实等。常用中药有人参、党参、茯苓、白术等。常用药膳有参枣米饭、山药饼、茯苓包子、山药面、大枣粥、红枣炖兔肉等。

### 脾气足脸不臃肿

现代女性无不希望拥有巴掌大的小脸，可你想过吗？除外骨架因素，脸大或脸部臃肿与脾脱不了干系。脾主运化水湿，脾虚失职，易导致面部水肿。脾运障碍者应服用“红枣茯苓粥”。其做法是：大红枣 20 枚，茯苓 30 克，粳米 100 克。将红枣洗净剖开去核，茯苓捣碎，与粳米共煮成粥，代早餐食。该粥可滋润皮肤，增加皮肤弹性和光泽，起到紧致皮肤、养颜美容作用。

### 常按健脾美容穴

三阴交：位于小腿内侧，当足内踝尖上 3 寸，胫骨内侧缘后方。

阴陵泉：位于小腿内侧，膝下胫骨内侧凹陷中，与阳陵泉相对，或当胫骨内侧髁后下方凹陷处。

足三里：外膝眼下，胫骨外侧约一横指处。

按揉以上穴位时间不拘，空闲的时候就可以。如果你体内有脾湿，则按穴位时会有疼痛感，但是坚持按揉，你会发现疼痛在逐渐减轻，说明脾湿在好转。

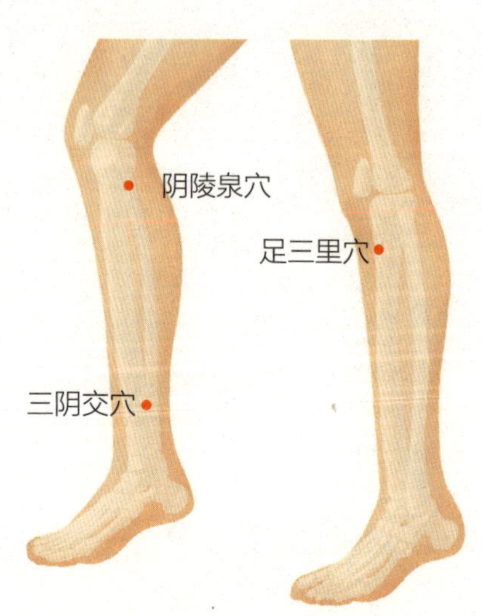

## 补脾：恢复肌肤弹性

“脾主肌肉”，脾气足，人体气血通畅，故肌肉丰满而富有弹性。而脾气虚者，面部肌肉呆板，全身肌肉酸懒乏力。所以，脾胃功能健运则气血旺盛，表现在肌肤上则会使皮肤柔润紧致有弹性，不容易衰老。

### 脾虚该如何调理

饮食规律：饮食对脾胃的影响是最重要的，一日三餐要规律饮食，尤其注意早饭一定要吃。粥是最好的养脾早餐，可以以小米为主，加入大枣、山药等健脾食物。如果气血亏虚再加入黑芝麻、花生；如果湿气重，可加入薏米；如果睡眠不好，可以加入高粱米。

**忌寒凉**：冰凉的食物要少吃，寒性食物也尽量少吃，如苦瓜、黄瓜等。

**饮食清淡**：平时吃饭忌“肥甘味厚”，太甜的、油腻的、过咸的均不利于脾的运化。最好多吃清淡、好消化、多样化的食物。

**按摩**：按摩腹部有助调理脾胃，加强运化。

**作息规律**：平时也要注意情绪的调整，按时作息，养成睡午觉的习惯，可以补气养血。

### 香菇鸡肉小米汤滋润皮肤

香菇 50 克，鸡肉 100 克，小米汤 1 罐，油、盐各适量。将鸡肉切成块状，香菇用水浸软后切片。将小米汤加开水煮滚，约 10 分钟后放鸡肉和香菇，再煮约 5 分钟，调味便可食用。此汤能健脾胃、滋润皮肤、减少皱纹。

**补充胶原蛋白，预防肌肤衰老**

皱纹形成的初步表现就是小干纹的出现。胶原蛋白中含亲水性的天然保湿因子，这就是为何富含胶原蛋白的食物都是软糯湿滑的原因。富含胶原蛋白的食物有红烧肉和红烧猪蹄的肉皮、紧贴着鱼皮的那层脂肪、大棒骨上的肉筋……

由于胶原蛋白位于皮肤的真皮层，因此补充胶原蛋白才是名副其实的深层补水。胶原蛋白的三条螺旋结构能强劲锁住水分，从根本上改善肌肤的干涩和粗糙，让皮肤恢复湿润、水嫩的状态。

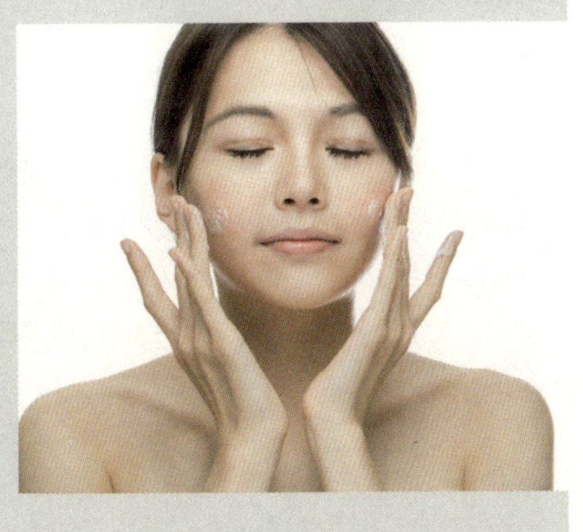

## 健脾胃，不做“黄脸婆”

黄皮肤是中国人的重要特征。不过，黄色有正常的黄，也有病理的黄。正常的黄色应当是明亮、润泽、含蓄的，并且有红色掺杂其间。如果黄色太过、黄色不及、黄色一色独显，或者与青黑等颜色一起显现，那就是病色。中医认为，出现了病色的黄，首先要考虑是脾胃出了问题。脸色发黄分萎黄与黄胖（面色发黄且有臃肿感）。一个人面色“萎黄”，即脸颊发黄、消瘦枯萎，这是因为脾的气和津液都不足，不能营养身体造成的。

### 喝“四宝粥”健脾养胃

四宝有莲子肉、山药、薏米和芡实。将这四样食材按 1∶1∶1∶1 的比例配好，打成粉，每次熬粥的时候放上几勺即可。

也可以先把这四样食材一起煮熟，然后放在料理机中打碎后食用。如果家中暂时没有这四样食材，也可以用黄色食物熬粥，同样可以健脾养胃。

### 养胃阴生津液

脸色萎黄的人，可适当喝些柠檬汁、甘蔗汁、梨汁、藕汁、蜂蜜及牛奶，以养胃阴生津液，滋养皮肤。

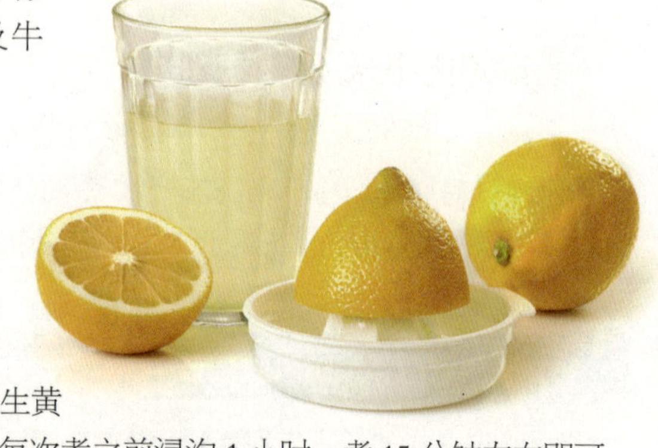

### 益气养血妙方

对于食疗不见效的人，可在中医师指导下进行中药调养，常用益气养血妙方——黄芪当归汤，对调整肤色相当有效。一般到药店配生黄芪 15 克，当归 10 克，每天煮水喝。每次煮之前浸泡 1 小时，煮 15 分钟左右即可。

**远离“黄脸婆”的其他措施**

1.防晒：如果出门，一定要记得擦防晒霜，还要2到3小时补擦，而且晚上记得晒后修复。

2.补水：敷一张补水的面膜，能有效补水美白，赶走干燥肌肤。

3.改善生活方式：多和朋友家人聊天，可以去湖边散步，练练美容瑜伽，还可以泡温泉，温泉水对皮肤有舒缓滋润的作用。

## 茯苓一用，净面养颜还安眠

茯苓别名白茯苓、茯露、松苓等，《神农本草经》将其列为上品，谓其“久服安魂养神，不饥延年”。中医认为，食用茯苓可以健脾和胃，美白皮肤，改善睡眠。

### 茯苓自古便是养颜药

茯苓味甘、淡，性平，入心、脾、肾三经，有利水渗湿、健脾和胃、宁心安神之功效。北宋大学士苏轼在《东坡杂记》曾说，常吃茯苓可以使人面若处子。意即如未嫁的处女一样的面色，该是莹白水嫩中透有些微红晕的肤色吧。据说，慈禧太后就很喜欢茯苓，在她内服的延年益寿的补益方子中，将近一半的方子里都用到了茯苓。

### 茯苓怎么吃健脾美白

如果将茯苓与牛奶搭配食用，可以增强彼此的食疗功效，牛奶可使茯苓的作用“发挥到极致”，茯苓也能促进牛奶中蛋白质等营养元素的吸收，两者“相辅相成”。茯苓可以净面、养颜，再加上牛奶的滋润保养，美容效果自然不言而喻。

红楼梦中曾详细介绍了茯苓霜（碾碎的白茯苓末）的服法：用牛奶或滚开水将茯苓霜冲化、调匀，每天早晨起床后吃上一盅(净含量约 20 克)，美容滋补效果很好。

脾虚的人可以到中药房买茯苓粉，自己制作茯苓食品，如蒸制馒头、包子等面食时，可在面粉中加入茯苓粉混匀一起蒸。

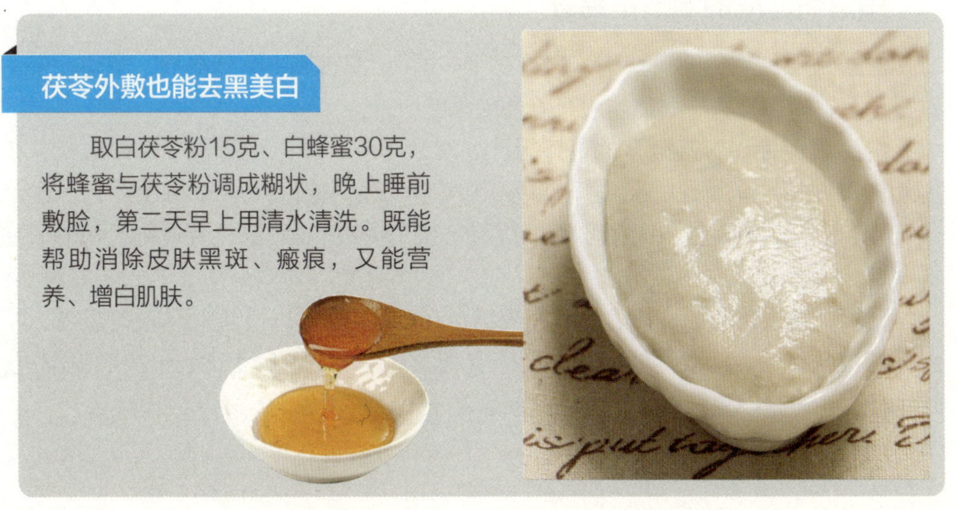

**茯苓外敷也能去黑美白**

取白茯苓粉15克、白蜂蜜30克，将蜂蜜与茯苓粉调成糊状，晚上睡前敷脸，第二天早上用清水清洗。既能帮助消除皮肤黑斑、瘢痕，又能营养、增白肌肤。

# 长痘长疹，都是脾胃湿热“惹的祸”

## 皮肤爱长痘长疹，湿热在作怪

中医认为，存在面泛油光、容易长痘生粉刺或者长湿疹、口苦口干口臭，总是感觉困倦、心烦、懈怠等问题的人，往往可能是湿热体质。这类人还可能有小便短赤、大便燥结或恶臭等问题，还容易患上痔疮以及代谢相关疾病（如高脂血症、高血压、糖尿病等）。

### 湿热体质，脸上爱长痘痘

痤疮俗称青春痘，病源在于“热”。中医认为，青春痘的发生多为湿热内生，痰浊内阻，其病在脾、肺，脾运化无力，水湿内停；肺宣发功能障碍，通调水道不力，水湿停聚，日久化热成痰，布于颜面肌表而成。

从中医角度讲，湿和脾的功能是密切相关的。我们每天吃进去的食物，经过新陈代谢，产生不少湿邪毒素，如果脾胃运化功能好，这些湿邪能通过正常渠道排出体外，但是如果脾胃功能变得虚弱，湿就滞留在体内。

湿属阴，热属阳，阴阳本身就是一对矛盾，寒热并存，就会出现湿热体质。湿热天气下，这类人皮脂腺分泌旺盛，致使面部皮肤油脂较多，易长痘。

### 由湿热造成的湿疹不易好

湿疹是一种常见的皮肤病，病源在于“湿”。湿疹属中医“湿疮”范畴，多由饮食不节，损伤脾胃，湿热内生又兼外受风邪所致。

湿疹表现为痒，甚至有的奇痒无比，寝食不安。所以中医说“痒如虫行，祛湿为先”，在治疗上以祛湿为第一要务。《黄帝内经》曾记载，“千寒易除，一湿难去”。湿本身黏腻难除。中医认为，除湿的方法包括清热利湿、芳香化湿和解表祛湿 3 种。

然而，湿经常和风、热、暑、寒等结合在一起。比如一个湿热体质的患者，特别是在皮肤科，治疗既需要清热，又需要利湿，但一利湿就上火，一清热就湿重，这也让湿相对来说更加难除。所以，湿疹难根治，好复发。

# 长痘长疹，这些习惯得改变

脸上长痘、皮肤出疹，生活上哪些习惯需要注意呢?

## 青春痘最好别挤

有一些黑头粉刺及化脓性青春痘，可以经由医护人员在消毒完全下清理。在家中最好不要挤青春痘，因为手指本身带有很多细菌，容易引起感染，而且严重的感染会造成疔、疮，甚至蜂窝织炎，并使皮肤痊愈后，留下大大小小的瘢痕。

## 湿疹患者不要用手去搔抓

湿疹的首要症状是瘙痒，有的患者忍不住会去搔抓，但搔抓会使皮肤不断受到刺激，结果越抓越痒，皮肤会变得更加粗糙、增厚和苔藓化，使治疗难度增加；而抓破皮肤还会引发感染。还有的患者因痒得难受就用热水烫，使得皮肤毛细血管扩张，病变区红肿，渗液增加，病变更加严重。

为了止痒，建议在医生指导下服药，也可以试试“三子洗剂”：即取蛇床子、地肤子和苍耳子各 30 克，用水 1000 毫升，煎取 500 毫升，待水变温后，用干净纱布或脱脂棉蘸药液洗患处。每次洗 20 分钟左右，每天 1 剂，洗 2 ~ 3 次。

## 湿疹患者别用肥皂

湿疹最怕各种刺激，碱性强的肥皂对病变区的皮肤有较强的化学性刺激，会使皮肤病变加重。所以患者平时不宜用肥皂洗患处，应尽量用清水冲洗。

## 别让汗水湿气包裹着身体

“脾喜燥恶湿”，五行中脾属土，具有“土”的特性，土很容易吸水，所以在大汗、雨淋或游泳之后，不宜用风扇或空调吹干，要及时擦干身体，并换上清洁干燥的衣服。天气再热，汗出时也不要用冷水浇头和冲身，以防湿邪侵袭肌肉、关节。另外，晚上洗头一定要吹干了头发再睡觉。

### 适当运动出汗排出湿气

体内湿气重的人大多数都缺乏运动，因此常感觉身体沉重、四肢无力，久而久之就导致湿气攻入脾脏，引发一系列的病症。建议可适当运动缓解压力，促进身体器官运作，加速湿气排出体外，健走、跑步、游泳、瑜伽、太极等运动都有助促进气血循环，增加水分代谢。

## 怎么吃才能去除体内湿热

湿热天气，湿热体质的人在饮食上应注意哪些问题？又该如何调理呢？给大家介绍了一些实用的小方法，不妨试试。

### 吃些利湿蔬菜

适当吃一些芳香的蔬菜如香菜、荆芥、藿香等，但这些菜也不能吃得太多，可把当配菜来吃，以清除湿气。还有黄豆芽、绿豆芽、冬瓜、山药、扁豆等，这些菜可以作为主菜来吃，有利湿作用。

### 喝些健脾祛湿粥

湿热的季节，粥也是很好的选择。茯苓、白术、薏米、赤小豆、绿豆等用来煮粥，都可以健脾祛湿。如：

**冬瓜皮薏米粥：**冬瓜皮、薏米各 30 克，粳米适量。将冬瓜皮洗净切碎，与薏米、粳米共同煮成粥。每天 1 剂。连服 10 天。

**绿豆海带粥：**绿豆 30 克，海带 50 克，红糖适量，糯米适量。水煮绿豆、糯米成粥，调入切碎的海带末，再煮 3 分钟加入红糖即可。

**荷叶薏米粥，可战痘**

南方夏季气候多潮湿闷热，南方人爱喝凉茶，以祛暑热。然而，胃最怕寒，凉饮喝多了并不好，尤其是长痘痘的人更不宜多喝凉饮。不妨将凉茶变成暖暖的健脾除湿的粥，每天喝上两碗荷叶薏米粥，就可以祛湿热，预防和治疗“痘痘”。

在食物中，薏米即薏苡仁，健脾除湿当为首选，还可以再加上些中药店里买到的茯苓，因为茯苓有祛湿和清热的作用。或者在药店顺便买一片荷叶，放在薏米粥里，荷叶有清热祛湿的作用，南方人最喜欢用它。老年人喝的粥里还可放一些冬瓜，因为冬瓜不仅可以清热、祛湿而且利尿，可以把身体里的湿热“沥”出来。

**荷叶薏米粥的做法：**荷叶 10 克，薏米 15 克，陈皮 10 克，粳米 15 克。先煮薏米、陈皮、粳米，煮熟后再放荷叶，煮出荷叶的清香味即可食用，不宜煮太长时间。此方可以清热利湿。

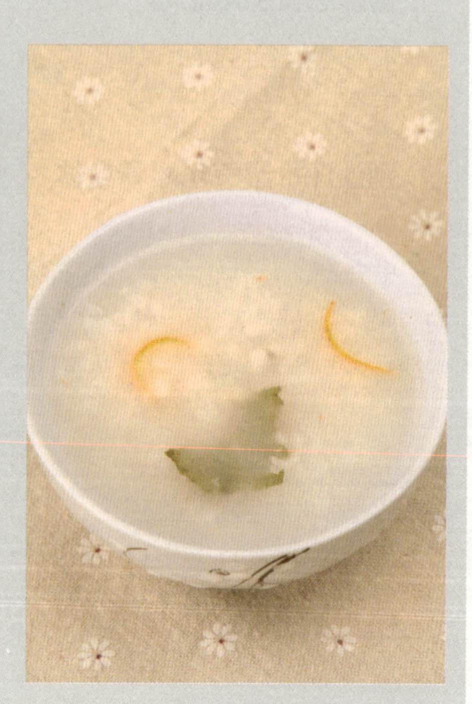

## 喝些清热利湿汤

冬瓜、赤小豆、猪排骨各适量煲汤，可以清热利湿。

薏米 30 克，赤小豆 15 克，加水同煮至豆烂，酌加白糖，早晚分服。

## 饮食上注意些什么

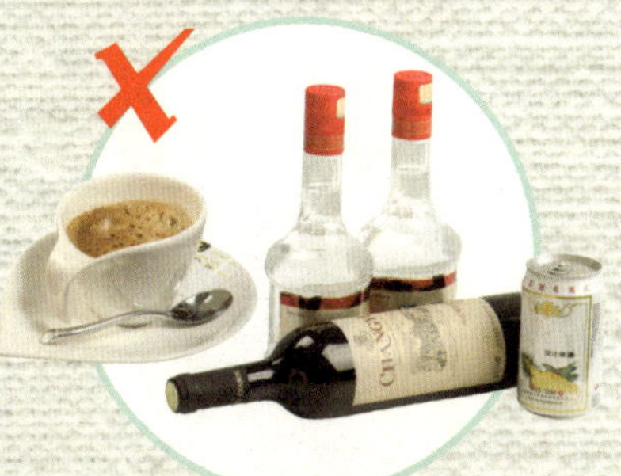

**酒、咖啡**

易使痘痘加速生长，还会刺激皮肤

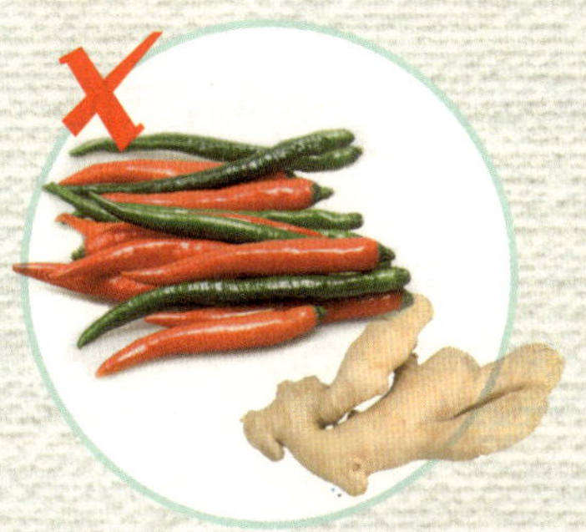

**辛辣食物**

对皮肤有刺激性作用

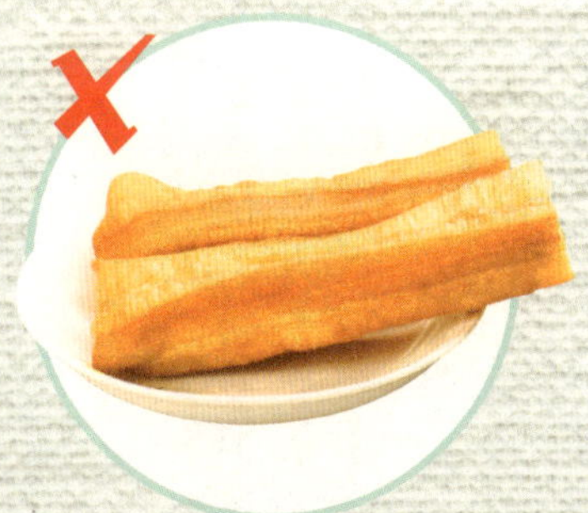

**油炸食品**

热量高，不易消化，增加脾胃负担

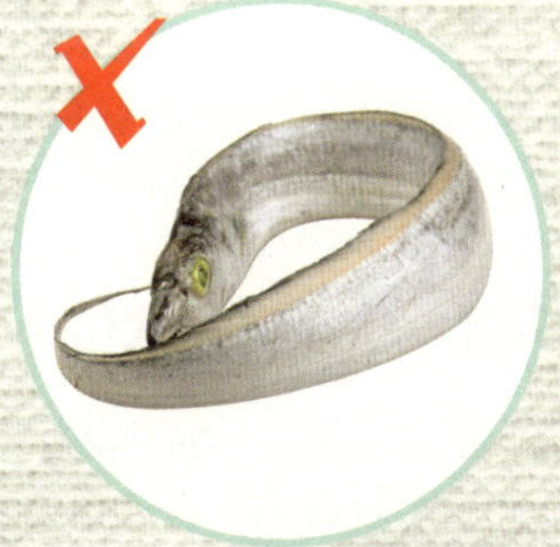

**腥发的海鲜贝类**

中医认为，发物易引起皮肤瘙痒，加重湿疹

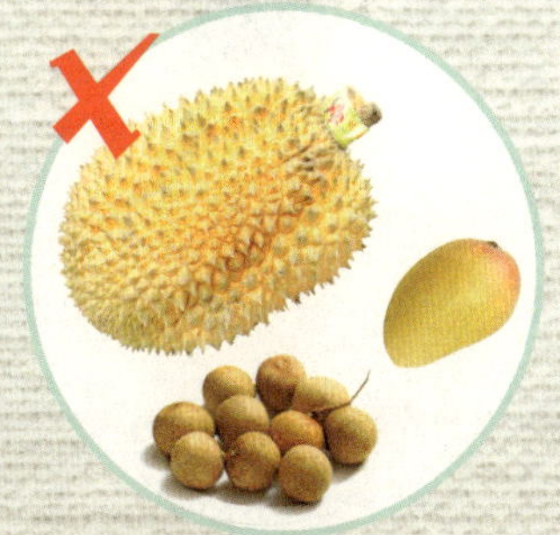

**热性水果**

易助热生火，应少吃

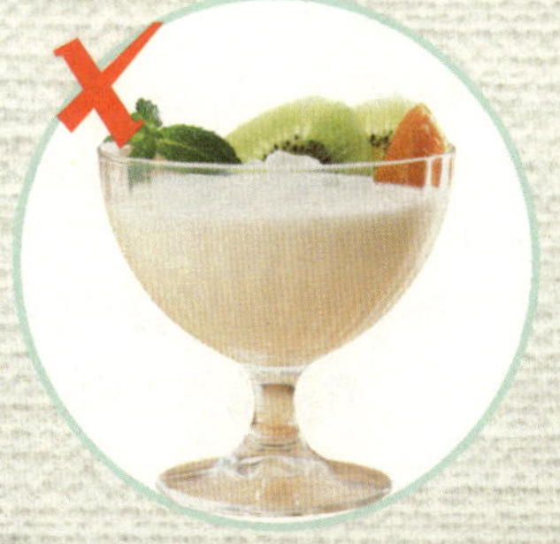

**冷饮**

中医认为，多食寒凉食物，会蓄积湿气

## 妙用经络除湿毒，脸上不生痘和疹

艾叶能祛寒、除湿、通经络，艾灸可祛湿气，扶植正气和元气。当体内的元气和正气足了，湿热自然消失了，气色也会好起来。另外，常敲大肠经不仅能防治皮肤病，还能对抗衰老。

### 艾灸祛湿：祛痘推荐穴位

**中极穴**：位于下腹部前正中线，脐下 4 寸。中极穴募集膀胱经水湿，施灸有祛湿祛寒等功效。用艾条悬灸 10 ~ 15 分钟或艾罐灸 20 ~ 30 分钟。

**气海穴**：位于下腹部，前正中线上，当脐下 1.5 寸。施灸有温阳益气、化湿理气等功效。用艾条悬灸 10 ~ 15 分钟或艾罐灸 20 ~ 30 分钟。

**三阴交穴**：在脚内踝尖上 3 寸，胫骨后方凹陷处。施灸能疏通经络，促进气血循环，有去斑、去皱、祛痘等功效。用艾条悬灸 10 ~ 15 分钟或艾罐灸 20 ~ 30 分钟。

### 艾灸祛湿：祛疹推荐穴位（成人）

**曲池穴**：屈肘成直角，当肘弯横纹尽头处。施灸能疏通气血，扶正祛邪，有清热解表、散风止痒、调节血压等功效。用艾条悬灸 5 ~ 10 分钟。

**阴陵泉穴**：在小腿内侧，胫骨内侧下缘与胫骨内侧缘之间的凹陷中。施灸能健脾除湿，用艾条悬灸 10 ~ 15 分钟。

**血海穴**：在股前区，髌底内侧端上 2 寸，股内侧肌隆起处。施灸能行血活血止痒，用艾条悬灸 10 ~ 15 分钟。

**脾俞穴**：在第 11 胸椎棘突下，旁开 1.5 寸。施灸能利湿升清、益气壮阳。用艾条悬灸 10 ~ 15 分钟。

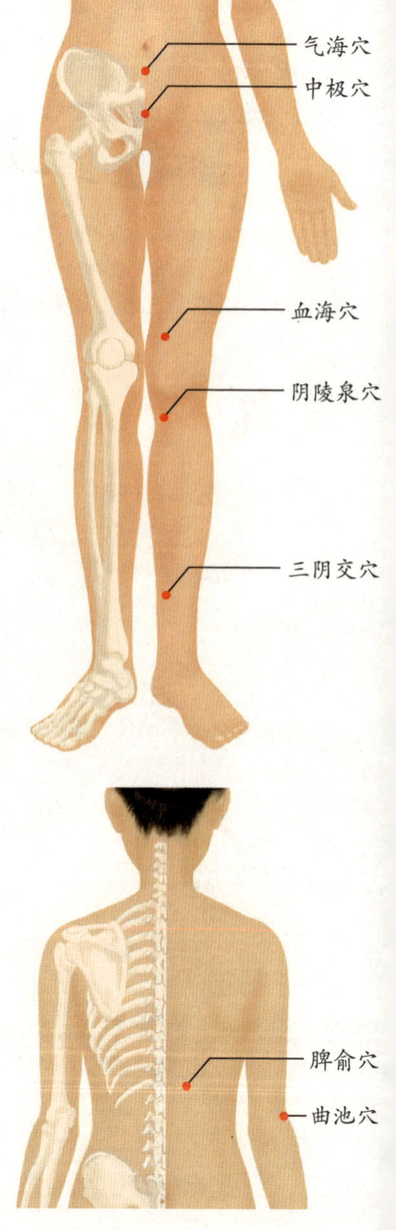

## 施灸的注意事项

初次艾灸时间要短一些，可选用小艾条，然后逐渐增加时间和剂量；艾灸后要注意补充温开水，但不要喝冷水或冰水，以促进身体排出体内毒素；极度疲劳、过饥过饱、酒醉、大汗淋漓、情绪不稳等情况下，不宜艾灸。如果有湿疹的部位有液体渗出的，可以先涂一点橄榄油在皮肤上，使皮肤比较滋润一点再艾灸，以免干裂。

## 敲打大肠经，脸上不生斑和痘

脾胃是主气血的，气血不畅，脸上就容易长斑生痘。敲打大肠经是因为这条经直通面部两颊和鼻翼，可以有效防止这些部位长斑生痘。中医讲肺主皮毛，肺与大肠相表里，肺的浊气会直接通过大肠排泄，肺功能弱了，体内毒素便会在大肠经淤积，所以脸上起痘身上起湿疹这些问题，大肠经可起到很好的调节作用。

大肠经从鼻翼旁的迎香穴开始，经过脖子，贯穿手臂，止于食指指尖。敲打时，先用 10 根手指肚轻轻敲击整个面部，额头、眉骨、鼻子、颧骨、下巴要重点敲击。再用左手掌轻轻拍打颈部右前方，右手掌拍打颈部左前方（手法一定要轻）。然后右手攥空拳敲打左臂大肠经（大肠经很好找，只要把左手自然下垂，右手过来敲左臂，一敲就是大肠经）。最后换过来左手攥空拳再敲打右臂，每边各敲打 1 分钟（从上臂到手腕，整条经都要敲）。

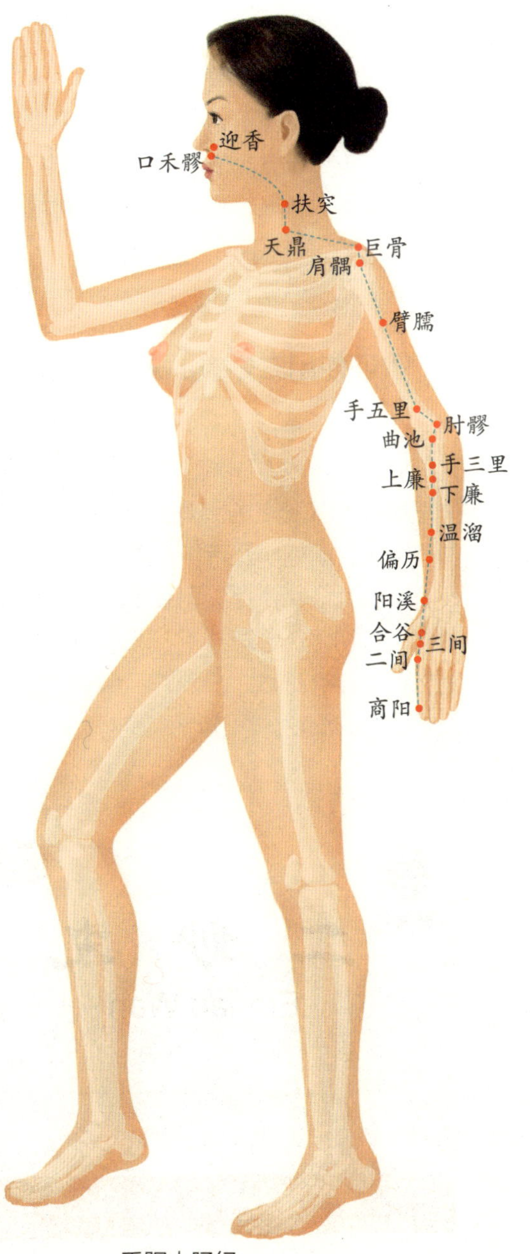

手阳大肠经

## 家备祛湿药，不怕痘痘、湿疹反复

痤疮、湿疹患者，可以在医生指导下对症使用一些药物，对缓解病情很有帮助。

### 脾胃湿热型痤疮，用芩连平胃散

脾胃湿热型（相当于丘疹型或脓疱型）痤疮的主要表现：粉刺发作频繁，可以挤出黄白色的碎米样脂栓，或有脓液，颜面出油光亮，伴口臭口苦，食欲时好时坏，大便黏滞不爽，舌红苔黄腻，脉象弦数。

治疗上以清热利湿为主，常用方剂为芩连平胃散，主要药物有：黄连、黄芩、白术、厚朴、薏米、白花蛇舌草、茵陈、半枝莲、生甘草等。

也可尝试外用方：山慈菇、薏米各60克，共研成细末，用温水或蛋清调成糊状，睡前涂于患处，次晨洗去。

### 辨证使用二妙丸，不怕湿疹反复

二妙丸，是以炒制的苍术、黄柏按照1:1的比例粉碎后，按照传统水泛丸的工艺制成的中药成方制剂，来源于元·朱震亨《丹溪心法》一书。二妙丸是中医用于燥湿清热的基础名方，广泛应用于湿热下注引起的炎症、红肿、渗出、腿膝疼痛、脚气肿痛、湿疮以及带下、淋痛等症。

二妙丸应用广泛，只要是辨证为湿热证，尤其是湿重于热者，均可使用。发病急骤，起初为红色斑片及密集红色小丘疹，继之出现小水泡，破后糜烂流津，疼痒明显，常伴有身热、心烦、口渴、大便秘结、小便短赤、舌质红、舌苔薄或黄，是湿热导致的湿疹，可内服二妙丸。

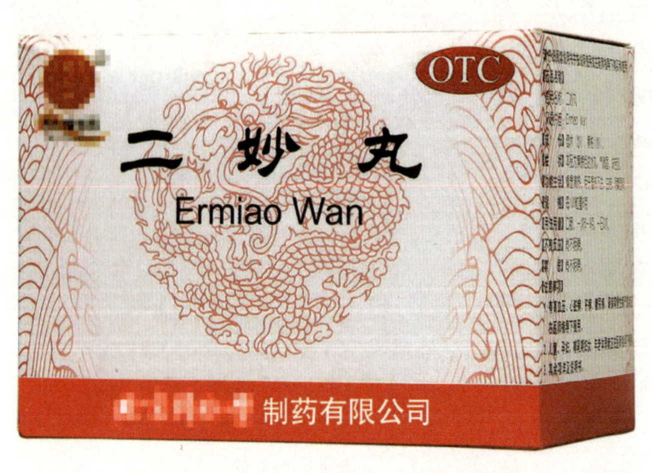


丸剂：每10粒1.2克，每瓶200克。
口服：成人一次6～9克，一日2次。

# 胃火好大：排毒降火小妙招

## 怎么知道胃中有火了

胃火也叫作胃热，出现的原因有很多。比如肝火犯胃，由情绪引起的火，容易造成肝胃不和，所以很多人一生气就胃疼；热邪犯胃，热得过度称为“邪”，这种上火在炎热的夏季更容易犯；吃得过于辛辣，体内有湿热，像羊肉、狗肉等吃多了就会产生湿热。胃热的主要症状如下：

### 口臭口干

中医认为，引起口臭的原因较复杂，但主要与胃火过盛有关。清代医书中说：“虚火郁热，蕴于胸胃之间则口臭，或劳心味厚之人亦口臭，或肺为火灼口臭。”可见，引发口臭的主要原因是胃热证、胃阴虚证，其中由胃热证导致者居多，常并发严重口臭、牙龈肿痛、便秘、胃痛等症状。此类患者的舌苔较黄较厚，像是舌面上覆了一层黄色的膜。

胃热伤津耗液，故口干，想喝冷水。由于胃热是实火，而非虚火，故表现为喜冷饮。

### 便秘

肺气充足，把津液运到大肠，则大肠气化有力，魄门启闭正常。而胃热耗伤津液，肠道津液少了，大肠失于濡润，粪块会变得结实，造成排便费力、疼痛。

### 胃脘痛

胃脘痛也是胃火的一个重要症状，而且不能用手按，越按越痛。胃热引起的胃痛有一种胃脘部灼热疼痛感，属实热气滞胃腑所致。

### 牙龈肿痛

对胃热的判断，主要是牙龈肿痛。胃经送气血到面部，胃中有热则上炎，邪热循胃经直达面部，气血壅滞，故齿龈红肿热痛溃烂。

## 适当吃苦味食物降胃火

胃有火了，怎么降下去呢？首先饮食上要清淡，其次可以适当吃些苦味食物。

### 胃有实火与虚火之分

| | | 症状表现 | 药食调理 | 中成药调理 |
|---|---|---|---|---|
| 胃火 | 实火 | 上腹部不适，伴有多食易饥、口干、口苦、烦躁不安、大便干结、牙痛、牙龈出血、鼻出血、舌红苔黄 | 栀子、淡竹叶、绿豆、萝卜、冬瓜 | 栀子金花丸、牛黄清胃丸、牛黄上清片、三黄片、新清宁片 |
| | 虚火 | 口渴、饮食减少，时有轻度腹胀、低热或潮热、大便干燥、舌红少苔或无苔等 | 蜂蜜、梨汁、甘蔗汁 | 养胃舒胶囊（颗粒）等 |

### 苦是“火”的天敌

苦味食物本身就具有清热祛火、解毒消炎的作用，是“火”的天敌，尤其可以泻肝胆、胃肠之火。这里所说的火，是体内的一种邪火，是因为正气不足而造成的。

现代研究发现，苦味食物中有促进食欲、健脾开胃、消炎退热作用；含有蛋白质及大量维生素C，能提高机体的免疫功能，具有杀灭癌细胞的作用。

**降胃火吃3种食物**

**苦瓜**：味苦、性寒，具有增食欲、助消化、除热邪、解疲乏、清心明目等作用。不管是凉拌、炒还是煲汤，都能达到去火的目的。

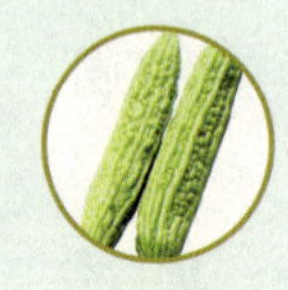

**荞麦**：味苦、性甘，去火效果很好。而且荞麦中的某些黄酮成分还具有抗菌、消炎、止咳、平喘、祛痰的作用。要降胃火，最好喝清淡的荞麦粥。做粥时，最好搭配点其他的食材，如肉丝、黄瓜等，能缓解荞麦的粗糙口感。

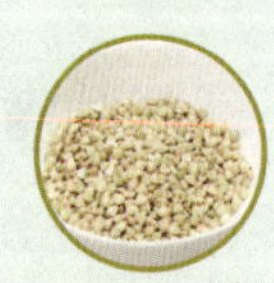

**莴笋**：味苦、甘，性凉，具有通利小便、开胸利膈、顺气调中、清热止渴的作用。莴笋可炒、可拌，炒要用大火快炒，拌要放少许精盐稍腌后，挤去汁，再食用。

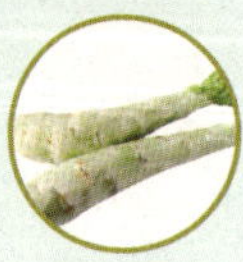

## 内庭穴，胃火大的克星

内庭穴位于第二脚趾和第三脚趾之间的缝隙交叉处，就像被门遮盖住的小房子一样，故名“内庭”，它是胃经的荥穴。“荥主身热”，荥穴可以说是热证、上火的克星。如果因胃热造成口臭、大便秘结、咽喉肿痛、牙痛、腹胀、吐酸水等不适时，可以多按内庭穴。

### 5 秒钟精准取穴

内庭穴在足背，当第二脚趾和第三脚趾之间，趾蹼缘后方赤白肉际处。于第二脚趾和第三脚趾之间的缝隙交叉处取穴。

### 按摩内庭穴缓解口臭牙疼

胃火严重时，常会出现牙疼、头疼、口臭、咽喉肿痛等不适症状。这时若能通过按摩内庭穴来改善，是不错的办法。用大拇指按揉此穴 100 次，以有酸胀感为宜。

### 定时按摩内庭穴祛痘痘

经常按摩内庭穴，可以改善因胃火大引起的痘痘问题。如果想让痘痘快点消失，除了保持饮食清淡、充足的睡眠外，可每天用手指指端按压内庭穴，按摩力度以自己能承受为度，在每天早上 7～9 点胃经当令时按摩，效果最佳。

### 按摩内庭穴抑食欲减肥

一般来说，胃火大的人消谷善饥，比较能吃，容易引起肥胖。若想通过抑制食欲来控制体重，可以找内庭穴来帮忙。内庭穴之所以能抑制食欲，原因就在于它能够泻胃火。每天早晚可用大拇指点揉 100 次左右。由于内庭穴比较隐蔽，也可拿一个钝头的小木棒来按摩。

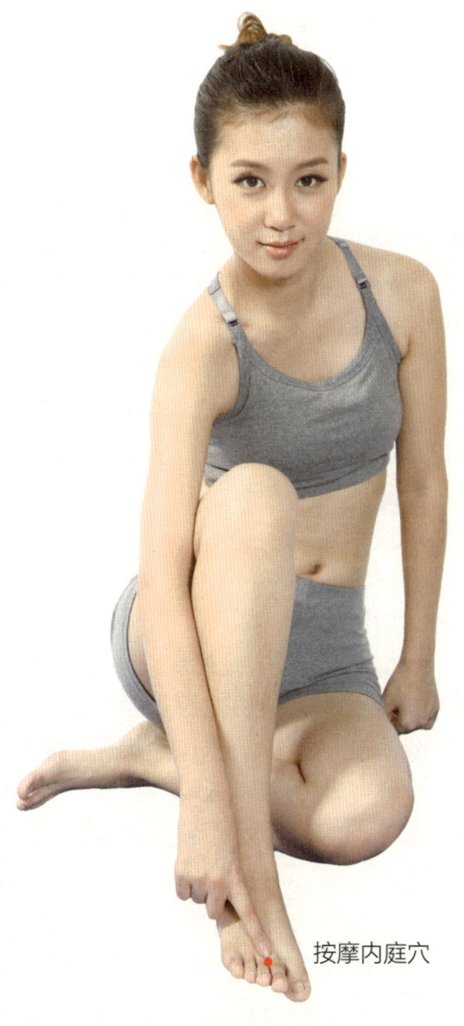

按摩内庭穴

# 橘子皮健脾和胃，可除口臭

口臭，又称口气，是指从口中散发出来的令别人厌烦、使自己尴尬的难闻气味。导致口臭的原因有很多，个人卫生和生活习惯都会导致口臭；疾病也会产生口臭。对于不同病因的口臭，治疗方法也不相同。由胃火引起的口臭，应去胃火。

## 橘子皮健脾和胃除口臭

单纯性的口臭患者可通过咀嚼橘子皮（陈皮）去除口臭，因为陈皮中含有大量的维生素 C 和香精油，具有理气化痰、健脾和胃的功效。有口臭的人可将适量的陈皮放入清水中洗净、泡软，再放入口中咀嚼一段时间，然后吐掉残渣，如此反复地咀嚼陈皮即可感到喉间润泽、满口生香。

若频繁地发生口臭，且持续的时间较长，则很可能是因为有胃火而导致的。此类人应少食荤腥肥厚及辛辣的食物，并可经常用麦冬、枸杞等滋阴降火的中药泡水代茶饮用。

## 速制陈皮的 2 个妙方

陈皮，顾名思义越陈越好。陈皮放置的时间越久，其药效越强。传统中医里，3 年之内的一律称为果皮，3 年以上的才叫陈皮，而且陈皮时间越长越昂贵。

生活中，很多人喜欢把吃过的橘子皮放在阳台晾干，然后当作陈皮泡茶喝。其实，用这种方法制成的“陈皮”药用价值很低。因为鲜橘子皮的表面有很多的农药残留物和保鲜剂，会影响到健康。

在家里制作陈皮不能等到 3 年以后，但有些方法是可以让这个时间缩短的，下面就是几种简单的陈皮的“速成”方法。

**炒陈皮**：将净橘子皮切丝，放入锅里炒至黑褐色，喷淋少量清水，取出晾干，即可得到炒陈皮。

**蜜制陈皮**：将净橘子皮剪成小方块，再取蜂蜜，用慢火炼成黄色，将净橘子皮块倒入，炒成黄色时，出锅凉凉，即可得到蜜制陈皮。每 100 克干橘皮用蜂蜜约 20 克。

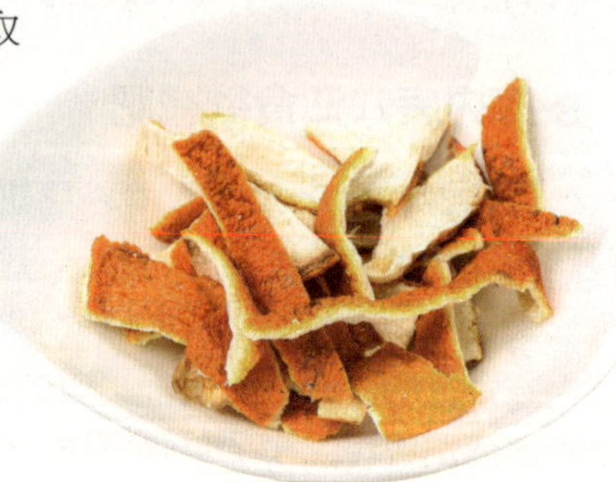

除清除口臭外，当出现食欲不振、咳嗽、痰多等情况时，可以沏上一壶陈皮茶，在三餐之间分次喝完。

## 金银花加蜂蜜，缓解热结便秘

对于胃肠实热引起的大便秘结，可以试试金银花加蜂蜜。

### 金银花清热解毒

金银花不仅清香飘逸，沁人心脾，还是一种常用的中药，其花、茎、叶、藤皆可入药，享有“药铺小神仙”之誉。中医认为，金银花味甘性寒，有清热解毒、消肿明目、疏散风热之功效，常用于治疗呼吸道感染、流行性感冒、扁桃体炎、急性乳腺炎、大叶性肺炎、痈疖脓肿、丹毒、外伤感染等。

### 蜂蜜滋阴润燥

蜂蜜作为药用，在中国已有数千年的历史，功效良好。中医认为，蜂蜜具有补中益气、安五脏、调和百药、清热解毒、滋阴润燥、安神养心、润肺止咳、润肠通便的功效。

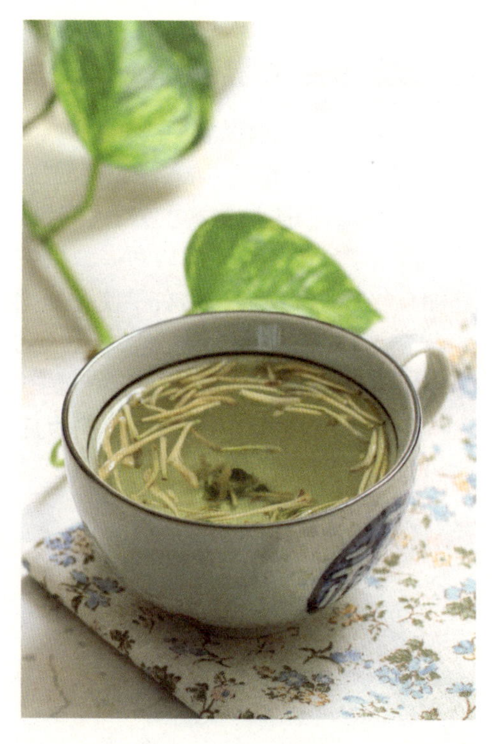

### 制作金银花蜂蜜茶

金银花 5 克，蜂蜜适量。将金银花放入杯子中，用沸水冲泡 5 分钟后，加蜂蜜搅动均匀即可饮用。本茶饮能有效缓解热结所致的便秘。

需提醒的是，由于金银花性质偏凉，长期饮用对脾胃会有一定伤害，影响消化系统功能。因此，用金银花治疗便秘不宜持续长期使用，以不超过 5 天为好。

**热结便秘者饮食宜忌**

热结便秘者宜多用清凉润滑之物，凉能清热，润能通肠，热清肠润则大便通畅，如苹果、梨、黄瓜、苦瓜、萝卜、芹菜、莴笋等都极相宜。此型患者应忌食辛辣厚味，因为此类食物多能“助火邪”“耗真阴”，使津液亏少，大便燥结，辣椒、姜、羊肉、鸡、鱼、酒等都应少用。

# 妙用芦荟和合谷穴，牙龈不肿痛

上火了，牙龈肿痛，像含了一枚大枣。舌腺也跟着凑热闹，“火”了起来。中医认为，胃主消化，牙龈肿痛常与胃火上炎有关，故以清泻胃火为主。

## 外用芦荟消牙肿

中医认为，芦荟味苦性寒，有清热导滞、清肝泻热、驱蛔杀虫的功能，可内服也可外用。

现代医学认为，芦荟确有消炎消肿之功，牙龈脓肿时，可剪下 2 片肥嫩多汁的芦荟叶子，用药钵捣烂，去掉外皮，置于洁净的白布上，贴敷肿胀处，用胶布固定好。连用几天，一般可消肿止痛。

## 按摩合谷穴清热止痛

合谷穴是手阳明大肠经上的原穴，有清热去火、宣发阳气、扶助正气的作用。该穴是止痛的特效穴，尤其是治疗头痛、牙痛，只要揉此穴即可减轻疼痛。

拇指中间的指纹与虎口对齐，指尖按下所指处即合谷穴。牙痛时，用右手使劲地揉左手的合谷穴，接着换手，同法操作。注意左侧牙疼，按摩右侧合谷穴；右侧牙疼，按摩左侧合谷穴，力度以能忍受的疼痛为宜。也可取冰块置于合谷穴上，一般冰 5～7 分钟，牙疼即可止住。

合谷穴

### 胃火牙痛饮食上注意什么

宜多吃清胃泻火、凉血止痛的食物，如牛奶、贝类、芋头和新鲜的红、黄、绿色蔬菜等。

适当饮用清热解毒的绿茶、菊花茶、金银花茶、绿豆汤（粥）等，是很好的饮食调节方法。

忌食辛辣、油炸、熏烤、坚硬、粗纤维食物。此外，含糖、脂肪高的甜食对牙龈有刺激，又不易消化，也应忌食。

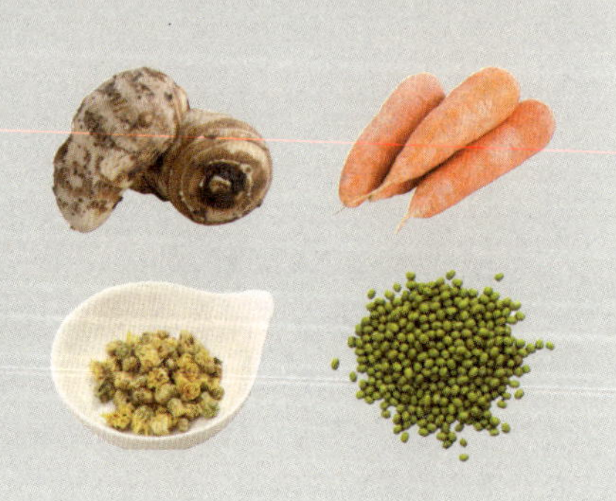

# 女人这样养脾胃，魅力十足

## 摆脱月经问题，脾胃调和是关键

中医认为，脾胃虚弱，运化就会失司，气血生化乏源，使人体气血亏虚，或脾气虚损无力统摄血液，使血不循经而行，则妇科百病由生，如月经病之月经过少、过多、后期，闭经、崩漏、行经前后诸症。《脾胃论》中也指出："夫脾胃不足，皆为血病"。妇科百病确多由脾胃病所致。

### 大多女人都在过伤脾的日子

在这个爱美的时代里，有的女性为了苗条，拼命节食或者正餐不吃、零食不断，结果不来月经了，服用了很多活血通经的药物也无效，这是为什么呢？因为体内的气血严重不足了，已无经可通。这种情况只有调理脾胃。

### 健脾，让女人的气血变得充足

对于气血不足、不来月经的女性，可用山药、红枣、乌鸡煲汤（注意，如果不是不来月经，是月经老提前，甚至一个月来两次，这可能是气血太旺，就不适合用乌鸡补气血了），以健脾益肝，滋养气血。

对于湿热所致的月经不调、痛经等（经期腹痛加重，月经量多或伴经期延长，小便黄，大便干燥或溏而不爽），可用山药、土茯苓、炒焦粳米煮粥食。

### 护脾养胃，让月经如期而来

月经不调的女性，非经期可常按摩腹部——即仰面躺在床上，以脐为中心，沿顺时针方向用手掌旋转按摩，然后再逆时针方向按摩，力量要适度，动作要流畅，每次持续 3 ~ 5 分钟即可。按的时候最好穿没有扣子的衣服。另外，散步和慢跑等温和运动也是健脾的好方法，有助于通经活血，能有效降低经期综合征的不适症状。

### 暖脾胃，赶走寒性痛经

如果吃了太多的生冷食物，造成脾胃积寒，为了防止痛经发生，可用较厚的纱布袋，里面装 100 克炒热的食盐，放在肚脐下的三横指处，这样有温中散寒止痛的功效。

# 白带的问题，要从脾胃的根子上去养

白带是妇女阴道里分泌的少量黏液状物质，犹如白色半透明蛋清样，既无味，又无刺激性。白带和月经一样，是女性一种正常的生理表现，白带异常是某些妇科病的征兆。中医认为，当出现带下色白、无臭味、少气乏力、食欲减退、大便溏薄、下肢轻度浮肿等情况，说明是由脾虚导致的带下病，宜健脾化湿。

## 脾虚型带下病的表现

带下色白，且稀薄无臭，面色萎黄或苍白，无光泽，少气乏力，倦怠少神，有时大便稀烂，下肢轻度浮肿，舌质淡胖，舌苔白略厚，脉虚无力。

## 脾虚型带下病食疗方

妇女带下病，除应对证治疗外，还可进行辨证食疗，有很好的辅治作用。

白扁豆 100 克，用淘米水浸泡后，去皮加红糖 30 克，山药 50 克，煮熟服用。每日 2 次。功能健脾化湿止带。适用于脾虚有湿、赤白带下。

山药 30 克 ( 去皮 )、莲子 30 克 ( 去心 )、薏苡仁 30 克洗净，放入砂锅，加水 800 毫升，用文火煮熟后即可食用，每日服食 1 次，1 周见效。适宜于手脚爱出汗，带下色白，无臭味的虚型白带异常。

冬瓜子 30 克，冰糖 30 克。冬瓜子捣碎加冰糖，开水冲服，早晚饮用。有利湿止带之功效。

鸡冠花 30 克，猪瘦肉 100 克。鸡冠花洗净，猪瘦肉洗净，切厚片。同放砂锅内，加清水 4 小碗，慢火煮至 1 小碗，加盐调味，饮汤食肉。每日 1 次，可连食 2～3 日。适用于湿热带下者。此外，按中医饮食禁忌，湿热性带下病不宜吃鱼虾之类的腥膻食品。

## 脾虚型带下病中成药

对于脾虚型带下病，常给予含有山药、苍术、茯苓、党参等药材组方的中成药愈带丸，每日服 2 次，每次服用 15 克。

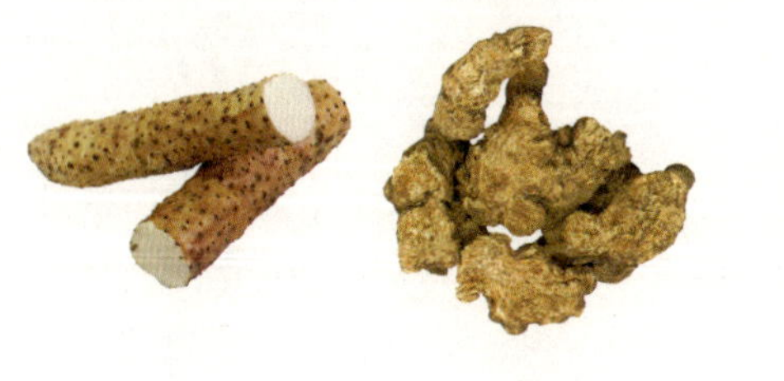

山药　　苍术

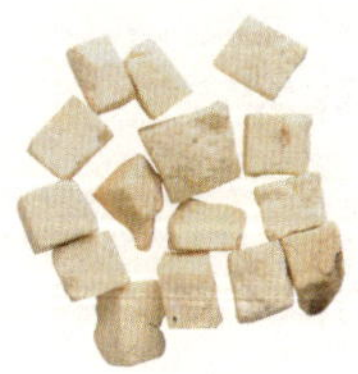

茯苓

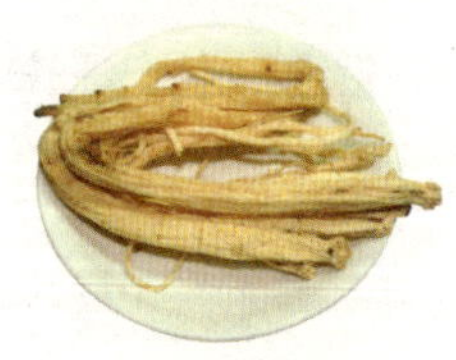

党参

## 手脚冰凉的女人，多振奋脾胃的阳气

“又到冬天了，真烦人。”很多女性每年一到冬季，就会四肢冰凉，有时候觉得手脚甚至比脸还冷。即使一大碗热汤下肚，也没有什么起色。中医认为，手脚冰凉多由脾胃虚寒、血液循环不畅、运动量太少造成，应多振奋脾胃的阳气。

### 手脚冰凉的两个原因

手脚冰凉大多有两个原因：一是先天体质虚弱，如脾阳虚；二是后天生活方式不当，如贪吃寒凉的食物、吹空调过度、穿衣服少受寒等。如果任由手脚发凉，则脾阳更虚，导致脾胃功能低下，消化功能减弱，影响营养吸收，进一步发展可至精神不佳、面色萎黄、全身怕冷等。

### 脾阳虚怎么调

属于脾阳虚证的女性，阳气不能温煦四肢，以致手脚冰凉。比较喜欢中医的朋友，可以试着用以下方法进行调理。

如果除了四肢冰凉，没有其他症状，可以服用“当归四逆汤”。取当归 12 克、桂枝 9 克、芍药 9 克、细辛 3 克、通草 6 克、大枣 8 枚、炙甘草 6 克用水煎煮，分 3 次温服，每日服 3 次。本方能温经散寒、养血通脉，专治营血虚弱、寒凝经脉、血行不利、阳气不能达于四肢末端之证。

另外，手脚冰凉的女性要远离“寒”，穿衣以保暖为主；少吃生冷食物，如凉皮、冰激凌等；平时多选择温性和热性食物，如牛肉、羊肉、鸡肉、红枣、桂圆等。

### 手脚发凉按冲门穴

手脚冰凉者可每天按揉冲门穴。冲门穴是脾经上的穴位，位于人体的腹股沟外侧，距耻骨联合上缘中点 3.5 寸 (4 横指为 3 寸)，在髂外动脉搏动处的外侧。它具有健脾化湿、理气解痉的作用。根据“寒则补而灸之，热则泻针出气”的理论，经常用搓热的手按揉冲门穴，可以健脾温中。如果配合足三里、三阴交等穴位，可以增强健脾益气温阳的效果。

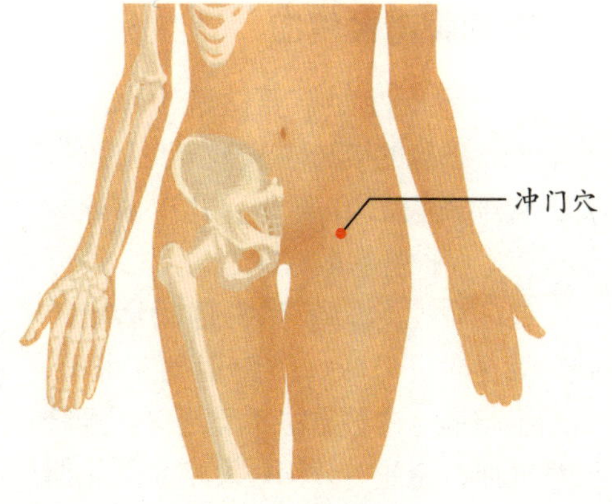


需要注意的是，要达到调理体质的目的，每个穴位要按揉 1 分钟，有酸麻胀痛感则疗效更佳。

## 胸部下垂，脾胃应负全责

中医认为，乳房所处位置为胃经所经之处，而脾胃为后天之本，气血生化之源，一旦脾胃虚弱，则气血化生乏源，乳房失去濡养，就会下垂。一般因气血不足造成胸部下垂的女性，还会出现经期推后、经量稀少等现象。这时如果能够及时调理脾胃，保持气血畅通、气血充足，可以有效地避免乳房下垂。

### 按摩补脾气穴位让乳房坚挺

按摩上，用拇指或食指、中指，也可用大小鱼际在胸廓各部及颈根、肩部做旋转按摩，然后重点点压膻中（前正中线上，两乳头连线的中点）、乳根（在乳头直下，乳房根部，当第5肋间隙，距前正中线4寸）这两个穴位。点压时先旋揉后点压，在各个穴位处点压10秒钟，反复2~3次，最后再以揉捏法按摩一遍。

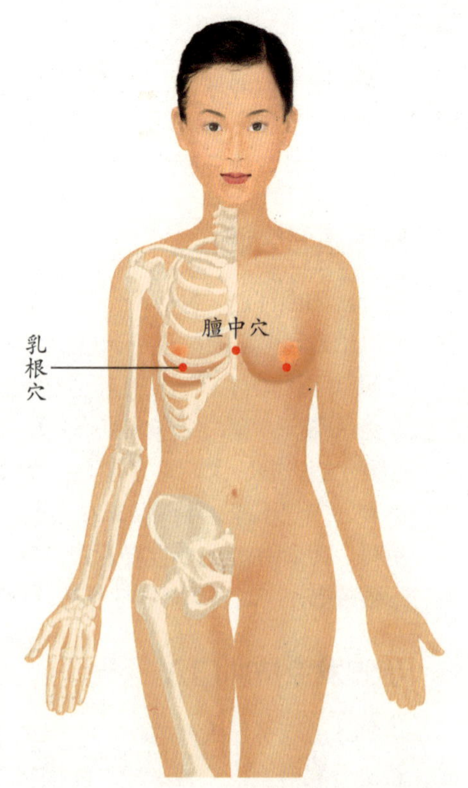


### 养脾胃补气血方能丰乳

食疗上，建议女性每天喝一杯豆浆，或者吃一块豆腐。大豆中的大豆异黄酮是一种植物雌激素，能使女性胸部更丰满。另外，还可以常喝木瓜红枣莲子汤、核桃松仁小米粥，既养脾胃，又补气血，可以起到一定的丰乳作用。

### 畅通脾胃经气血

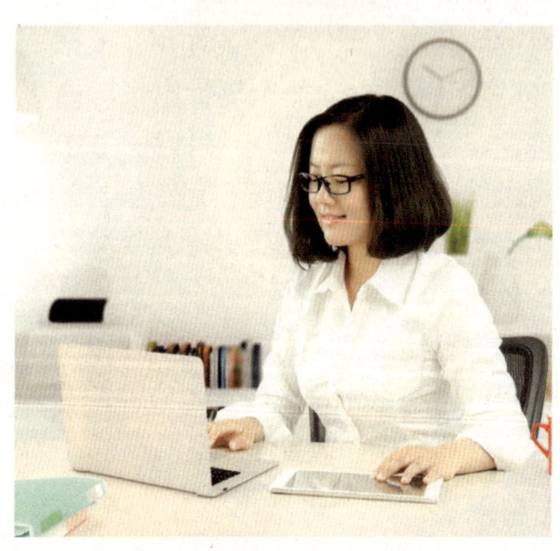

办公室女性如果要伏案工作或使用电脑，正确的姿势应该是上身基本挺直，胸部离桌沿10厘米，这对解除胸部疲劳、保护乳房很有好处。

在工作之余，要时常活动活动上肢，如多做深呼吸、扩胸运动、甩手、活动手腕等。这些方法不但可以畅通脾胃经气血，还能有效牵拉乳房及周围肌肤参与运动，防止胸部组织尤其是双乳衰老变形。此外，还可以考虑到洗澡间等处做十几分钟的乳房按摩。

## 乳房触摸自检方法

检查乳房的时间最好安排在月经结束后的 3～7天，方法为：

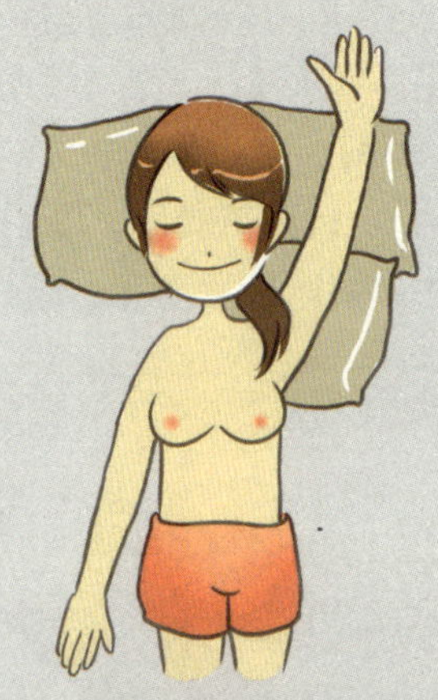

1.平躺在床上，赤裸上身，高举左臂，左肩下垫一个小枕头，这样左侧的乳房就变得平坦了。

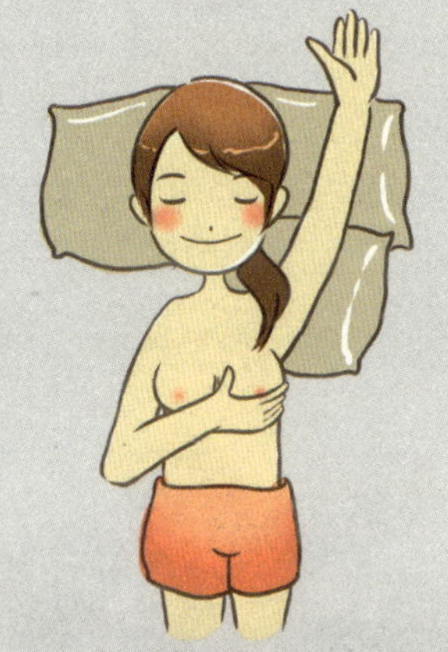

2.用右手食指、中指、无名指的指腹，仔细缓慢地触摸左侧乳房，按照顺时针方向从乳房外围逐渐移动检查至乳头，检查是否有硬块、肿胀、压痛感。

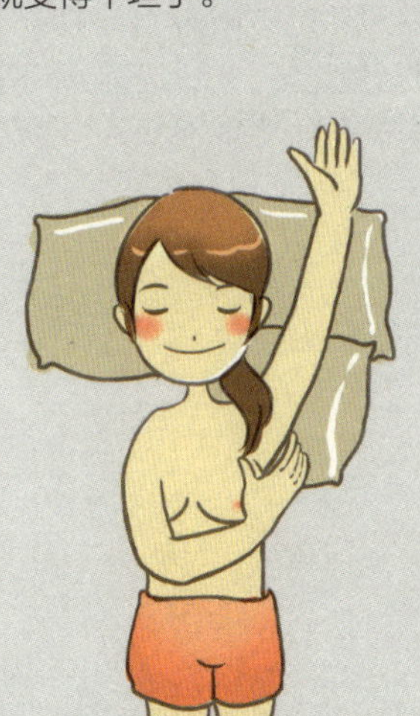

3.检查腋下淋巴是否有肿大。

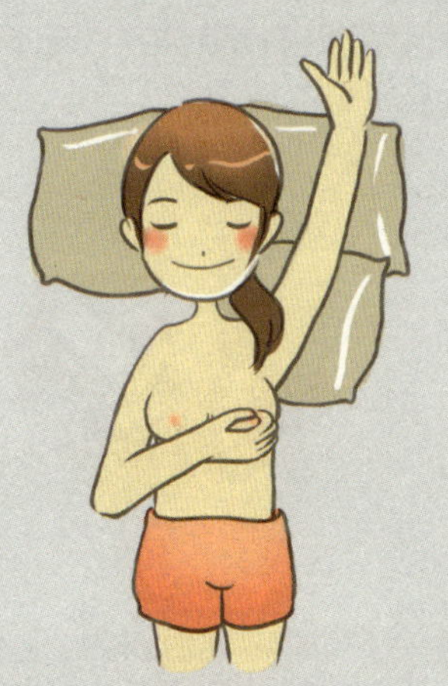

4.用拇指和食指轻捏乳头，看看是否有液体排出。然后用同样方法自检右侧乳房。

## 强壮的脾胃不容易导致流产

胎儿的体质虽源于先天之精，但体质的形成与母体脾胃强弱密切相关。母体脾胃强，则胎儿气血生化有源，体质得养而强健；母体脾胃弱，胎儿体质失养而虚弱。所以，只有把孕妈妈的脾胃养好了，才能保证胎儿的健康发育。

### 多吃性平温和、健脾养胃的食物

孕初期，孕妈妈脾胃不好，容易消化不良、孕吐严重，导致胎儿营养不足。中医主张孕妈妈的饮食应该营养丰富，而且易于消化，宜清淡，不宜多食膏粱厚味（肥甘厚味的食物）、煎炙辛辣。明代万全在《妇人秘科》中也指出：“妇人受胎之后，最宜调饮食，淡滋味，避寒暑，常得清纯和平之气，以养其胎，则胎元完固，生子无疾。”因而，孕妈妈要忌食生冷、难消化之物，多吃性平温和、健脾养胃的食物，如大枣、山药、牛奶、小米、糯米、蜂蜜等。

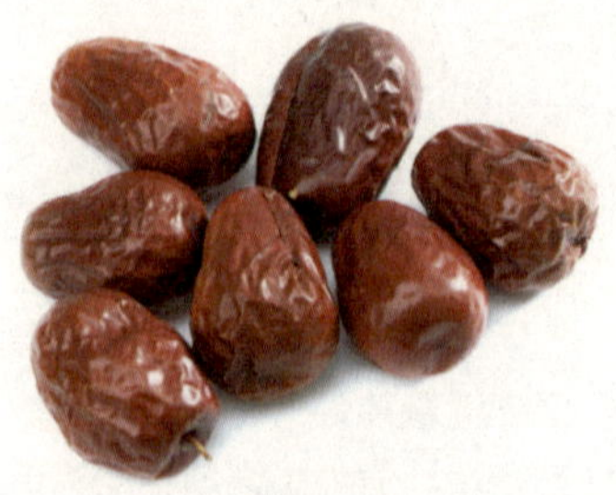

**大枣**

胃弱食少、气血不足的孕妈妈，最宜常食大枣。而且大枣还有养血安神，调理孕妈心悸、盗汗的作用。

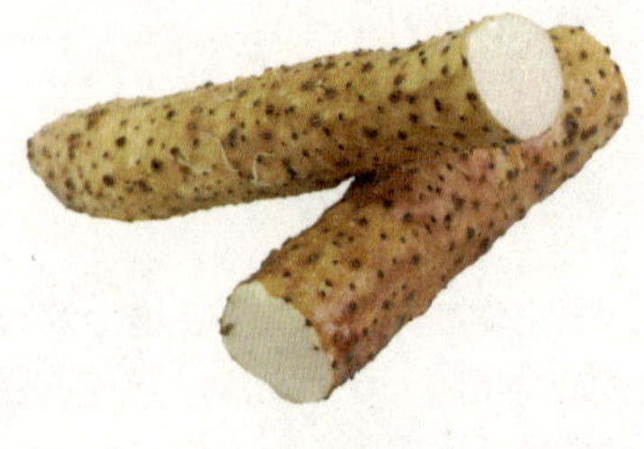

**山药**

山药健脾益胃宽肠，可以增强肠胃消化功能，缓解孕妈妈消化不良的症状，增强胎儿的营养吸收。

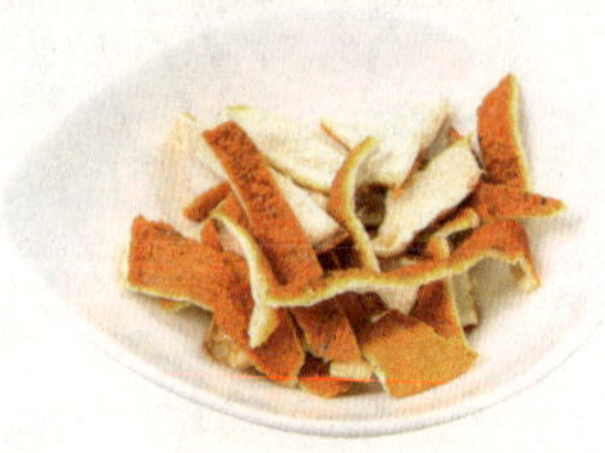

**陈皮**

陈皮具有行气健脾、和中消胀、温胃止呕的作用，可减少准妈妈在孕期出现食欲不振、反胃、胃胀的可能性。

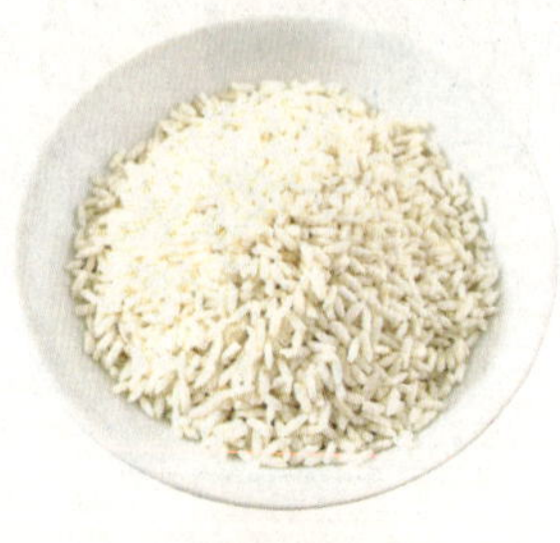

**糯米**

多胶黏之性，既可养胃又能安胎，民间用苎麻 10 克，糯米 30 ~ 50 克，煮粥食之，可用于保胎。

孕妈妈出现轻微恶心、呕吐，是正常反应，减轻症状应注重脾胃的调理。呕吐是“降”，所以为了减轻呕吐，可以多吃升脾气的食物，如大枣、山药、陈皮就非常好。

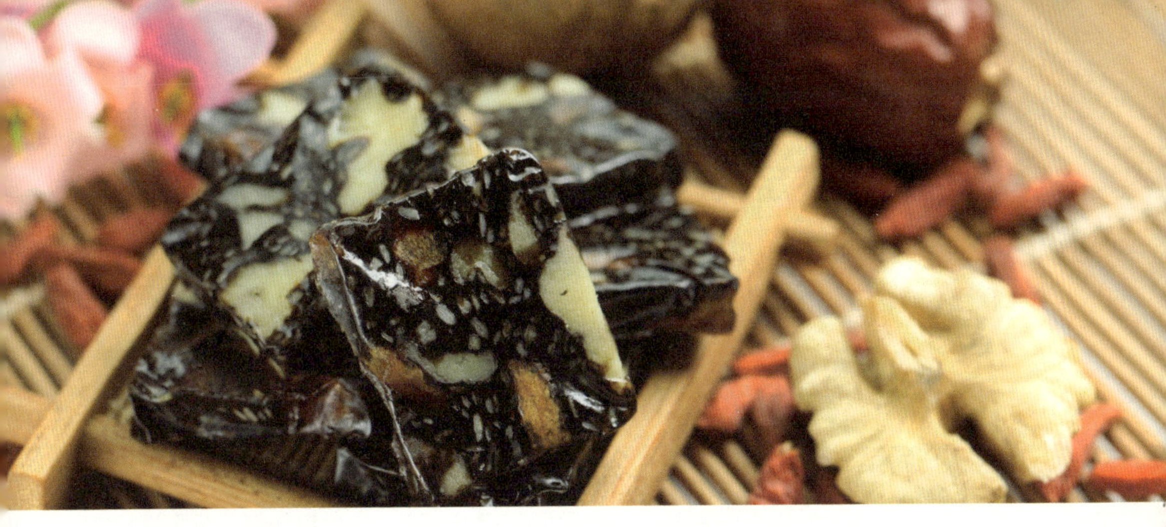

## 健脾安胎用白术

孕妈妈的脾胃健强，胎儿的营养充足，胎气自固。反之，如果孕妈妈脾胃虚弱，易于损伤胎气。健脾安胎比和胃重要。白术是健脾安胎的主要药物。《备急千金要方》早有用白术配黄芩、白芍药安胎之专用方。后世有安胎白术散、健脾资生丸等方，都以白术健脾安胎为主。对于胎动不安、习惯性流产者，煮粥时加点白术、阿胶、大枣等（在中医师指导下进行），可增强安胎护元之效。

## 轻运动，保持脾胃功能旺盛

脾主四肢肌肉，孕妈妈不宜食饱即卧或终日稳坐，可适当进行散步、做保健操等运动，有助于保持脾胃功能旺盛。特别注意的是，在孕早期 3 个月和孕晚期 2 个月，严禁做跳跃、旋转和突然转动等激烈的、大运动量的锻炼，以免引起流产和早产。整个怀孕期间都应避免做腹部挤压或剧烈震动腹部的运动，如急跑、跳跃等。每次健身前一定要做 10 分钟左右的热身运动，运动时间应以运动后 5 ~ 10 分钟便能恢复到正常心率为宜。

## 孕期腹泻需警惕

和便秘不同，怀孕本身极少引起腹泻，也不会使已有的腹泻加重，但腹泻对妊娠来说是一种危险信号，提示有流产或早产的可能，因而不能大意。

孕妈妈如果腹泻，首先要做的是适当补液，及时补充水分和电解质，尤其是钾离子。可以给孕妈妈准备一些易消化的粥，一方面避免加重脾胃的负担，另一方面避免因拉肚子而热量不足，引起胎儿营养不良。在补液的同时，要观察胎儿的情况是否良好，有无流产或早产的征兆。如果胎儿的情况异常，应马上到医院就诊，以防耽误病情。

如果排除了流产或早产的可能，可以根据孕妈妈腹泻的程度慎重用药。建议用较缓和的抗腹泻剂解决孕妇拉肚子现象，也可给孕妈妈服用一些微生态制剂，以调整肠道菌群。

## 产后奶水不足找脾胃来帮忙

奶水不足是新妈妈担心的问题。中医认为，乳汁是脾胃所化生的，而乳汁是否畅顺，有赖于肝气疏泄、条达，气机畅通，乳汁才能正常分泌。因此，气血化源不足与肝气郁结，乳汁运行受阻，是奶水不足的两大原因。只要从这两方面去调理，新妈妈的奶水就会变得充足。

### 产后第一餐很重要

除了母体体质因素的影响外，产后调理相当重要。产后第一餐，常可选用麻油鸡蛋汤或酒酿红糖蛋，馄饨汤、清粥等清润软滑之品，有发乳、催乳之功。产后最初几天，新妈妈还不能吃得太油腻。因为产后初期消化功能较弱，高脂肪饮食不易消化，而太过油腻的饮食还会使乳汁的脂肪含量增多，使宝宝消化不良，引起腹泻。

**酒酿红糖蛋**

鸡蛋1个，酒酿100克，红糖10克。锅置火上，放入适量清水烧开，加入酒酿和红糖，煮2分钟至红糖化开，打入鸡蛋，搅拌均匀即可。我国许多地区，新妈妈都有用酒酿红糖蛋的食俗，以达到催乳、通乳、补血、滋补的效果。

### 一日多餐，用汤水滋补脾胃

哺乳期间，宜一日多餐（一日进食5～6次），让脾胃充分吸收营养。新妈妈宜适量进汤水（汤水宜清淡少盐），这样脾胃容易吸收精微物质，从而化生乳汁。吃完东西就卧床休息，避免消化不良及胀气。

另外，可兼食藕粉羹、小米粥、蒸蛋、香油炒番薯叶、红薯、煮花生、核桃、芝麻糊（酪）等帮助发乳的副食品，可当小餐食用。合理食用莲藕、黄花菜、黄豆芽、海带、莴笋等蔬菜也有助于催乳。饮食方面，少吃生冷、辛辣、肥腻的食物。产后也不宜过早减肥，以免影响乳汁质量。

**按需哺乳，促进乳汁分泌**

不及时哺乳是乳汁减少的原因之一，有些妈妈习惯宝宝一哭，就将乳头塞过去，宝宝含着乳头不知不觉就睡着了，久而久之可能会造成乳腺堵塞。

按需哺乳不仅可以增进母子感情，而且新生儿的吸吮动作反射到母亲脑下垂体，使泌乳激素及催产素分泌升高，不仅乳汁不会匮乏，还可促进子宫收缩，协助恶露排出。

# 产后发胖，养脾就是养身材

中医认为，气血运行不畅，脾胃呆滞，运化失司，水谷精微失于输至脏腑、经络而致肥胖。女性在妊娠期或产后由于营养过多，活动减少，容易造成肥胖。有些女性则是到了怀孕生产之后才发胖，这是由于本来就具备脾虚的体质，加上气血不足，生产后伤口复原慢，使得脾更虚，产后就发胖了。

## 阶段性食补，加速代谢

新妈妈在产后一般都伴有体虚，气血双亏，脾虚或脾肾两虚，新陈代谢能力较差，体内毒素排出不畅，影响产后身材的恢复速度，使肥胖在产后 2 ~ 12 月内难减甚至不减。

其实，减肥有个很重要的条件——加速新陈代谢。人体的新陈代谢可分为基础代谢、活动代谢和产热代谢，其中基础代谢占了人体 70% 的热量消耗，因此要想减肥，基础代谢很重要。中医说，“产前要凉补，产后要热补”，其实指的是温和的热补，而不是猛补。如慢火烘焙的纯正黑麻油以及爆透了的老姜，都属新妈妈可选用的温和热补食材，能加速脾的运化，促进体内基础代谢。当然还要坚持哺乳，这有助于消耗妈妈体内的热量。

### 坐月子按身体恢复的情况来进补

| 月子期 | 身体主要任务 | 饮食建议 |
|---|---|---|
| 第一阶段<br>（产后 1 ~ 7 天） | 以代谢、排毒为主 | 麻油猪肝、酒酿红糖蛋、炖鱼汤、生化汤、红豆汤、糯米粥等 |
| 第二阶段<br>（产后 8 ~ 14 天） | 以收缩盆腔及子宫为主 | 麻油腰花、时蔬、黄豆薏米饭等 |
| 第三阶段<br>（产后 15 天 ~ 月子结束） | 滋养进补 | 可食用麻油鸡、花生猪脚、蔬菜、水果等。另外，一些易产生饱腹感且热量低的食物，如海藻类、蘑菇类等也是不错的选择 |

## 收缩腹部并防止脾胃下垂

想调整体型，坐月子是个很重要的时机，更重要的是，坐月子期间必须特别注意防止“内脏下垂”，这可能是很多“妇科病”和“未老先衰”的根源。所以月子期过后，应坚持锻炼。锻炼的方式主要以抬腿运动、收腹运动、缩肛运动或作产后保健操等为主，以防止脾胃下垂、子宫脱垂。

## 应对更年期综合征，养阴是重要一环

医书《河间六书》中说，“天癸将绝，治在太阴。”天癸是一种促进性腺发育成熟的物质，进入更年期之后，天癸衰少，性功能也随之减退，生殖能力逐渐丧失，形体也就逐渐衰老。足见，对于更年期综合征，中医很注重对足太阴脾经的调理。治疗上以养阴为本，不忘调补肝肾。

### “甘麦大枣汤”补益脾气，疏肝解郁

《金匮要略》中提到“脏躁，甘麦大枣汤主之”。“脏躁”的表现是：无故悲伤，不能自控，甚至哭笑无常，喜怒无定，频作呵欠。

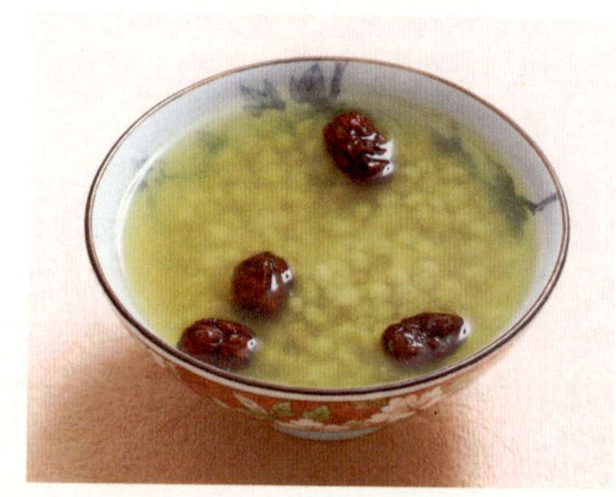

小麦 15 ~ 30 克，甘草 9 克，大枣 5 个。别小看了这个只有三味药的方子，《金匮要略》中提到，小麦能和肝阴之客热，而养心液，是君药；甘草泻心火而和胃，是臣药；而大枣调胃，利其上壅之燥，是佐药。它们可以三位一体，目标明确地发挥养心阴、补益脾气、调畅肝气的作用。

此汤味甘，不同程度的“脏躁”人群都可以经常服用。可以先将小麦洗净，漂去浮末，然后用清水约 800 毫升，煮上述三味药，用小火慢熬，煮沸后煎至 400 毫升左右，去渣，分几次饮汤，最后吃掉大枣即可。

自己做甘麦大枣汤时，可结合实际情况，选择适合的“草”与“麦”，效果会更好。当烦热比较明显，伴有口干舌燥、手脚心热，舌质红、舌苔薄少者，可以用生甘草，补虚的同时还能清热；如果症状以精神疲惫、乏力倦怠等表现为主，可选用炙甘草，着重于温补脾胃，益气和中。

至于小麦，一般用小麦的成熟果实就行。不过，当阴虚夜间盗汗严重时，可用浮小麦（小麦未成熟的干瘪果实）代替。因为小麦养心宁神，而浮小麦敛汗止汗。

需提醒的是，此汤能助湿生痰，所以体内有痰的人不宜服用。要明确体内有痰，有个最简单的方法：舌苔厚腻，自觉口中黏腻。

### 用好脾经三阴交，轻松度过更年期

三阴交为足太阴脾经、足少阴肾经、足厥阴肝经交会之处，是调理更年期综合征的要穴。每天晚上 9 点到 11 点，三焦经当令之时，按揉两条腿的三阴交穴各 5 分钟，就能养肝、健脾、益肾，每天坚持按摩，对顺利度过更年期有帮助。

# 脾胃是生命源动力，脾胃强男人更棒

## 脾胃有痰湿，血脂就升高了

脾胃是后天之本，并且“主运化水湿”。如果脾胃疲软，则水谷进入人体后不能转化成对人体有用的精微，而是转化为病理产物——水湿。中医认为，“湿聚为水，积水成饮，饮凝成痰”，水湿积聚过多就会变成饮，饮聚集久了，慢慢会变化成痰。体内存在着痰凝、湿聚、血瘀等一系列瘀堵，使脏腑功能失调，气血不和，进而会产生一系列病变。

### 胖人容易痰湿

历代医家有“肥人多痰多湿”的学术见解。体内痰湿太多的人，基本上都会发胖。我们平时说的脂肪，实际上就是痰湿的一种。脂肪是聚积在体内的水湿中的污秽部分凝聚而成的，具有“痰”的污秽、黏滞、稠厚的特征。如果腰腹部出现了痰湿，你会觉得腰部像绑上了一个垃圾袋，身体沉甸甸的总是很重，很难受，干什么都觉得费劲。

### 痰湿流向哪儿就会淤堵哪儿

痰湿沉积淤堵在身体的哪个部位，就会引起哪个部位的疼痛或不适，成为新的致病因子。比如说，痰湿在血管里，就导致血液运行淤滞，附着在血管壁上的痰湿，相当于我们平时所说的血脂等；痰湿在心部，就会蒙蔽心窍引起神志不清；脾胃中有痰湿，可以阻滞中焦引起恶心厌食；关节中有痰湿，就会引起痛风。

### 从饮食上怎么消除痰湿

血脂高了，平时应多吃性质温燥及有健脾祛湿作用的食物，如山药、薏米、冬瓜、扁豆、赤小豆、陈皮、芹菜、香菜、燕麦片、白萝卜、西葫芦、豆角、鲫鱼、鲤鱼、鲈鱼等。同时，应限制食盐的摄入，不宜多吃肥甘油腻、酸敛收涩之品，以及饮用各种高糖饮料。少食一些腻脾生痰之物，如芋头、南瓜、蜂蜜、肥肉等。

## 巧用中药泽泻降脂

中医认为，泽泻性寒、味甘淡，入肾、膀胱经，有利水渗湿，清湿热之功。现代医学认为，泽泻是一种清除人体内血液及组织中污浊物质的良药，被称为一种广谱降血脂药，对防治动脉粥样硬化和冠心病等有显著疗效。

以泽泻为主，配以其他食材煮粥，更有神奇的调脂疗效。下面介绍几种，不妨试试。

**泽泻荷叶粥**

泽泻 20 克，鲜荷叶 1 张，粳米 100 克。将鲜荷叶洗净，剪去蒂及边缘，泽泻研成粉。泽泻粉和粳米入锅，加水适量，将荷叶盖于水面上。先用旺火烧开，再用文火煮成稀粥，揭去荷叶，放入白糖适量调味，代早餐服食。常服此粥有清热化浊、减肥消脂之功。

**泽泻山楂粥**

泽泻 20 克，鲜山楂 50 克，粳米 100 克。将泽泻研为细粉，鲜山楂去核，捣碎，与粳米同放砂锅内，加水适量，煮粥，代早餐服食。常服此粥有强心、扩张血管、增加冠状动脉血流量、改善血液循环和促进胆固醇排泄而降低血脂的作用。

## 丰隆穴，降脂化痰第一穴

脾胃受湿的人身重得象没拧干的湿衣服，饭后困顿欲睡，他们往往肥胖、血脂偏高。《玉龙歌》上说：“痰多宜向丰隆寻”，胃经上的丰隆穴是祛湿化痰的名穴。丰隆，象声，轰隆打雷，按摩能把脾胃上的浊湿像打雷下雨一样排出去。将痰湿排出体外，让气血流通，血脂自然就能降低了，从而有效地预防高脂血症、脂肪肝的发生。

按摩丰隆穴的方法为：用大拇指采用点按式按丰隆穴 3 分钟，然后沿顺时针方向揉丰隆穴 10 分钟，后用大拇指沿丰隆穴向下单方向搓（即只能由丰隆穴向下，而不能由丰隆穴向下然后由下到上这样来回搓）10 分钟即可。

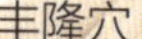

## 健脾利湿，不让湿热捣乱血糖

人到中年，肾气自半，再加上中年男人常在外面大吃大喝，生活压力也比较大，这样肝脾肾都容易出问题，这常是引起血糖升高的原因。有人说，10 个中老年人中 7 个脾虚，由于脾虚不能运化水湿，湿热郁结，因此湿热始终贯穿于糖尿病发生、发展的过程。所以，人到中年，有必要健脾祛湿。

### 中年男人常喝两款健脾利湿茶

## 黄芪山药茶

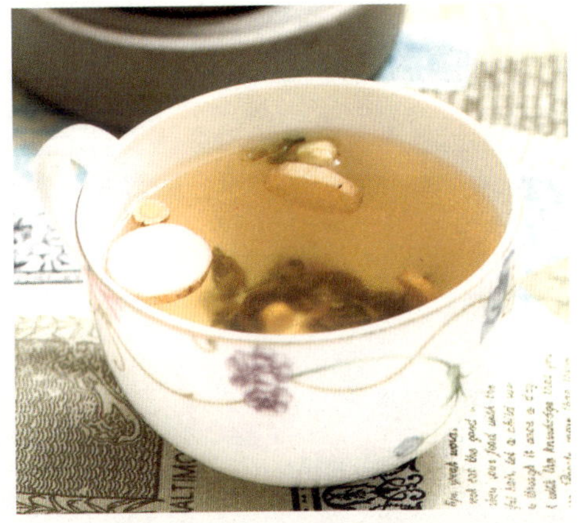

**材料** 黄芪5克，山药5克，茉莉花3克。

**做法** 将所有材料一起放入杯中，倒入沸水，盖盖子闷泡约5分钟后即可饮用。

**用法** 每日1剂，不拘时频饮。

**功效** 健脾祛湿，辅助降糖。

**适用** 脾胃湿浊不化，脾胃功能虚弱的中老年糖尿病患者。

## 茯苓白术荷叶茶

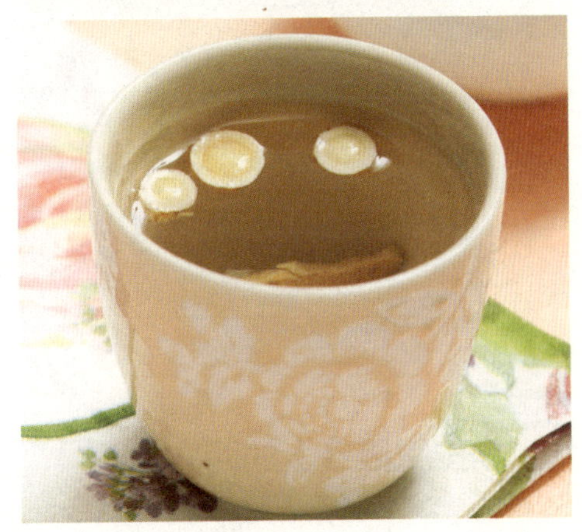

**材料** 茯苓10克，白术6克，薏米10克，陈皮5克，荷叶6克。

**做法** 将所有材料一起放入锅中，倒入适量清水，大火烧沸后，小火煎煮约20分钟。

**用法** 代茶频饮。

**功效** 健脾祛湿，减肥。

**适用** 腹胀、脾虚肥胖的糖尿病患者。

### 多按摩小腿祛湿排毒

小腿上有很多穴位，有些穴位在脾胃经上，比如常见的阴陵泉穴和足三里穴，因此按摩小腿是不错的养脾方法。按摩的时候要从上到下，慢慢按摩，同样，按摩力度不能太重，也不要太轻，以自己能够承受的力度为佳，最好能每天坚持睡前按摩 3 次。注意刚吃完饭饱腹时，或者很饥饿的时候不要按摩。

# 吃出来的脂肪肝，调理脾胃很关键

肝与脾胃互相影响。脂肪肝是饮食不节，脾失健运，湿邪不化，痰浊内生，肝血淤滞所造成。中医认为，脂肪肝病变主要在肝脾两脏，治疗上以疏肝健脾益气为主。

## 多吃疏肝健脾的食物

脂肪肝患者可以适当选择如山药、枸杞、小米、海带、油菜、胡萝卜、菜花、黑木耳、蘑菇、山楂、木瓜、大枣等疏肝健脾的食物，这些食物可以减少肝脏中的脂肪蓄积。

## 喝些活血降脂茶

脂肪肝患者肝血流量变慢，有明显血小板聚集。山楂、乌龙茶、龙井茶等有降脂效果，患者不妨用以下几种茶水代替平常的饮用水。

| | |
|---|---|
| 山楂茶 | 生山楂 30 克，每天煎饮代替茶水；或用山楂冲剂，每次 1 匙，每日 3 次冲服。可减肥降脂。 |
| 调脂茶 | 丹参、决明子、生山楂按 3 ：2 ：1 的比例进行配伍，沸水冲泡 10 分钟后饮用。用它长期代茶饮，可以改善脂肪肝患者乏力、腹胀、肝区不适等症状。 |
| 大枣芹菜汤 | 将 1 粒大枣和 20 克连根的芹菜一起煎汤，代茶饮服，可活血化瘀。 |

## 常按脾胃经上的两穴

脂肪肝患者有空不妨多按捏脾胃经上的两个主要穴位，会起到很好的保健效果。

足三里：用拇指在该穴上反复按揉 120 次。

三阴交：用拇指或食指指端按压穴位，指端附着皮肤不动，由轻渐重，连续均匀地用力按压。

## 清除肠胃毒素，啤酒肚也能慢慢消失

脾胃功能失常，水湿便得不到正常的运化，生成痰浊淤积在体内会发胖；如果是胃肠腑热，食欲过旺，人老有饥饿感，总想吃东西，导致营养摄入过盛，也会发胖。中医所说的痰浊与西医所说的毒素类似，所以对于啤酒肚的男性来说，清除肠胃毒素很有必要。

### 粗黏食物清洁肠道

粗粗黏黏的食物一般都含有大量的膳食纤维。口感粗的食物，比如豆子、红薯、粗粮等，以及梨、橙子、猕猴桃等水果，往往富含膳食纤维。这些膳食纤维能够促进肠道蠕动，清洁肠道，还有助于增加饱腹感，帮助减肥。

同样，口感黏滑的食物，比如海藻类、菇类、木耳等食物，含有大量的多糖类和可溶性膳食纤维。它们不但与粗纤维有相同的作用，还非常温和，不会刺激伤害肠道。

建议啤酒肚男性，吃米饭时记得搭配那些纤维丰富又需要咀嚼的蔬菜，如西蓝花、菠菜、芹菜、小白菜之类。

### 常吃古方健脾补气粥

啤酒肚男性，建议早餐常吃古方健脾补气粥，一方面健脾助运，另一方面促进排便。做法是：薏米、芡实、小米、黑豆（黑皮青更佳）、糙米各一把，山药（怀山药更佳）两三片，黑芝麻、燕麦、南瓜子一小把，核桃仁、红枣各三个。选用薏米、芡实、山药、小米、黑豆、糙米，进行浸泡洗净，下锅，大火煮沸转小火熬制1.5小时，加入红枣（撕碎）、燕麦、黑芝麻、核桃仁（打碎）、南瓜子（去壳），再熬制0.5小时即可。

### 适当有氧运动，促进肠胃蠕动

适当的有氧运动能帮助肠胃蠕动，可以尝试一下打太极。太极动作缓慢、流畅，在运动过程中有调息要求，如最常见的“气沉丹田”，要求练习者以意引气达于腹部，对瘦腹有帮助。

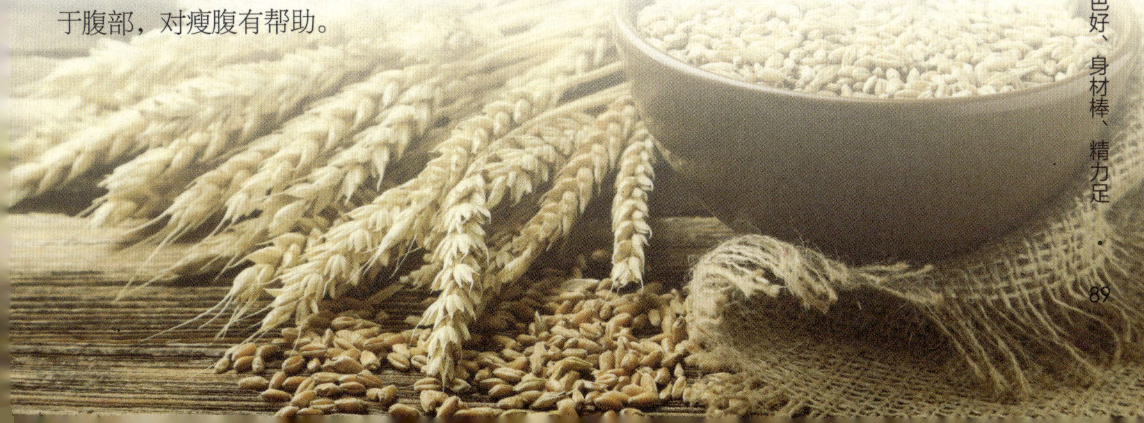

# 疏调三焦，赶走慢性疲劳综合征

中年男人常常感叹自己精力不足，感到疲劳，或者睡眠后仍感全身疲惫乏力，每天感觉特别累，甚至出现睡眠紊乱、情绪障碍及头痛、咽痛、肌肉关节疼痛等症状。其实，这是慢性疲劳综合征的典型表现，多因身体阳气少、动力不足造成。这时不妨疏调三焦，从而解决这个问题。

## 三焦气化失常，疲劳感由此而生

中医认为，慢性疲劳综合征是由于气机运行不畅而导致的机体功能下降。而三焦是气机升降出入的通道和气化的场所，三焦通，则内外左右上下皆通。所以，慢性疲劳本质上是人体新陈代谢出现紊乱，五脏功能低下，三焦气化失职。只有保持三焦气化正常，才能确保人体处于健康协调的状态。

## 什么是“三焦”

“三焦”是上焦、中焦、下焦的合称，是中医所称的六腑之一，是有具体形态和生理功能的脏器。上、中、下三焦部位的划分如下。

三焦的总体功能是通行诸气和运行水液。三焦气化的正常须依靠肺、脾、肾三脏来维持，三焦通畅，百脉调和。一旦三焦气化失职，升降失常，易导致湿、热、痰、瘀等病理产物，进而影响气血循环。

| | |
|---|---|
| 上焦 | 指膈以上的胸部，包括心、肺两脏，以及头面部 |
| 中焦 | 指膈以下、脐以上的上腹部，包括脾胃和肝胆等脏腑 |
| 下焦 | 指脐下的部位，包括小肠、大肠、肾、膀胱、女子胞、精室等脏腑以及两下肢 |

## 平调中焦，保证三焦气机流畅

脾胃居中焦，是气机升降出入的枢纽，调理脾胃气机是保证三焦气机通畅的关键所在。

练拳时腹式呼吸、散步时腹式呼吸、起身活动时腹式呼吸，“气势宜鼓荡”，内脏加强蠕动，能使三焦气机通畅，脾胃升降和顺，促进全身气血循环。

如果以身体疲劳、体力下降为主，就应健脾调肝，兼以补肾。可用黄芪蒸鸡（鸡1只，黄芪15克，肉桂5克，人参5克，白术15克），对消除疲劳效果较好。

## 精子活力低下，不妨先养好脾胃

脾胃功能减退，气血精微难以化生。精血亏损，精液量减少，精子数量就减少；气虚无力，精子活力就下降，精子存活率降低。脾胃虚弱，运化失职，水湿停滞，瘀而生热，湿热内生，下注下焦，则可引起精液不化、精子活力受限或死精增多。脾阳久虚，损及肾阳，形成脾肾阳虚的病证，精子活力也会下降。所以，男人要想提高精子质量，必须养好脾胃。

### 均衡膳食，注意补锌

如果人体中维生素 C 和锌不足，会影响精子质量及数量，而维生素 E 也与精子的生成和繁殖能力有关，所以要均衡膳食，满足人体日常所需营养，保障精子健康。

如果是体内缺锌，可从食物中获得补充，富含锌的食物有生蚝、扇贝（鲜）、牡蛎、牛肉（里脊）及坚果、种子等。注意在补锌时不要过量饮酒，以免影响吸收。

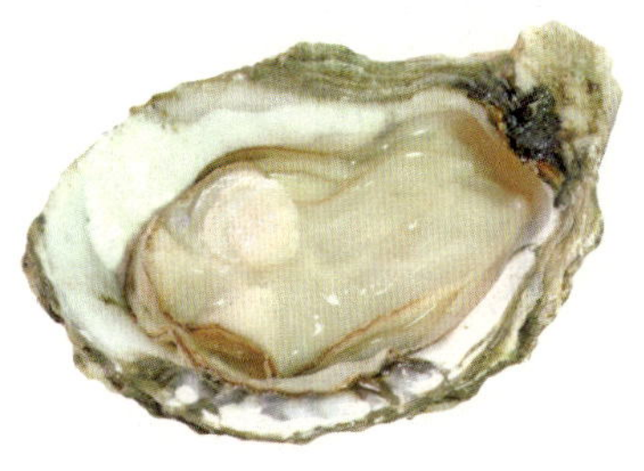

每 100 克生蚝含锌 71.2 毫克

另外，可在日常生活中补充下列食物：泥鳅、鳝鱼、鱿鱼、海参、墨鱼、鳗鱼、蜗牛以及山药、冻豆腐、豆腐皮等。这些食物中含赖氨酸高，是精子的所需成分。

### 别养成跷二郎腿的习惯

尽量不要跷二郎腿，一方面，跷二郎腿会导致脾胃经运行不畅，影响气血循环；另一方面跷二郎腿不利于裆部散热。如果因为跷二郎腿，感觉腿部或生殖器很不舒服，应立即到室外走动一下或通风处活动一会儿。另外，男性还要避免洗澡水过热、少蒸桑拿等，因为睾丸温度过高，会影响精子产生和成熟。

### 肥胖的男人多做保健操

要想提高精子质量，应适当增加运动，男性身体过度肥胖，会导致腹股沟处温度升高，不利于精子生长，从而影响生育。肥胖的男性，建议多做下面这套保健操，加强对脾胃及肾脏的保养。

第一步，顺时针方向按揉小腹 30 下，然后按压小腹，有一个从下往上提的过程，重复 30 次。

第二步，用温热湿毛巾，揉洗会阴部，揉3圈往上顶一下，持续1 ~ 2分钟即可。

第三步，双手掌心摩擦后背的肾区（主要是后腰部位），微微发热即可。

第四步，按摩脚后跟和脚底凹陷处，感觉发热即可。

## 对付阳痿，打通脾胃经是高招

阳痿是常见的男性性功能障碍，又称为勃起功能障碍。《黄帝内经》上说："前阴者，宗筋之所聚，太阴阳明之所合也。"宗筋（指三阴三阳的经筋，会合于前阴部，也指男子生殖器）聚于足阳明胃经，胃经主润宗筋。胃气不生，宗筋不振。所以，阳痿的男人应养胃气，而要想胃气充盈，首先要保证脾胃经的通畅。

### 锻炼下半身，打通脾胃经

人体下半身血液循环的畅通与否，对全身的气血流通影响很大。下半身有脾经、胃经、肾经、膀胱经、肝经、胆经 6 条经络通过，而阳痿者大多肝、肾、胃三经循环不畅（现代医学发现，阴茎对于血流量的降低较心脏更为敏感），导致宗筋失于滋养，造成阳痿不举。加强下半身的锻炼能够生发阳气，保持肾经、肝经、脾胃二经的通畅，可谓是个不花钱的"壮阳"良方。

### 锻炼下半身的运动形式

**快走或慢跑**

据说在希腊奥林匹亚山上，镌刻着一句体现奥运会精神的经典格言："你想当个合格的丈夫吗？跑步吧！"对那些偶尔阳痿的人来说，如 40 ~ 50 岁的男性，只需经常做快走或慢跑运动，就可以恢复正常的性功能。对于他们来说，这样的简单运动，就有取代"伟哥"的作用。

**蹲马步**

扎马步是古人练功的基本功，可别小看这个小动作，蹲马步可以强化下半身肌力，巩固下盘，能打通脾胃二经，强健脾胃。蹲马步时双脚打开两倍肩宽，双手扶膝微蹲马步，身体上下起伏，上半身保持挺直，弯膝蹲更深的马步，注意膝盖不超过脚尖（双膝弯曲角度须量力而为，以免伤到膝盖）；每次 1 ~ 2 分钟。

**分腿伸展**

如果是办公室久坐一族，可以常做分腿伸展。做法：双腿分开坐在地面上，伸长头部，缓慢的向前倾斜身体，同时保持后背笔直，用双手去够小腿、脚踝，保持这个姿势 10 秒钟，做 5 ~ 10 次，并配合腹式深呼吸。

# 第三章

# 脾胃安和，能吃能睡能通就是福

# 脾胃有自己的节奏

## 脾胃节奏乱，就会变不和

脾和胃都属于消化系统，在中医看来，它们本来是互为表里、相互协调、相互合作的，一旦脾胃的节奏乱了，就会变得不协调。比如脾寒胃热、胃强脾弱、脾胃升降失调等，就会造成脾胃不和。脾胃不和是指脾和胃两个脏腑之间的功能不协调，以食欲下降、食而不易消化为主要症状。

### 什么是脾胃不和

如果脾胃不和了，比如说胃强脾弱，胃亢进，胃口很好，特别能吃，但是吃了不吸收，不能运化——脾弱了，吃了就腹泻或者吃了以后肚子很胀，这就是胃强脾弱。

脾胃不和就是脾胃两个脏腑不能一起合作了，本来一个管接受的，另一个是帮助吸收的，但是如果能接受不能吸收，不能运化，不能向全身输送精微物质，就是脾胃不和。

脾胃不和通常还指脾胃与其他脏腑之间不能协调，比如肝气不舒、情绪不好也会引起脾胃不和，严格地说，这种脾胃不和叫做肝脾不和。

### “因地”安排饮食，脾胃相安

还有一种情况，是脾胃和外界不合。比如说你突然到了一个地方，水土不服，吃了什么东西，喝了比较硬的水，之后闹肚子，这也叫脾胃不和，是脾胃跟外界不合，跟当地的环境不合。

俗话说“一方水土养一方人”。一个人生活在这片土地上，食用这片土地长出的东西，才最健康。比如说，蔬果在当地、当季的就很好。为什么这么说呢？你看，夏天的番茄就比冬天的番茄酸甜可口。中医认为，食物都有其性味归经，本地、当季的食物是最入味、最归经的，是很养人的。

因此，饮食应遵循“因地”原则，一方面要根据区域内的特定气候、地理条件安排饮食；另一方面要采取本地为主、异地为辅的饮食方式，这样更有利于营养均衡，使食物多样化、饮食科学化。可是现在人们的生活条件好了，饮食习惯也改变了，不愿吃本地产的东西，喜欢吃外地甚至外国来的食物，这样并不利于养生。

# 胃排空需要多长时间

胃有自己的工作节奏。一般地说，食物进入胃后约 5 分钟，胃即开始舒缩蠕动，有节律地将食物研磨搅拌并推送至幽门。经过初步消化的胃内容物最后被排入十二指肠。这个过程称胃排空。

## 胃需要及时排空

胃不能及时排空，食物滞留在胃中，胃就不能获得休息恢复时间。且滞留的食物会发生变化，发酵产气，细菌生长，或者成块、化石，从而产生一系列的胃病症状，比如反酸嗳气、上腹不适、胃痛、呕吐、恶心，等等。

中国人饮食习惯多煎炒，过于油腻，当食物中含有脂肪时，胃排空时间显著延长，脂肪的消化与吸收要靠来自胰腺的脂酶与来自肝脏的胆汁，前者分解脂肪，后者将之乳化便于脂酶分解及小肠吸收。

## 胃排空的时间

胃内食物全部排空的时间与食物的量和质及胃运动情况有关，水最快（约 10 分钟排空）、脂类最慢；大块食物的排空慢于小颗粒。

三种主要食物成分（糖类、蛋白质类、脂类）中糖类排空最快（2 小时以上），蛋白质次之（2 ~ 4 小时），脂类最慢（原因是脂肪可抑制胃液分泌，使其消化力降低，所以人们吃了高脂肪油腻食物后久久不饿就是这个道理）；高渗溶液排空慢于等渗液；一般情况下，对于混合性食物，胃完全排空的时间需 4 ~ 6 小时。因此，合理安排一日三餐及加餐的时间对养胃很重要。

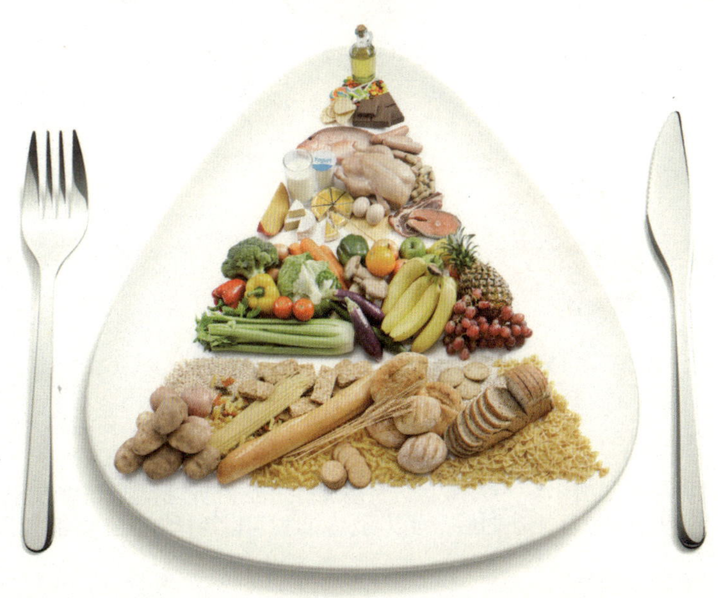

## 食物排空时间表

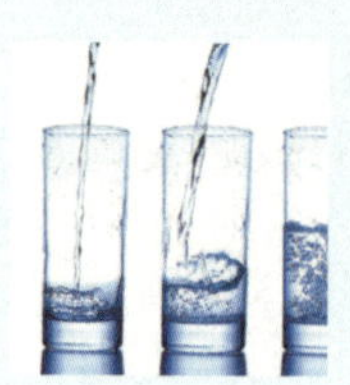

约 10 分钟
水

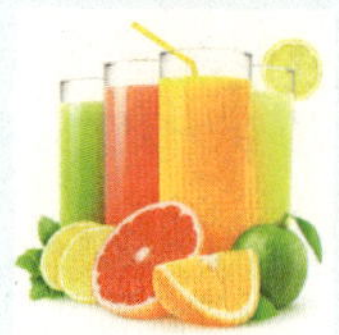

15~20 分钟
果汁
（水果蔬菜汁、无油菜汤）

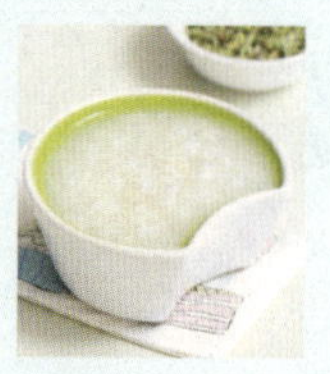

15~20 分钟
流食
（不含脂肉类、蔬菜水果沙拉）

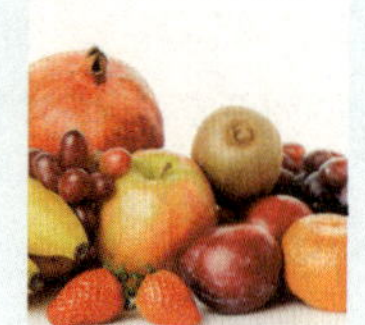

20~40 分钟
水果
（多汁类 20 分钟，其他 30~40 分钟）

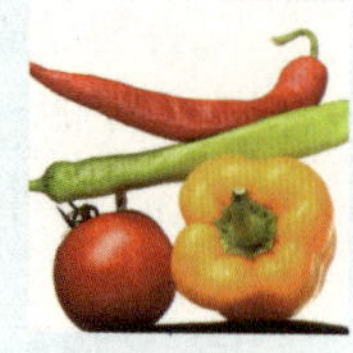

30~50 分钟
蔬菜
（多汁类 30~40 分钟，菜叶类 40 分钟，根类 45~50 分钟）

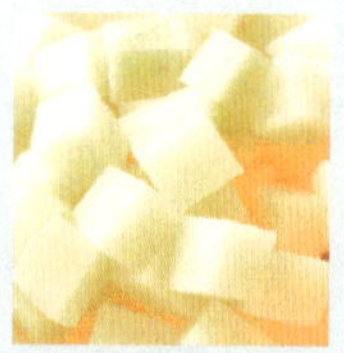

约 60 分钟
淀粉类
（比如薯类等）

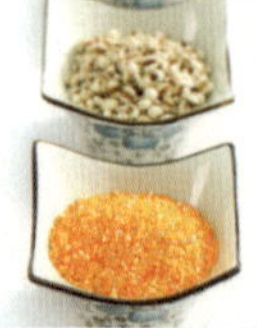

约 90 分钟
谷物类
（米面、大豆等）

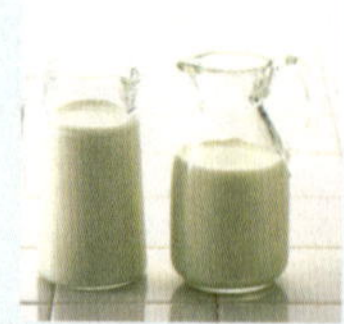

约 90 分钟
脱脂牛奶

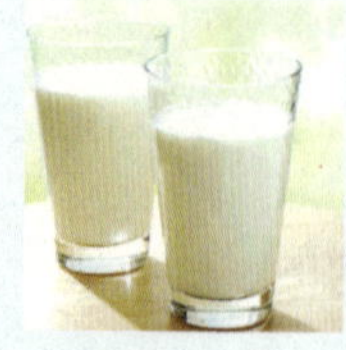

约 120 分钟
全脂牛奶

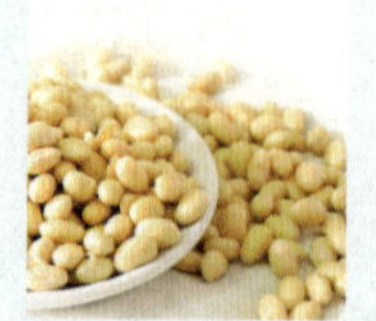

约 120 分钟
黄豆、种子
（瓜子、芝麻等）

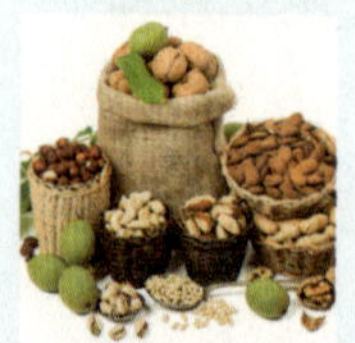

约 150 分钟
坚果

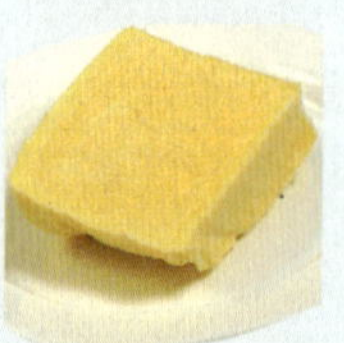

4~5 小时
奶酪

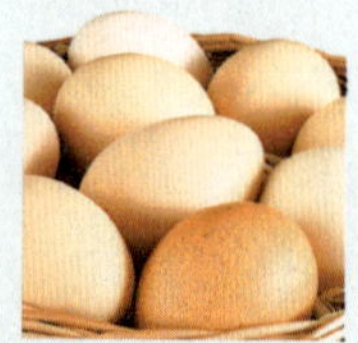

30~45 分钟
蛋

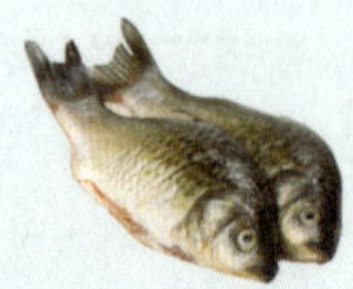

约 30 分钟
鱼类
（含脂肪少者 30 分钟）

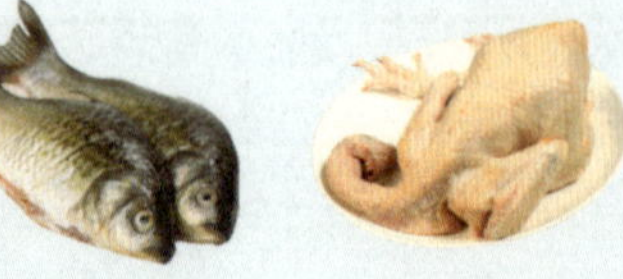

90~120 分钟
鸡肉
（不含皮）

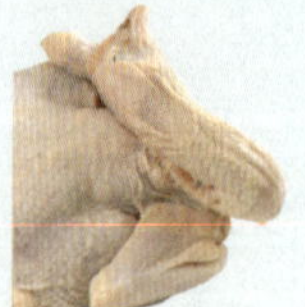

120~135 分钟
火鸡
（不含皮）

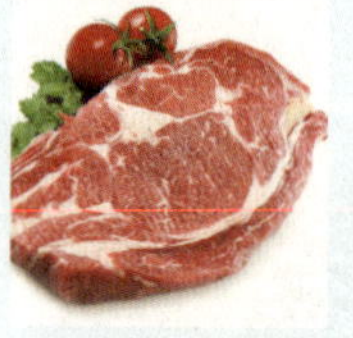

3~4 小时
牛羊肉

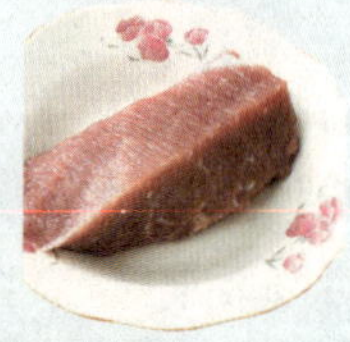

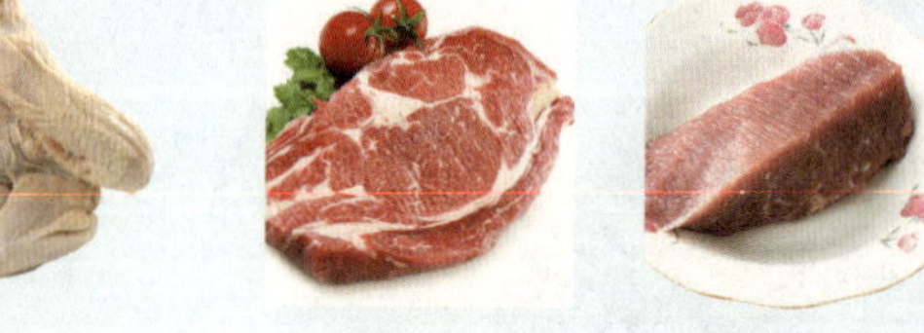

4.5~5 小时
猪肉

进食中与进食后都不主张喝水（茶），因为会增加胃内容物的体积。但在胃内容物向肠内逐渐排出后，比如半小时或者 1 小时后，可以喝水。此时可以稀释内容物，同时刺激胃蠕动，有利于胃排空。

## 遵守“养胃时间表”

胃是一个习惯遵守“时间表”的器官，胃液的分泌在一天中存在生理性的高峰和低谷，以便于及时消化食物。胃酸和胃蛋白酶如果没有食物中和，就会消化胃黏膜本身，对胃黏膜造成损害。

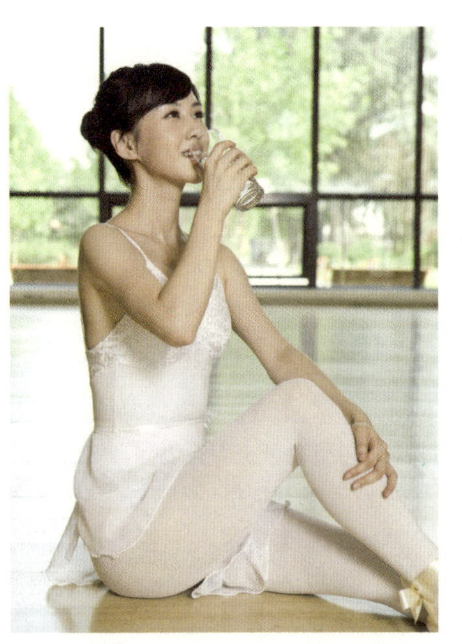

### 7：00 晨起喝杯温开水

早晨 5 点至 7 点是大肠经当令。脾胃功能正常，则大肠传导、魄门（肛门）启闭正常，人体正常地排便，能把垃圾毒素排出来。所以，晨起漱洗完毕后喝半杯到一杯温开水，可以补充夜晚流失的水分，促进胃肠蠕动，帮助胃肠做好接受早餐的准备。

| 种类 | 好处 |
| --- | --- |
| 白开水 | 促进血液循环，避免血液黏稠，避免引发血栓。尤其适合高血压、糖尿病患者 |
| 蜂蜜水 | 可以润滑刺激肠道，帮助通便，尤其适合有习惯性便秘的老人 |
| 淡盐水 | 帮助减轻咽喉部的炎症，消除红肿，还可以帮助清理肠胃，排除毒素。尤其适合易上火的年轻人 |

### 7：00-9：00（辰时）早餐不能省

辰时（早晨 7 点至 9 点）为胃经当令，这时需要吃一顿丰盛的早餐。研究表明，经常不吃早餐引发胃病、十二指肠溃疡的概率高达 36%，还易导致低血糖、记忆力下降，增加胆结石患病风险。一份好早餐应包含全谷类、奶类、肉类、豆制品、蔬果等。另外，早餐不宜吃辛辣刺激性食物，以免在空腹状态下损伤胃黏膜。吃的速度不宜过快，如果时间允许，可以持续 20 ~ 30 分钟。

### 10：00 起身走一走

巳时（上午 9 点至 11 点）为脾经当令，这时放下手中工作，小歇片刻，做一些简单的肢体放松运动，有助于早餐的消化。顺便喝点水或吃点水果，可以补充水分和维生素，稀释血液、促进血液循环和代谢废物排出。

## 12：00 午餐后别马上午睡

午时（上午 11 点 至 午后 1 点），心经当令，这是午餐时间。吃完饭最好能安静地待一会儿，保证血液大量流向胃肠道，使其正常工作。另外，午餐吃完后不宜马上午睡，最好休息一会儿再睡。

午餐后宜站立一会儿，不要马上坐卧。午后 1 点时，如果时间允许，最好能美美地睡个午觉。只要半小时，就能让大脑得到休息，多分些循环中的血液去供应胃肠道，以促进营养物质的消化吸收。但最好别趴在桌上午睡，以免压迫腹部，造成胃肠胀气。

## 16：00 加餐最保胃

下午 4 点时，如果觉得饿，可以适量补充一点水果或下午茶，空腹容易导致胃溃疡和胃肠功能紊乱。尤其是对白领来说，午餐吃得太少或者过于匆忙，下午 4 点左右肚子饿得咕咕叫是常有之事，这时加餐显得很有必要。

西方人就很注重下午茶，因其能振奋精神、提高注意力、消除疲劳、提高工作效率。注意，下午茶和吃零食是不同的。零食的热量会储存到体内，而下午茶同其他正餐一样，相当一部分热量用来供机体消耗。因此，下午茶必须像正餐那样搭配。最好挑选 2 ~ 3 种具有互补作用，可以保证营养均衡的食品。

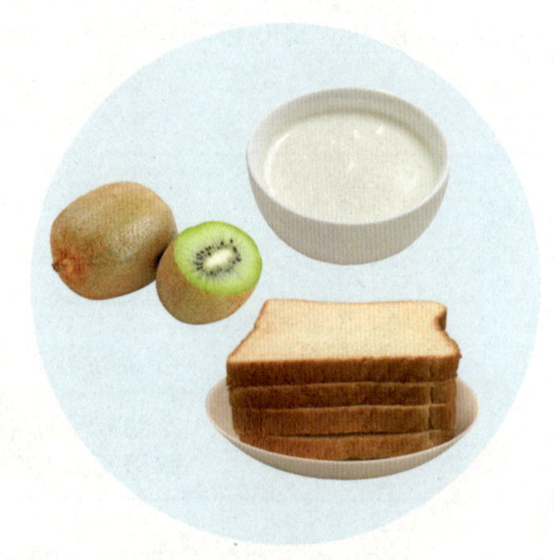

比如一种谷物食品（粗粮饼干、全麦面包片），配一个奶制品（酸奶、豆奶），或一个时令水果，当然还有茶，红茶、花茶皆可。

## 19：00 晚餐后站立助消化

酉时（午后 5 点至 7 点），肾经当令，晚饭宜少吃、清淡，可以喝点粥。

晚餐后容易泛酸水或胃有灼热感的人，尽量不要饭后躺着或坐下，否则胃酸容易反流到食管，使症状加剧，尤其是患有胃食管反流的人，更要避免这种行为。因餐后血液会流向胃部并刺激胃酸分泌帮助消化，故晚餐后宜站立，以助消化。

有位老人在谈自己的养胃经验时说，她的肠胃不太好，刚吃过晚饭，如果吃完就坐着躺着，容易消化不良，还容易长出一圈赘肉，但要是每天饭后都靠墙站一会儿的话，助消化的效果比走路、喝酸奶更管用。

# 解决脾胃不适，找回好胃口

## 胃动力不足，易胃胀、腹胀

中医将胃胀和腹胀称为“胃痞”，相当于西医说的胃动力不足，使胃排空延迟。发生胃胀和腹胀，主要与摄入豆类、面食、牛奶、油煎炸等不易消化的食物或者易发酵、产气食物有关。可见于胃肠道炎症，胃下垂，消化性溃疡，肝、胆、胰等疾病。

### 胀气到底是怎么回事

肚子胀、胃疼、浑身憋得难受……看似普通的胀气，发作起来可让人全身受罪。那么，胀气到底是怎么回事呢？

正常情况下，人的胃肠道存有100～150毫升气体，分布在胃与结肠之间。当胃肠道内气体量超过150毫升时，人就会有胀气的感觉。胀气是万病之因，气滞留在体内，使内脏活力受损，容易造成身体各个部位的酸痛与疲劳。

### 胃肠胀气的原因

胀气主要分为寒热错杂型、食积停滞型、脾胃虚寒型。也就是说，消化不良、脾胃虚弱以及忽冷忽热的环境都容易导致胀气，久坐不动等不良生活习惯也会引起胀气。此外，肝、胆、胰腺、腹膜疾病，心血管疾病，感染性疾病等也可导致胃肠胀气。当身体无任何器质性病变时，用中医方法治疗胀气是最佳选择。

### 活动脚趾缓解胀气

中医经络理论认为，人体的五脏六腑在脚上都有相对应的穴位，其中，人的第二和第三脚趾与肠胃有关，因此，经常活动它们可以达到缓解胀气的目的。方法很简单：

❶ 脚趾抓地。站立或坐姿，将双脚放平，紧贴地面，与肩同宽，连续做脚趾抓地动作60～90次。

❷ 脚趾取物。每天洗脚时可在盆里放一些椭圆形、大小适中的鹅卵石，泡脚时用第二、第三脚趾反复夹取，坚持练习对胀气患者大有裨益。

### 按摩除腹胀

按摩也可消除胀气。并拢食指和中指，轻揉脐上两指和脐下两指处。但需要注意的是，揉脐上两指处要逆时针，脐下两指处则要顺时针。

### 少吃产气、油腻食物

在生活习惯上，经常胀气的人平时要多吃稀软少渣的食物，少吃豆类、土豆、洋葱等产气食物，少吃油腻食物，暂时少摄取高纤维食物，养成缓慢进食及饭后半小时散步的习惯。

## 胃脘疼痛：别将胃痛当作胃病

胃脘痛指人体中上腹部，近心窝处发生疼痛，俗称胃气痛。该病多见于急、慢性胃炎。由于饮食不当，食物不洁，胃部受寒，暴饮暴食或者误食有毒食物所致。

### 10 个胃病里 9 个胃痛

当你询问胃病的单一判断标准时，10 个人中会有 9 个人选择胃痛。当然，这不是说 90% 的胃病患者都会伴有胃痛，只能说明胃痛是胃病的最直接表现。胃位于上腹部，肚脐上方（靠近心窝）处。如果将肚子划分为四个区域来看，左侧偏中上的部分这一区域的疼痛，最有可能是胃痛。

中医认为，造成胃痛的原因主要有两类：一是由于忧思恼怒，肝气失调，横逆犯胃所引起，故治法以疏肝、理气为主；一是由于脾不健运，胃失和降而导致，宜用温通、补中等法。

西医认为，胃痛大多因病变部位受局部炎症或胃酸的刺激，使神经感受器受到刺激，因而发生痛感。

### 莫把胃痛全当胃病

胃痛是各种胃及十二指肠病变最常见的临床表现，如最为常见的慢性胃炎和消化性溃疡，但并不能说胃痛都是由胃病引起的，其他脏腑的病变也可能引起胃痛，如胆囊、胰腺、肝左叶、总胆管以及心脏等器官因为都紧贴或邻近心窝部，这些脏器出现病变同样也可引起胃痛，如果不分三七二十一都当作胃病治疗，就会贻误病情。

### 按两穴缓解胃痛

**揉内关**：内关穴位于手腕正中，距离腕横纹约三横指（三个手指并拢的宽度）处，在两筋之间取穴。用拇指揉按，定位转圈 36 次，两手交替进行，疼痛发作时可增至 200 次。

**点按足三里**：足三里穴位于膝盖边际下三寸（相当于四个手指并拢的宽度），在胫骨和腓骨之间。以两手拇指指端点按足三里穴，平时 36 次，痛时可揉 200 次左右，手法可略重。

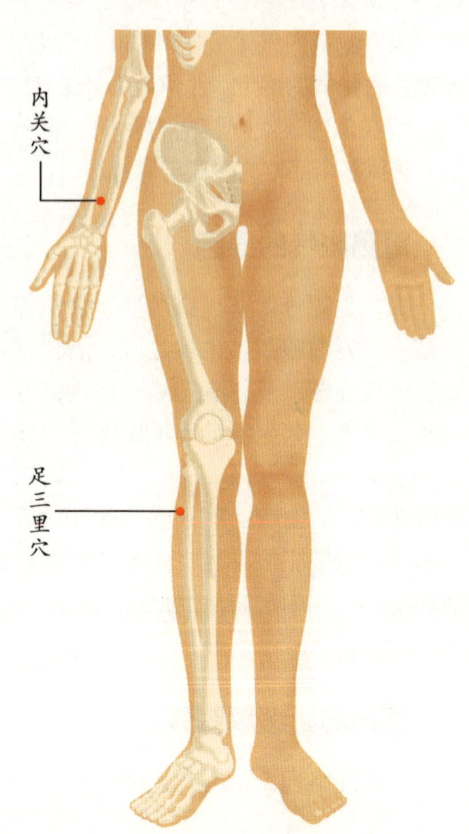

# 嗳气与呃逆：认真区别对待

打嗝可分为嗳气和呃逆两种。嗳气是指浊气从胃中而出，声音低沉。呃逆是指气逆上冲，发自喉间，声音高急，属胃气上逆，多见于胃炎和溃疡病。

## 打嗝也是疾病信号

嗳气的嗝声尾音较长，一般一次就打一个，而呃逆的嗝声短而促，往往是连着打好几个。不管嗳气还是呃逆都分生理性和病理性两种，需要警惕的是病理性的。如果嗳气伴有烧心、反酸、胀痛、黑色的大便等，就可能是病理性的，需尽早去消化科就诊。呃逆常常突然发作，多因内脏平滑肌痉挛引起，多为功能性异常。

另外，打嗝还可能提示中枢神经出了问题。人体有个呃逆中枢，打不打嗝由它来控制。如果打嗝并伴有神经系统的症状，如行动不稳、言语障碍、恶心、呕吐等现象，就要警惕脑血管疾病，立即就诊。

## 出现打嗝，该怎么办

应首先区分是嗳气还是呃逆。

如果是嗳气，则揉按虎口合谷穴，或足三里穴、中脘穴有效。

若属呃逆，则可以捏着鼻子，张开嘴喝姜水、胡椒水等温热性食物，或用小纸条等细小物轻轻地捅捅鼻孔，只要能打出喷嚏就能缓解。还可以尽量憋气，在下一个嗝来临时，做吞咽动作，如此反复几次。

要想避免打嗝，吃饭时应尽量不说话，别吃得太快、太凉，少吃豆类等产气食物，少喝碳酸饮料等。

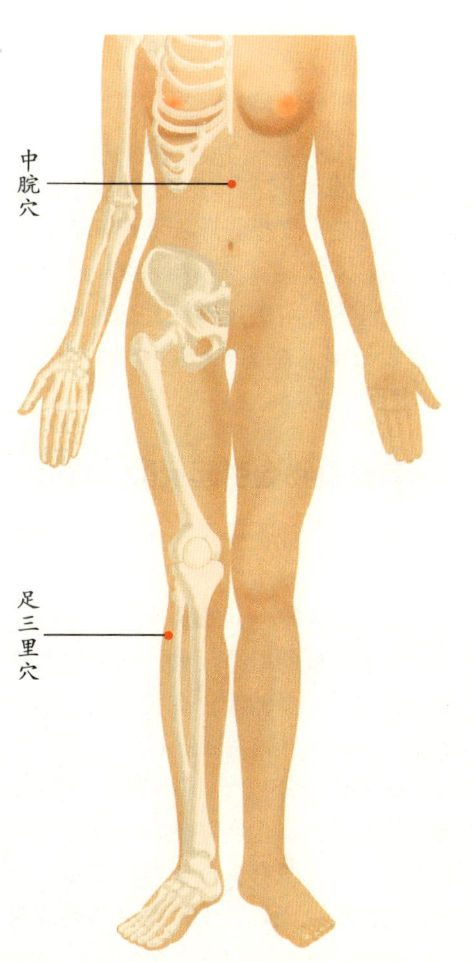


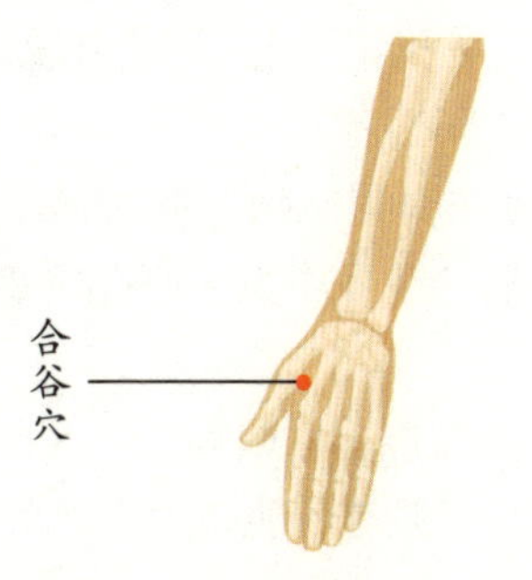

## 泛恶和反酸：控制胃酸是关键

泛恶属于呕吐之先驱症状，指欲吐无物，欲罢不能，为胃炎和降，气道上冲所致。反酸又称噫酸，指胃中酸水上泛而咽下的证候。属于胃酸过多，常与嗳气、胃病并见。胃酸过多，见于胃炎、十二指肠炎或食管炎，如胸骨后有烧灼感，多见于反流性食管炎或胆汁反流性胃炎。以上症状常伴有上腹部胀痛不适。

### 胃酸如何产生

正常情况下，由于食管下段存在食管—胃括约肌，其压力比胃高。在非进食期，贲门口保持关闭状态。其次，胃蠕动是从胃底向幽门方向进行，这样能防止胃内容物反流入食管。

当胃或食管出现病变，如炎症、溃疡、肿瘤等，胃、食管的正常功能遭到破坏，胃酸分泌增多，贲门口松弛，胃逆蠕动增多，使胃内酸性液体得以反流入口腔，患者时有口腔内冒酸水的现象。尤其是十二指肠球部溃疡病人，胃酸分泌明显增多，更易反酸。经常反酸，酸性胃液可破坏食管黏膜，引起反流性食管炎，患者会产生胸骨后烧灼感，即所谓的烧心。

### 有些食物会引起反酸、烧心

土豆有“地下苹果”之称，红薯则是出名的“抗癌食物”，二者都富含营养，但有些人吃了，却会产生一定的副作用，最典型的就是反酸。这和薯类食物中含有相当多的淀粉有关，由于不好消化，会刺激胃酸大量分泌。

此外，萝卜、大蒜、葱等含有辛辣成分的食物，也会刺激胃黏膜产生大量胃酸，让胃里有火烧火燎的感觉。一旦感觉反酸、烧心，千万别以为喝点果汁、汤、茶就可以压下去，这样只会让情况越来越严重。可以喝点清水，起到稀释胃酸的作用。

**含淀粉和辛辣成分的食物易刺激胃酸分泌**

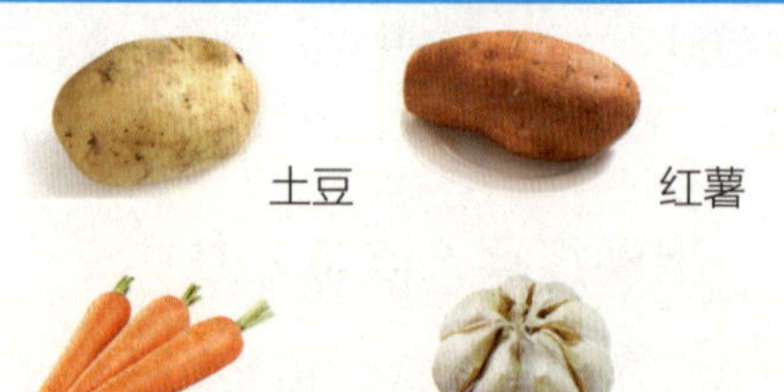


### 不可以自我药疗的反酸

下述人群在出现反酸、嗳气症状时，不适合进行自我药疗。因为这些患者的反酸、嗳气属于器质性病变，有些甚至是癌前病变。常见的人群有：

❶ 大于 40 岁的男性。

❷ 既往有反复反酸、嗳气病史者。

❸ 近期出现食欲减退、明显消瘦、贫血者。

❹ 伴腹痛、上腹胀满者。

❺ 伴消化道出血，即出现黑便，便潜血检查阳性者。

❻ 既往有胃息肉、胃溃疡、萎缩性胃炎、肠化生及不典型增生等癌前病变者。

上述患者应去医院就诊，及时进行胃镜检查，否则有可能耽误治疗时机。

## 腹泻：胃肠道也会“发脾气”

胃肠道堪称身体最劳累的器官，每天不停地消化、吸收食物，以提供足够的养分。它们十分脆弱而敏感，稍不留神就会“发脾气”。便秘与腹泻是由肠道功能紊乱引起排泄异常的两个极端症状。有人形容“便秘之难难于上青天”，而腹泻则被比喻为“飞流直下三千尺”。不过虽然肠道常常会发脾气，我们也有“整治”它的办法。

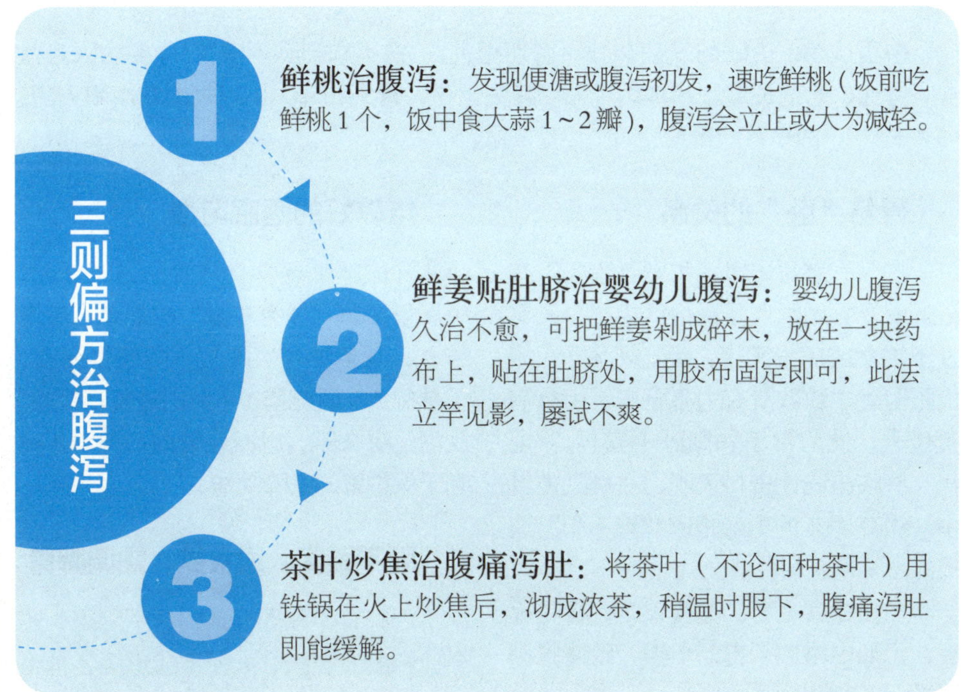


### 腹泻喝点糖盐水

得了急性胃肠炎后，如果腹泻频繁又吃不进东西，在消耗大量水分和热量的同时还可能导致低钠、低钾等电解质失调。此时不妨喝点糖盐水。

人体摄取的低聚糖（如蔗糖）和多糖（如淀粉）都必须先转化为葡萄糖之后，才能被人体组织吸收和利用，因此，补充葡萄糖吸收和利用更直接、更快速。有急性胃肠炎或者腹泻病史的人，在家里备一些葡萄糖粉和生理盐水。

出现急性胃肠炎症状时，可用100毫升温生理盐水加上10～15克白糖，每天喝3～5次，对于疾病的治疗有很好的辅助作用。也可以调于牛奶、豆浆或菜粥等食品中服用。但要注意，糖尿病等慢性病患者，以及葡萄糖、半乳糖吸收不良者应慎用这种方法。

# 胃不和则卧不安，调理脾胃睡得香

## 失眠应从脾胃调治

中医认为，失眠的发病与脾胃密切相关，“胃不和则卧不安”，主要病因为饮食、劳逸、七情失度，基本病机为“脾失运化，胃失和降，则卫气不能由阳入阴，神失安宁”，故多从“调理脾胃”治疗失眠。

### 胃与“卧”的关系

古今医家对“胃不和则卧不安”有诸多解释。如明代张景岳认为“今人有过于饱食或病胀满者，卧必不安”；清代张璐说“脉数滑有力不眠者，中有宿食痰火，此为胃不和则卧不安也。”现代一些临床统计资料表明，在失眠患者中，约有43%的患者是因“胃不和”造成的。常见有两种情况：

一是饮食不节。晚餐过饱，喜吃夜宵，无形中增加了胃的负担，致使胀满难受而影响睡眠。

二是患有慢性胃肠疾病。有学者对患有慢性胃炎、肠炎、胃溃疡、十二指肠溃疡急性期失眠症的患者群做过调查，大部分患者晚上不易入睡，睡后易醒，睡眠时间少于4小时，许多患者出现睡眠不实，多梦，难入眠，起床后乏力、头昏、记忆力差。可见“胃不和”确实与睡眠障碍有着密切的关系。

由此可见，胃不和与失眠两者“互为因果”，而失眠症会加重胃肠机能发生紊乱，由此形成恶性循环。

### 培养好的睡眠习惯

好的睡眠要从日常生活方式抓起，应尽量按照“昼行夜眠”的规律，劳逸结合，避免熬夜。晚餐不可暴饮暴食，尽量避免在睡觉前1小时内进餐、饮茶、饮酒、喝咖啡，以减轻胃的负担，才有利于保护胃的通降功能。

### 睡不踏实、没食欲，需调脾胃

因脾胃不和而导致的睡眠障碍，还会让胸闷、腹胀、大便不成形等各种小问题如影随形。属于这种情况的人，要想提高睡眠质量，唯一的办法就是要注意饮食，晚餐要掌握“七七”原则，也就是尽量7点以前吃饭，最好七分饱；菜品要清淡，少吃豆类、青椒、南瓜等胀气食物，以及辣椒、大蒜、生洋葱等刺激肠胃的辛辣食物以及生冷食物。

对于肠胃本身就不好的人来说，建议平时多喝麦芽粥，熬汤的时候放点鸡胗进去，能起到帮助消化、调理脾胃的作用；还可以去中药房买点菖蒲泡水喝，和胃健脾又安神。

# 对付顽固性失眠有妙招

失眠中医学称“不寐”，又称“不得眠”“目不瞑”“不得卧”等，中医对此病认识较早，《黄帝内经》中论述“目不瞑”的病机，认为是“卫气不得入于阴，常留于阳，留于阳则阳气满，阳气满则阳跷盛，不得入于阴则阴气虚，故目不瞑矣”。而顽固性失眠反复不愈，颇为难疗，严重危害人们的身心健康，需要从脏论治，协调阴阳。

## 从脏论治失眠

“胃不和则卧不安”可引申为“五脏不和则卧不安”。对于顽固性失眠，首先应重视五脏功能的调理。在脏腑方面，更重视脾脏，依次是脾、肝、心、肾，最少是肺，在腑方面，主要为胃、胆。

从脏腑相连表里考虑，首先重视脾胃，其次是肝胆，再其次是心肾。

其次，重视气、阴、血精微物质的顾护，长期的失眠会耗伤气阴血，导致气阴血虚衰，气阴血虚损可致阳不入阴、阴阳失和而导致失眠或使失眠加重，所以宜益气养血（阴）。

其三，长期的、顽固性失眠都伴有一种或几种疾病，病情复杂，病机多出，一种治法难以控制病情，往往是两三种治法并用而取效，所以辨证论治也很关键。

## 失眠的对症按摩法

根据中医辨证的不同，可以添加不同的按摩手法：如果平时易生气，是心情烦躁、暴怒引起肝郁化火型失眠，可以用手掌心揉擦脚掌心，即我们常说的涌泉穴（位于足心，在足底前三分之一交界处正中）。这样可以引火下行，平抑肝火。

如果是体质虚弱，感觉神疲乏力，饮食无味，属心脾两虚型，可以做摩腹手法。具体方法是，躺在床上，用手掌心环绕神阙穴（即肚脐）做逆时针抚摸（注意一定要逆时针）。

如果平时多表现面色潮红，感觉手心发热，多属阴虚火旺型，可以揉捏肾经上的太溪穴。太溪位于足内侧，内踝尖与跟腱之间的凹陷处，用拇指点按可以交通心肾，安心睡眠。

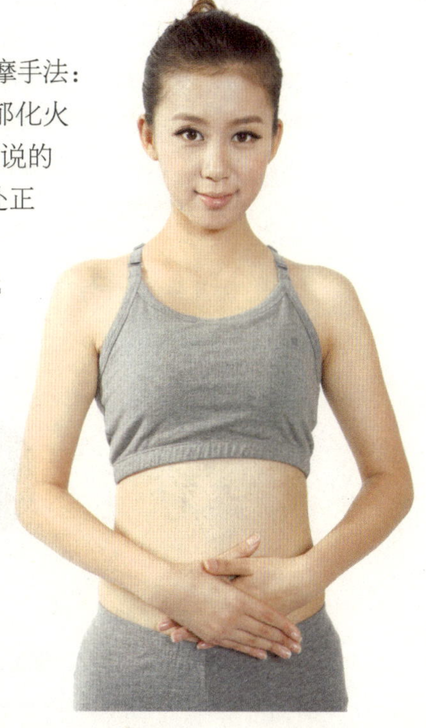

# 入睡难、易早醒，要消食导滞

过度熬夜的生活方式、喜怒哀乐七情过度、饮食无节、消化系统本身的疾病，以及与年龄相关的生理特点变化等都容易造成“胃不和”，这是当前导致失眠的主要因素之一。中医围绕“胃不和”的病因辨证论治，通过药物和食疗的方法可以有效改善睡眠。

## 胃不和入睡难的表现

❶ 入睡难、易早醒，要消食导滞。表现为难以入睡或易醒，这类人通常伴有口臭、泛酸、上腹部胀闷不适，或兼有恶心呕吐、没有食欲、大便无规律等问题。

❷ 治法为消食导滞、通降助眠，常用的中成药有保和丸、枳实导滞丸。

## 两则汤消滞助眠

**莱菔子瘦肉汤**：莱菔子 20 克，瘦肉 200 克。用砂锅将瘦肉洗净后水飞，加入洗净的莱菔子，清水 600 毫升，大火煮开后调小火再煮 20 分钟即可。

**萝卜猪肚汤**：萝卜 500 克，猪肚 1 个，花生 100 克。将萝卜洗净切块，猪肚和花生洗净，一起放入瓦锅内，小火煮 1 小时，放入适量盐、胡椒粉调味即可。

### 梦中易惊醒的人怎么和胃

梦中易惊醒的人多肝气犯胃。这类人同时还伴有脘腹和两胁胀痛，或兼有身体转动时两腰胁引痛，口苦、打饱嗝、放屁多、小便短赤频涩。治法为疏肝理气，和胃助眠。常用的中成药有逍遥丸、柴胡疏肝丸、龙胆泻肝丸。日常宜饮用玫瑰花茶、蜂蜜柚子茶。

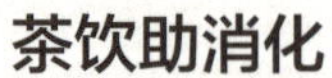

### 茶饮助消化

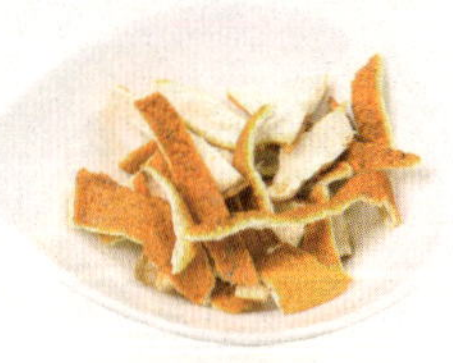

陈皮

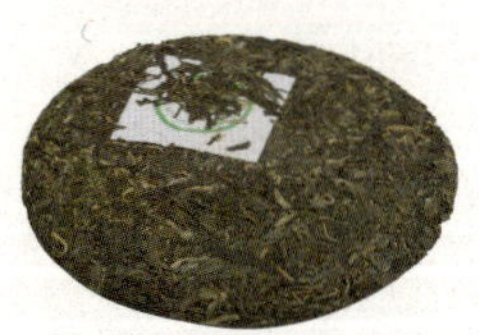

普洱

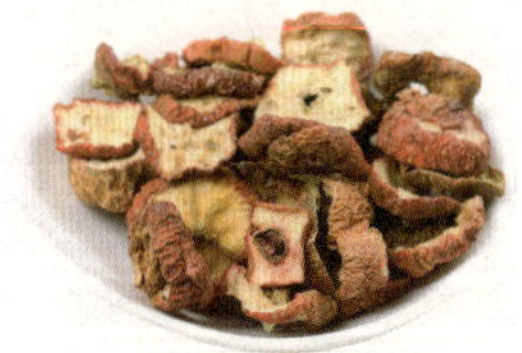

山楂

日常还可用陈皮、普洱、山楂泡茶，帮助消化，常饮为佳。

## 多梦易醒，要除湿化痰

有些人往往有多梦、易醒，胸部和上腹部胀闷不适、恶心欲呕，或兼有头晕目眩、身体困重、咳嗽痰多、口中发淡不渴等症状。当以除湿化痰、理气助眠。

### 除湿化痰食疗方

**枇杷叶瘦肉汤：**枇杷叶 5 克，瘦肉 50 克，生姜 3 片。将瘦肉、生姜洗净，枇杷叶洗去毛，放入 250 毫升炖盅，加清水至 200 毫升，隔水炖 30 分钟即可。

平时可常用陈皮、生姜、茯苓、扁豆、薏米等煮粥食用，可以健脾祛湿。

### 养胃祛湿中成药

常用的中成药有平胃丸、二陈丸。

### 温水足浴睡得沉

用热水洗脚，有滋阴降火、活血、除湿之功效。就失眠来讲，热水可促使血液从头部流向脚部，相对减少脑充血，使人产生全身放松和昏昏欲睡的感觉。并且体内温度升高，促进末梢血管的血流更加顺畅，从而减轻心脏的负担。

在泡脚的同时，加上用手心按摩涌泉穴，则可促进“心肾相交”，进一步增强对失眠的疗效。因为中老年人的失眠多数是虚证，如心气虚、心血虚、肾阴虚、胆气虚等引起的心肾不交。且老年人的失眠会伴随着头晕、耳鸣、心悸、腰酸、夜尿多、大便秘结。

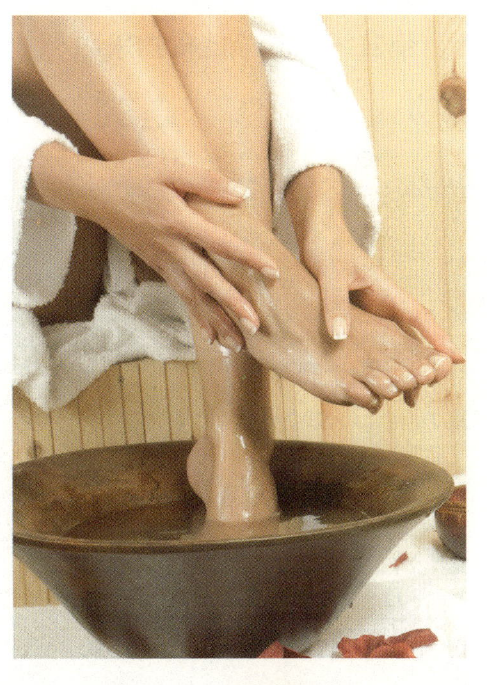

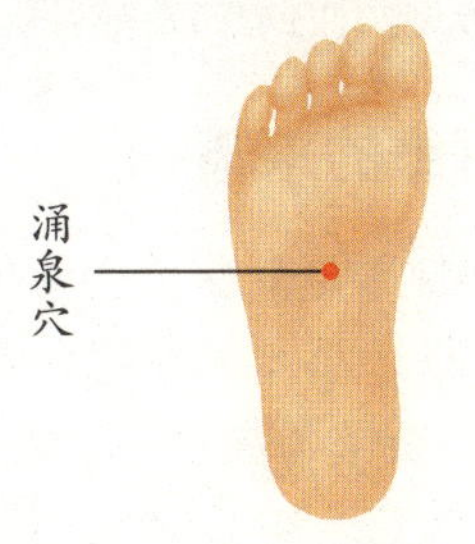

# 补充膳食纤维，通肠道，不便秘

## 膳食纤维的主要来源

膳食纤维也叫食物纤维，是平衡膳食结构中必要的营养素之一，被称为“第七营养素”。膳食纤维可缩短食物在胃中的停留时间，能促进消化液的分泌，有利于营养物质的消化吸收。膳食纤维还可刺激肠道蠕动，不溶性纤维可在消化道中形成较大体积，从而稀释有害的化学物质与致癌物。

### 膳食纤维的最佳食物来源

| | |
|---|---|
| 糙米 | 3.6 克 |
| 麦麸 | 31.3 克 |
| 全麦粉 | 12.6 |
| 荞麦 | 6.5 克 |
| 燕麦 | 5.3 克 |
| 黄豆 | 15.5 克 |
| 豌豆 | 10.4 克 |
| 绿豆 | 6.4 克 |
| 银耳 | 30.4 克 |
| 黑木耳（干） | 29.9 克 |
| 魔芋 | 70.0 克 |
| 紫菜 | 21.6 克 |
| 海带（干） | 23.8 克 |
| 芹菜 | 2.6 克 |

（以上均为每 100 克可食部分计量）

### 膳食纤维的来源

膳食纤维主要存在全谷（如糙米、糠皮、燕麦麸、小米、黑米、燕麦片、全麦粉等）、杂粮（如黄豆、红豆、绿豆、黑豆、芸豆、豌豆等）、蔬菜（如芹菜、生菜、芥菜、四季豆、牛蒡、胡萝卜等）、水果（如樱桃、紫葡萄、带皮苹果、草莓、柚子等）等食物中。另外，薯类和海藻类的食物也含有膳食纤维，如土豆、白薯和裙带菜等。因此，糖尿病患者每天都要保证全谷杂粮的摄入。

### 简单判断膳食纤维的摄入量

1 斤蔬菜 =10 克膳食纤维

250 克水果 =5 克膳食纤维，

主食中添加一半的粗杂粮 +1 斤蔬菜 +1 斤水果 =30 克膳食纤维

### 摄入膳食纤维不宜过量

过量摄入膳食纤维可能引起腹泻、腹痛、胀气等，这时候应该停止补充。另外，过量的膳食纤维还会影响铁、锌、钙和镁这些微量元素的吸收。特别提醒，胃肠功能差、消化不良的人摄入膳食纤维需谨慎，以免加重病情。

# 每天应吃多少粗粮

对普通成人而言，全谷（粗粮）杂粮应该占到谷类食物的 1/3~1/2，有特殊情况的（如糖尿病、便秘和血脂异常患者）甚至应该占到一半以上。所以不要以为随随便便搭配点粗杂粮就做到了粗细搭配。

## 吃粗粮的品种过于单一

说起粗粮，人们最常吃的就是小米、玉米和红薯。如果长期只吃这几种粗粮，品种过于单一，会影响营养均衡。专家建议，制作粗粮食品要尽可能将多种食材混合烹调，以丰富营养。比如，玉米、小米、大豆单独食用，就不如将它们按 1∶1∶2 的比例混合食用营养价值高，因为这可以使蛋白质起到互补作用。可以把不同种类的粗粮融入三餐，比如早上喝五谷豆浆（包括黄豆、燕麦、小米、紫米等），中午吃一段蒸玉米，晚上喝八宝粥（包括红豆、绿豆、糙米、白米等），这样就可以很好地做到粗粮混吃。

## 吃粗粮搭配素菜

很多人觉得，吃粗粮就是为了更健康，所以往往只搭配素菜，以为这样摄入的脂肪少，会好上加好。其实不然，如果想保证营养，粗粮最好的搭档是肉类和蛋类。粗粮有一个缺点，就是其中的植酸和单宁可能会妨碍铁和锌等微量元素的吸收。而选择肉类作为粗粮的搭档，就能弥补这个不足。因为肉类食品，尤其红肉是铁、锌等矿物元素的重要载体。选择蛋类作为粗粮的另一个好搭档，则是考虑到二者配合可以保证摄入足量人体所需的蛋白质。所以，吃粗粮时最好适量搭配些肉类和鸡蛋。

**粗粮也得挑着吃**

胃肠不好的人：选择吃小米、大黄米和糙米。

血糖、血脂高或身体肥胖的人：适合吃燕麦。

贫血的人：适合吃小米和黄豆，有利于补充铁。

体质较热的人：适合吃绿豆和荞麦。

容易水肿的人：适合吃红豆和薏米。

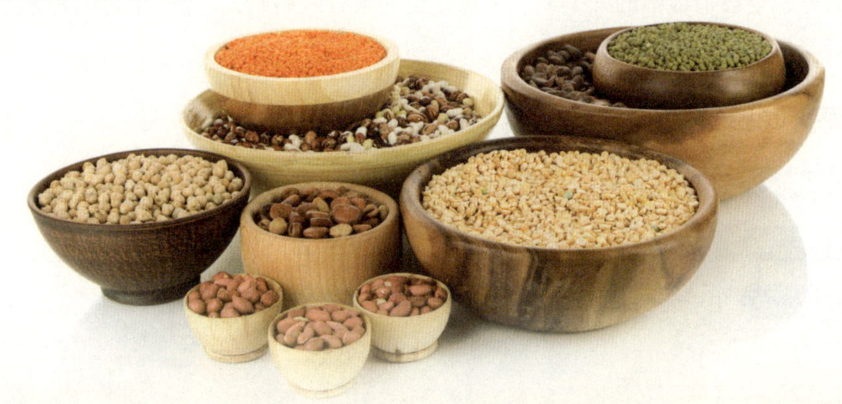

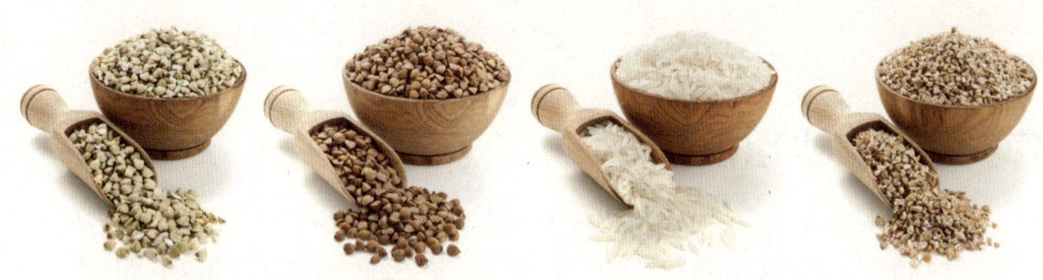

# 三餐中怎么混入全谷

《中国居民膳食指南》建议：要注意粗细搭配，经常吃一些粗粮、杂粮和全谷类食物，每天最好能吃 50～100 克。而《美国饮食指南》建议人们每天至少吃 3 份全谷物食品。只有这样，才能保证足够的膳食纤维摄入。

## 全谷物≠粗粮

什么是全谷物？全谷物和粗粮、杂粮这些词汇的意思是否一样呢？

全谷物是指脱壳之后没有精制的粮食种子，因为完全保留了谷粒麸皮、胚芽和胚乳，能为人体提供更多的蛋白质、膳食纤维和其他必要的维生素以及矿物质（在同等重量、同样能量的情况下，全谷可提供相当于白米 3 倍以上的维生素 $B_1$、维生素 $B_2$ 和钾、镁等矿物质）。大部分粗粮都属于全谷，比如小米、薏米、大黄米、高粱米、各种糙米（包括普通糙米、黑米、紫米、红米等）。既包括小麦粒、大麦粒、黑麦粒、荞麦粒，也包括已经磨成粉或压扁压碎的燕麦片、全麦粉等。只要不把种子外层的粗糙部分和谷胚部分去掉，保持种子原有的营养价值，都叫做全谷。

不过，也有些粗粮并不属于全谷。比如说玉米碎，它是粗粮。还有些食品不属于谷物，但也可以当粮食吃，且没有经过精磨，称为“杂粮”，如绿豆、红小豆、芸豆、干豌豆等。此外，莲子、芡实、薏米等，营养成分和谷物相近，也可以作为全谷食品的候选。

## 全谷杂粮这样吃更健康

全谷杂粮可以和白米一起煮饭或煮粥吃，如中餐可用糙米、绿豆、红小豆和白米各占一半煮饭。同时为了均衡营养，应搭配蛋白质、矿物质丰富的食品以帮助吸收。另外，全谷杂粮中的纤维素需要有充足的水分做后盾，才能保障肠道的正常工作，因此吃完粗粮多要喝水。

## 每天吃够 3 种全谷物很容易

方案一：燕麦片（早）+ 糙米饭（中）+ 小米杂粮粥（晚）

方案二：全麦面包（早）+ 黑米饭（中）+ 芸豆高粱莲子粥（晚）

方案三：煮全玉米（早）+ 燕麦饭（中）+ 薏米红豆汤（晚）

## 给米饭加点儿“料”

很多人简单地将减少主食作为节食的主要手段，这种方法非常不可取。实际上，主食的摄入能带来饱腹感，在一定程度上可以起到节制饮食、减肥的作用。试着给米饭里加点“料”，让它成为更“当饱”的减肥主食。

### 选择“粗糙”原料做米食

富含膳食纤维的黑米、紫米、糙米等都是延缓消化速度的好选择。如果感觉它们吃起来不适口，可以把它们先泡一夜，或用高压锅先煮半软，然后与米饭混合煮食，或者直接煮成稠粥，减肥时可以用来代替白米饭做主食。黑米和红米外层的有色物质都有利于延缓消化的速度，所以泡米水一定要煮在饭里面。

### 在米饭里面加点菜

蔬菜中的纤维素和植物多糖能增加米饭体积，其中的大量水分可以稀释热量，还能延缓胃排空，所以米饭中不妨添一些蘑菇、笋丁、金针菇、海带、蕨菜等高纤维蔬菜同吃，既能丰富花样，又能增加饱腹感。

### 做米饭放上几把豆

大米的升糖指数偏高，但干豆类升糖指数低，可将两者混合制成绿豆饭、红豆饭或黄豆饭，这样整个膳食的升糖指数会有所降低。

### 在米饭里面加点胶

燕麦、大麦等主食含有胶状物质，它们属于可溶性膳食纤维，可以帮助降血压、降血糖、降胆固醇。在煮饭、煮粥时，不仅可以放一些燕麦片，还可以加入海藻、皂角米等含胶质原料。

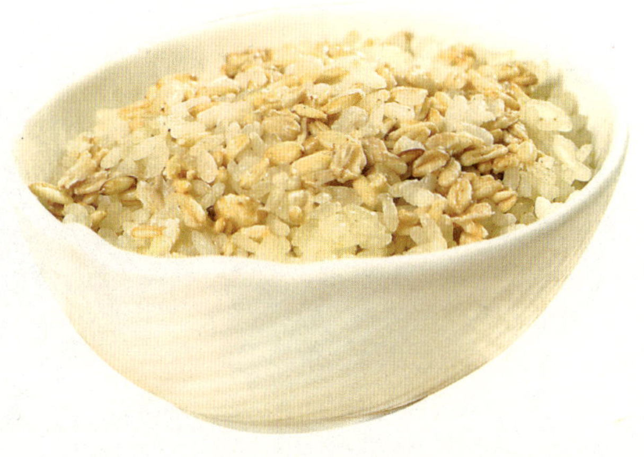

# 怎么煮杂粮粥通肠胃

千百年来，粥一直为国人喜爱并百吃不厌。粥可调节胃口，增进食欲，补充身体需要的水分。而杂粮粥中含有更丰富的营养，如B族维生素和膳食纤维等，不仅能促进肠胃蠕动，有助排便，更能提神养气，预防衰老。

## 熬粥用什么杂粮

**糙米助消化**：所谓糙米，就是将带壳的稻米在碾磨过程中去除粗糠外壳而保留胚芽和内皮的“浅黄米”。糙米中的蛋白质、脂肪、维生素含量都比精白米多。米糠层的纤维素有助于胃肠蠕动，对胃病、便秘、痔疮等消化道疾病有效。

**糯米助排毒**：糯米是排毒佳品，有养胃健脾、止泻、解毒疗疮等功效，可用于虚寒性胃痛、胃及十二指肠溃疡等疾病。不过糯米不好消化，因此不宜食用过量，老人、小孩、脾胃虚弱者尤应注意。

## 熬粥搭配什么料

**豆类**：在煮粥时加点绿豆、红豆、黑豆、芸豆等豆类，有助于通便排毒。

**坚果、种子类**：在杂粮粥里适当地加一些核桃仁、芝麻和松子仁等，不仅可以使粗粮粥变得香气四溢，从而增强食欲，还能提神养气，预防衰老。

**薯类**：在煮粥时加点山药、土豆、红薯等薯类，有助于补胃气，通肠道。

## 熬杂粮粥，先泡后煮

在制作杂粮粥的过程中，需要掌握一个技巧——先泡后煮。

根据杂粮的种类的不同，可先用凉水浸泡2～5小时，熬粥时再和大米或小米等容易煮熟的粮食一同下锅。先用大火将水煮开，再用小火煮，等杂粮刚刚“开花”，即可食用。

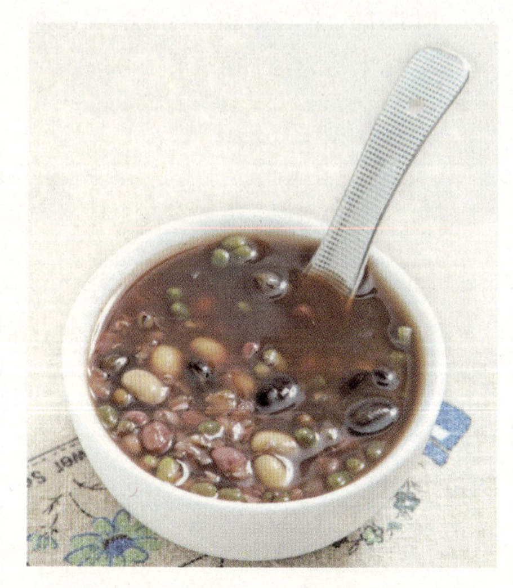

## 杂粮粥最宜早上喝

辰时是脾胃经值班的时间，早上喝杂粮粥，更有助于各种杂粮的消化与吸收，也有助于排便。如果晚上喝杂粮粥，不利于消化，胃不和则卧不安，可能影响睡眠。

喝粥的同时，可以多吃一些蔬菜，如芹菜、菠菜、萝卜、芥菜、西蓝花等，更有助于补充膳食纤维，起到清肠胃的作用。

第四章

# 26 种助消化特效食材，把每个脏器都喂饱

# 常吃开胃助消化的食物

## 小米

### 消食开胃又养胃

**性味归经：**性凉，味甘、咸，归脾、胃、肾经
**功效：**益气补脾，和胃

要想把五脏养好，首先要把脾胃养好，小米补益脾胃，是身体虚弱者进补的上品。小米，又称粟米，在你没胃口、食欲差或肠胃不好的时候，小米粥的作用不亚于开胃菜。很多人胃口不好，吃了小米粥后能开胃又能养胃，这样营养跟上来了，气血就充足了。

**小米养肠胃二方**

**偏寒性胃病**

小米200克，生姜片6片，二者共同煮粥食用。

**腹泻**

小米和山药共同研成细末，加水煮成糊状，再加点白糖食用。

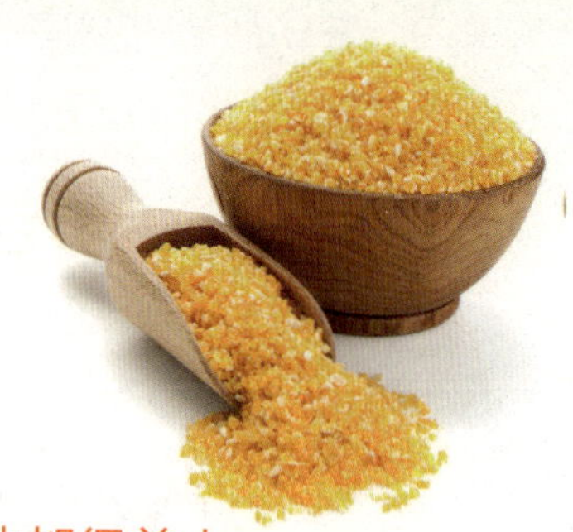

### · 小米粥、米油都很养人

小米粥健脾和胃：小米粥不但气味香甜，营养丰富，易于消化吸收，还具有促进食欲、健脾和胃、消食开胃、滋阴肾气、补虚清热等多种食疗保健功能。

米油可“代参汤”：粥油是熬制小米粥时产生的“一层皮”，是小米最精华的部分，主要功效是益气补脾。小孩子喝粥油可以治疗脾胃生发力弱导致的腹泻。

### · 不能完全拿小米当主食

小米中的蛋白质中缺少人体必需的赖氨酸，因此不能完全将其当成主食，应注意搭配，避免缺乏其他营养。建议在做饭时，可以搭配大米等做饭；产妇喝小米粥时，最好加1～2个鸡蛋来补充赖氨酸，也可以在小米粥中加一勺奶粉或者豆粉。

### · 抗衰老搭配

**增加蛋白质的吸收**

小米 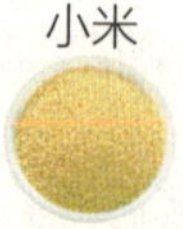 ＋ 蛋类 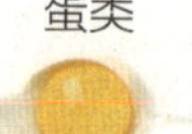 ＋ 核桃 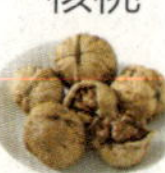

小米中的B族维生素可以提高蛋类蛋白质的吸收率

**保护眼睛和皮肤**

小米 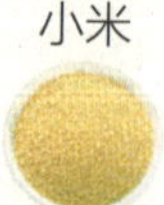 ＋ 黄豆 ＋ 菠菜 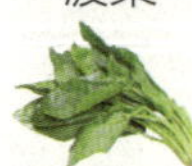

胡萝卜素与异黄酮共同作用，可保护眼睛和皮肤

## 金银饭

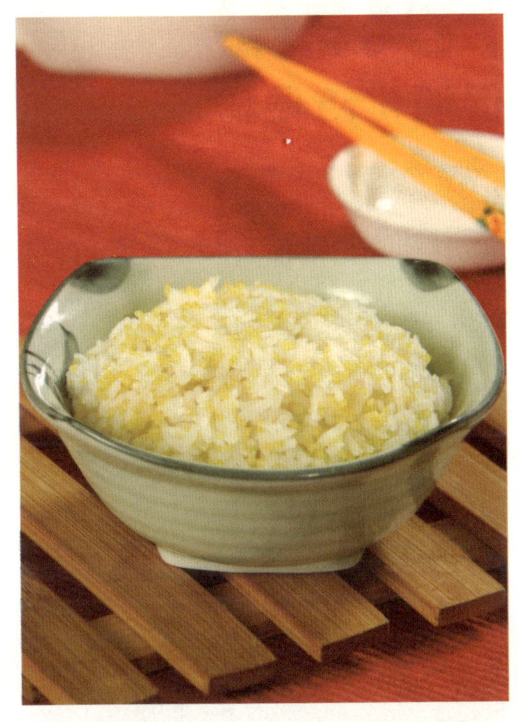

**材料** 大米75克，小米25克。

**做法**

1. 大米、小米分别淘洗干净。
2. 大米和小米一同倒入电饭煲中，加入适量清水，盖严锅盖，选择“蒸饭”选项后按下“定时”键，蒸至电饭煲提示米饭蒸好即可。

**功效** 补气养血、健脾养胃、滋养元气。

## 牛奶小米粥

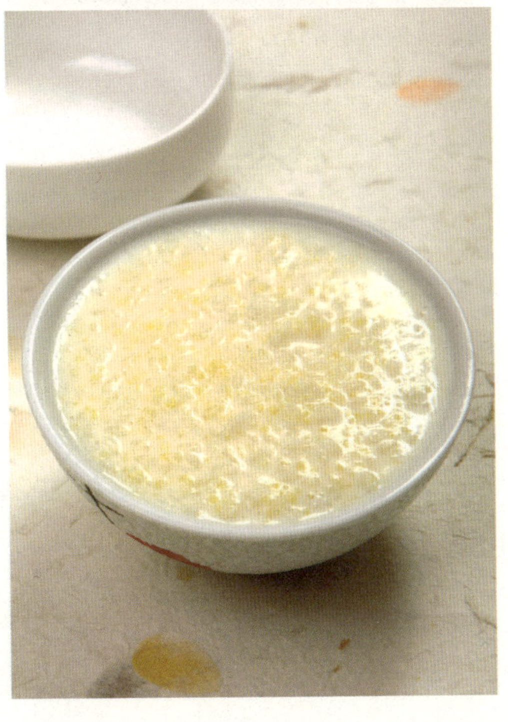

**材料** 大米、小米各30克，牛奶60克。

**做法**

1. 大米、小米分别洗净。
2. 锅置火上，倒入适量清水煮沸，分别放入大米和小米，煮至米粒开花，再倒入牛奶，并不停搅拌即可。

**功效** 健脾胃、补虚损，养心安神、促进睡眠。

**食用提醒**

气滞者及小便清长者最好不吃或少吃小米。淘洗小米时不要用手搓，也不要长时间浸泡或用热水淘米，以避免水溶性维生素流失。

# 酸奶

## 促消化防便秘

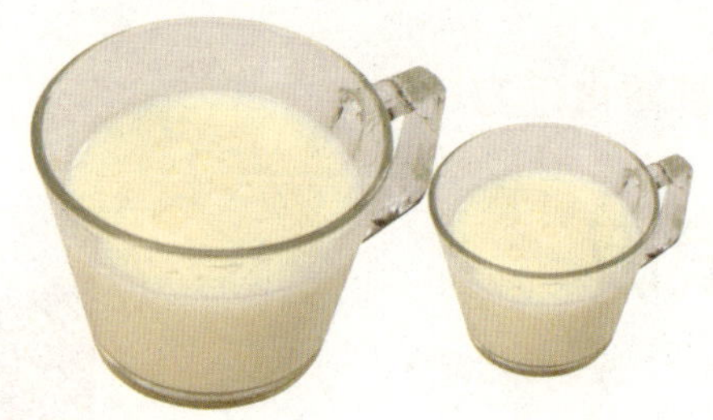

**性味归经：**味酸、甘，性平；归心、肺、胃经
**功效：**生津止渴、补虚开胃、润肠通便、滋润皮肤、降血脂、抗癌

酸奶中的乳酸能刺激人的消化腺分泌消化液，因而能增强人的消化能力，促进食欲。酸奶中含有大量的活性乳酸菌，不仅能促进胃肠蠕动，减少便秘的发生，还能使肠道的弱碱性环境转变成弱酸性环境，同时抑制肠道中腐败菌的生长和活动，从而减少肠道内的有害物质。

### · 酸奶功效多多

酸奶含有多种酶，促进消化吸收，可维护肠道菌群生态平衡，形成生物屏障，抑制有害菌对肠道的伤害。

### · 酸奶怎么食用效果更好

不宜空腹喝。因为适于乳酸杆菌存活的 pH 值是 4～5，空腹时，胃内的胃液浓度较高，pH 值为 1～3，酸性很强，此时饮用酸奶，其中的乳酸杆菌将被杀死，酸奶的保健作用下降。而在饭后，胃酸被食物稀释，pH 值上升到 3～5，适合乳酸菌的存活，可最大限度地保护乳酸杆菌通过胃到达肠道，发挥调节肠道菌群的作用。

不宜加热。酸奶一经加热，所含的大量活性乳酸菌便会被杀死，不仅丧失了它的营养价值和保健功能，也使酸奶的物理性状发生改变，形成沉淀，特有的口味也消失了。因此饮用酸奶不能加热，夏季饮用宜现买现喝，冬季可在室温条件下放置一定时间后再饮用。

**酸奶养肠胃方**

**助消化、通便**

把 1 个苹果切成小块，和 10 颗草莓拌在一起，再浇上 100 毫升酸奶。餐后作为点心食用，有开胃、助消化、通便的作用。

### · 抗衰老搭配

**保护心血管**：酸奶 + 荞麦 + 燕麦

酸奶和荞麦同食，可以降低胆固醇，降低血液黏稠度

**补充营养**：面包 + 酸奶 + 蓝莓

均衡营养，补充碳水化合物及矿物质

## 五谷酸奶豆浆

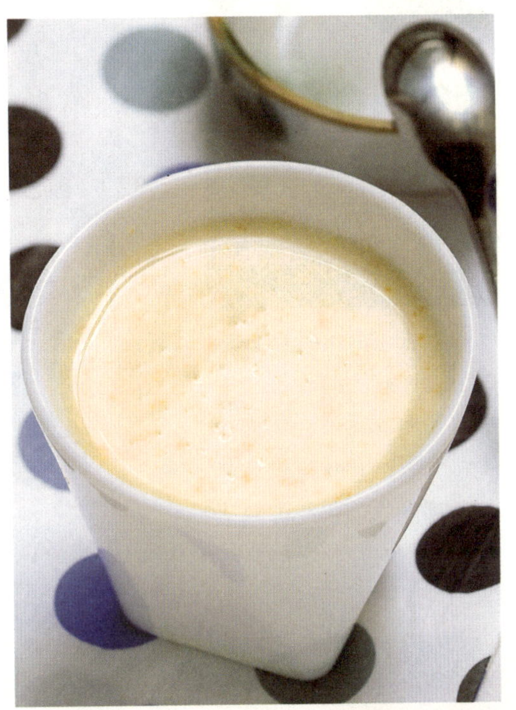

**材料** 黄豆50克，大米、小米、小麦仁、玉米各15克，酸奶200毫升。

**做法**

❶ 黄豆及小麦仁用清水浸泡8～12小时，洗净；大米、小米、玉米淘洗干净，用清水浸泡2小时。

❷ 将上述食材一同倒入全自动豆浆机中，加水至上、下水位线之间，按下“豆浆”键，煮至豆浆机提示豆浆做好，过滤后放凉，加入酸奶搅拌均匀即可。

**功效** 开胃，促进胃消化酶分泌；通润血脉，缓解腰痛，降脂强心，健脑防衰。

## 苹果酸奶饮

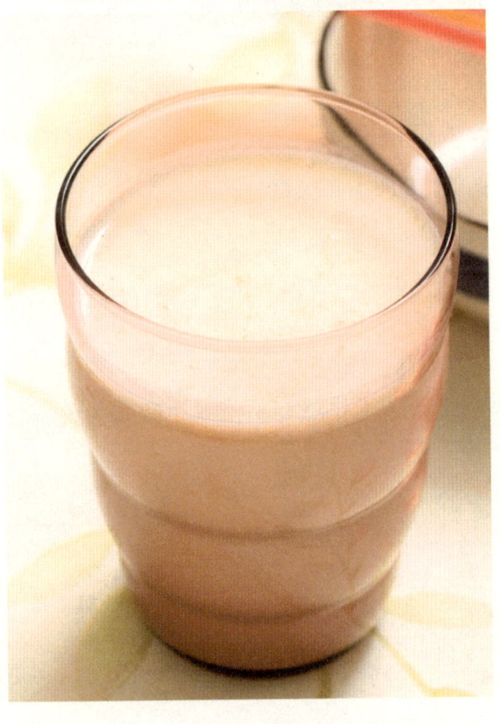

**材料** 苹果300克，酸奶300毫升，蜂蜜适量。

**做法**

❶ 苹果洗净，去皮、去核，切小块。

❷ 将苹果、酸奶放入果汁机中，打好后调入蜂蜜即可。

**功效** 促进消化、提高免疫力。

**食用提醒**

过量饮用酸奶，会使胃酸浓度增高，影响人的食欲和消化功能，也对身体不利，尤其是平时就胃酸过多、常常觉得脾胃虚寒、腹胀者，更不宜多饮。对健康的人来说，每天250克左右是比较合适的。

# 萝卜

## 顺气消食，除腹胀

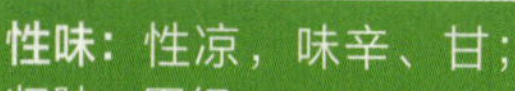

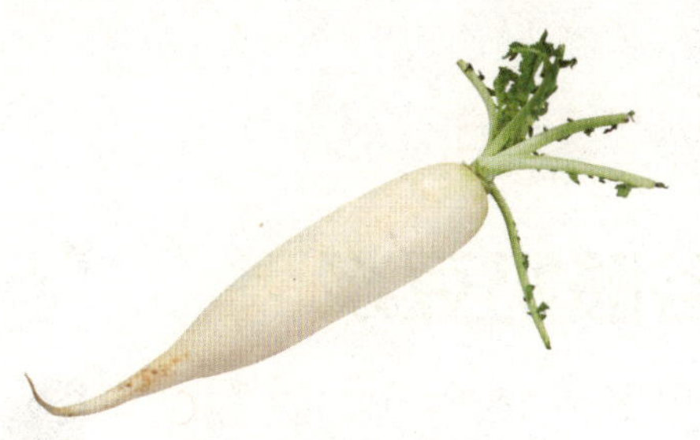

**性味：**性凉，味辛、甘；归肺、胃经
**功效：**顺气消食、降低血脂、软化血管

李时珍在《本草纲目》中提到，萝卜能“大下气、消谷和中、去邪热气”“萝卜化积滞，解酒毒，甚效”。现代研究表明，萝卜中的芥子油和纤维素可促进胃肠蠕动，有助于体内废物的排出。萝卜顺气消食，可避免食滞，适合热证引起的的消化不良。

### 萝卜养肠胃方

**调理小儿厌食**

蜂蜜萝卜汤：白萝卜50克，蜂蜜10毫升。白萝卜洗净后，切成细丝。锅内加清水烧开，放入萝卜丝，待煮沸后捞出萝卜，晾晒12小时。把晾干的萝卜丝放入锅内，加水用小火煮，边煮边搅拌。煮好后，凉温，加蜂蜜调匀即可。

### · 萝卜生吃、熟吃都有助消化

**榨汁：**将新鲜萝卜生吃或加醋泡酸，或榨汁喝，都可以促进消化。

**熟吃：**萝卜熟吃有益胃降气之效，将萝卜子、萝卜叶、老萝卜根等煎水服用，适合食滞腹胀之人。

### · 萝卜怎么吃可去胃火

萝卜1000克，切碎，捣烂，以洁净纱布包后绞汁。每次冷饮50毫升，慢慢含服。日饮5～6次，连服5～7天。适用于心胃火盛，脾胃不和，尤其适用于胃火导致的口疮。口疮治好后，仍宜经常饮服，次数可减少，有预防复发的作用。

### · 抗衰老搭配

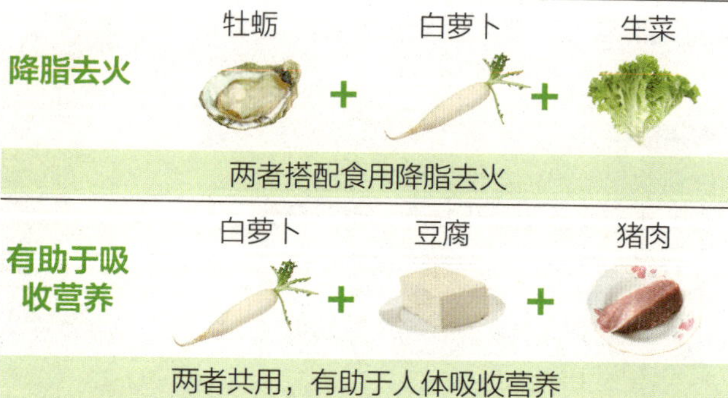

## 萝卜番茄汤

**材料** 萝卜250克，番茄150克，面粉适量。

**调料** 番茄酱50克，盐4克，鸡精2克，香油适量。

**做法**

1. 番茄洗净，切小块；萝卜去皮，洗净，切细丝。
2. 锅置火上，倒油烧热，放少许面粉炒成糊状，放番茄酱炒匀，待炒出红油时，加入萝卜丝翻炒片刻，倒入适量清水，大火烧开，转小火煮5分钟，下番茄块，煮沸后加盐、鸡精调味，淋入香油即可。

**功效** 加快胃肠蠕动，消食化滞。

**食用提醒**

由于萝卜性凉，脾胃虚寒或阴盛偏寒体质者不宜多食。

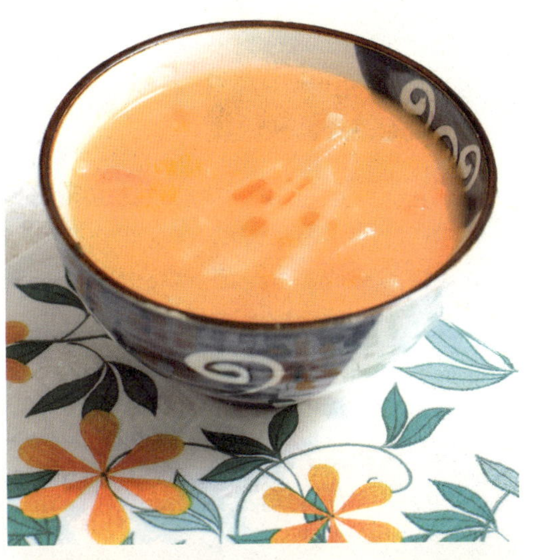

## 牡蛎萝卜丝汤

**材料** 白萝卜200克，牡蛎肉50克。

**调料** 葱丝、姜丝各10克，盐2克，香油适量。

**做法**

1. 白萝卜去根须，洗净，切丝；牡蛎肉洗净泥沙。
2. 锅置火上，加适量清水烧沸，倒入白萝卜丝煮至九成熟，放入牡蛎肉、葱丝、姜丝煮至白萝卜丝熟透，用盐调味，淋上香油即可。

**功效** 镇静安神、健脑益智、益胃生津、缓解疲劳、软坚散结、收敛固涩、生血养血、补钙。

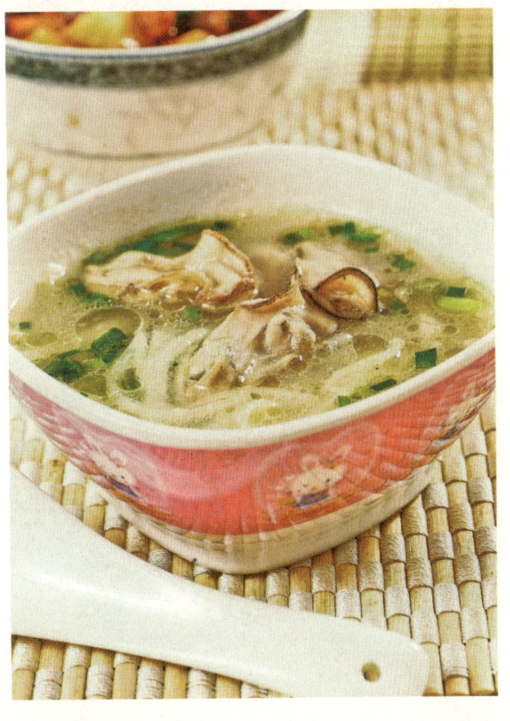

# 洋葱

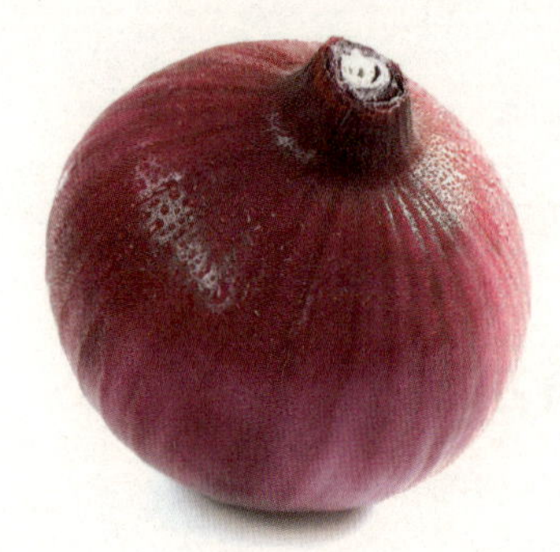

## 顺气消食，除腹胀

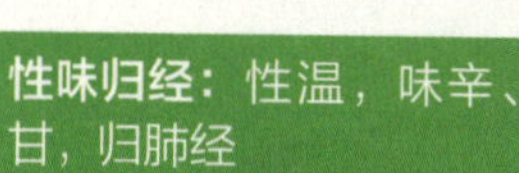

**性味归经：**性温，味辛、甘，归肺经

**功效：**利尿、祛痰、杀菌消炎、促进食欲、预防感冒

中医认为，洋葱具有提高胃肠道张力、促进胃肠蠕动的功效，有一定的开胃作用，对萎缩性胃炎、胃动力不足、消化不良等引起的食欲不振有明显效果。从营养学的角度来说，洋葱含有可降低胆固醇的含硫化合物，具有治疗消化不良、食欲不振等症的功效。

### · 洋葱选紫皮的，蒜素、槲皮素更多些

根据皮色，洋葱可分为白皮、黄皮和紫皮 3 种。从营养价值的角度评估，紫皮洋葱的营养更好一些。这是因为紫皮洋葱相对于其他两种洋葱味道更辛辣，这就意味着其含有更多的蒜素。此外，紫皮洋葱的紫皮部分还含有更多的槲皮素，具有较好的祛痰止咳平喘作用。

### · 不宜生吃洋葱，易致胀气

洋葱生吃的时候辛辣味比较重，容易刺激肠胃，损伤胃黏膜，对于已经罹患胃肠疾病的人来说会加重症状。因此，肠胃不好的人不宜生吃洋葱，如果一定要吃，可以加热后少量食用。

**洋葱养肠胃方**

**尿频**

取洋葱去皮，切小片，放入玻璃瓶中，倒入红葡萄酒，密封，放置 2~8 天。打开，用滤网过滤，将汁液装入瓶中，冷藏。每次饮用 20 毫升，一天 1 次。

### · 抗衰老搭配

**护肤、促进血液循环**

洋葱

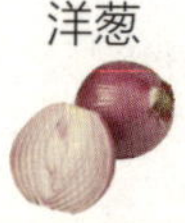

\+ 鸡蛋

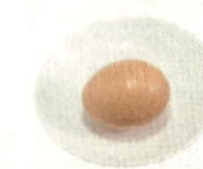

\+ 油菜

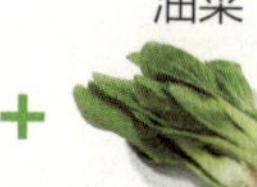

维生素 C 和维生素 E 有助于护心养肤

**减少脂肪吸收**

洋葱

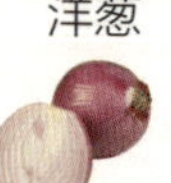

\+ 牛肉 + 猪肉

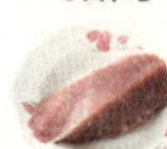

洋葱中的活性成分可以减少人体吸收牛肉中的脂肪和胆固醇

## 洋葱炒肉

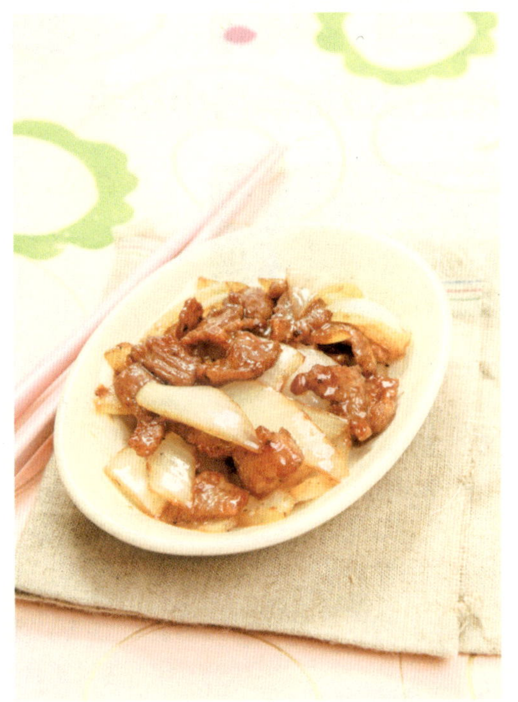

**材料** 洋葱200克，里脊肉250克。

**调料** 酱油、料酒、盐、淀粉、植物油各适量。

**做法**

1. 洋葱去掉老皮，洗净，用冷水泡10分钟，然后切成片。
2. 把里脊肉洗净，切成薄薄的小片，用酱油、淀粉、料酒腌10分钟左右。
3. 锅中倒入适量油，待油烧至八成热时，滑入肉片，迅速炒散，炒至肉片变色断生后加入洋葱翻炒，直到炒出香味，加入盐出锅即可。

**功效** 增加胃动力、提供能量。

## 洋葱番茄汤

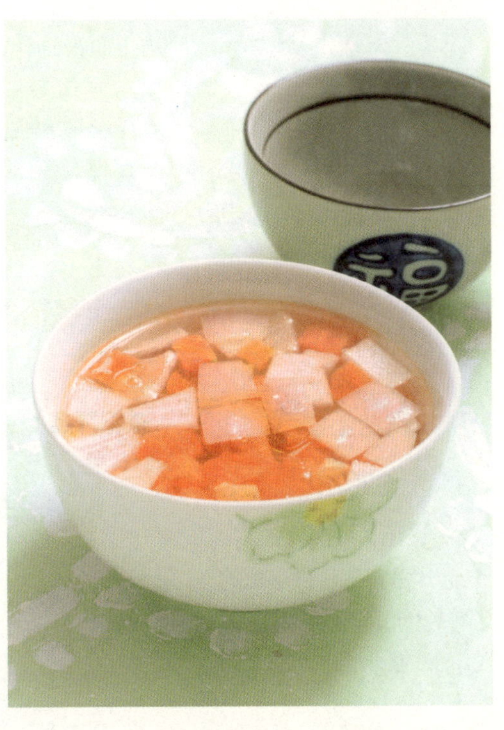

**材料** 番茄50克，洋葱100克。

**调料** 姜片、盐、香油各3克。

**做法**

1. 将番茄、洋葱分别洗净，切成小块备用。
2. 在煮锅中加入适量清水，放入姜片，大火煮沸后，放入番茄和洋葱块，继续煮沸后改小火煮15分钟。
3. 往煮锅中加入适量盐和香油调味即可关火。

**功效** 防治消化不良和食欲不振。

**食用提醒**

洋葱一次不宜食用过多，否则容易引起眼睛分泌物增多和发热。皮肤瘙痒性疾病、眼疾、胃病患者要少吃。洋葱辛温，热病患者应慎食。

# 香菇

## 增进食欲的养胃小帮手

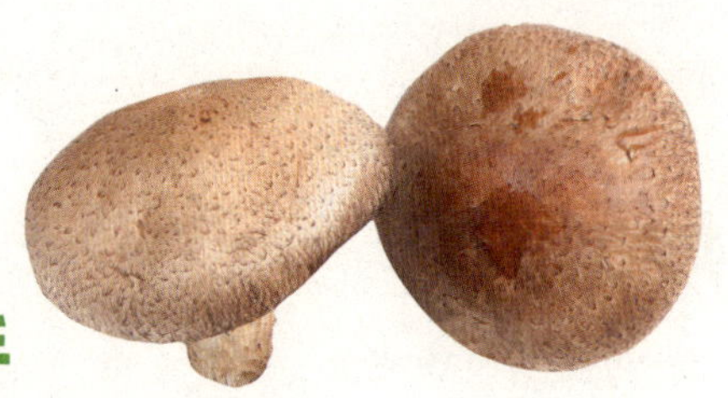

**性味：**性平，味甘；归脾、胃、肝经

**功效：**健脾益胃，增进食欲，益肾补虚，增强免疫力

中国不少古籍中记载香菇“益气不饥，治风破血和益胃助食”。香菇素有“山珍之王”之称，是高蛋白、低脂肪的营养保健食品，具有益气补虚、健脾胃，治疗皮肤病等多种功效，还可以治疗便秘。

### 香菇养肠胃二方

**开胃助食**

小米50克，香菇50克，先煮小米粥，取其汤液，再与香菇同煮为粥。本方大益胃气，适用于气虚食少的患者，且有开胃助食之功。

**促进消化**

香菇、油菜各20克，一起炒食，二者含丰富的膳食纤维，能够促进肠胃蠕动，促进消化。

### · 干香菇、鲜香菇做法大不同

1. **干香菇**适合做汤，尤其适合炖鸡、炖肉等，烹调前应先用热水适度泡发，释放出鲜味物质，但不要浸泡太久，以免营养流失，做汤时泡香菇的水一起加入可提升香菇的香味。

2. **鲜的香菇**可炒、煮汤、熬粥等，直接洗净烹调即可。

### · 香菇是日常食用佳品

《本草求真》言香菇"大能益胃助食，及理小便不禁"。香菇味美清香，可口宜人，可增进食欲，促进消化，为日常食用佳品。

香菇含有的核酸类物质，可降低血液中的胆固醇，防止血管硬化，降低血压，对高脂血症患者尤宜。

香菇多糖可以通过增强机体抵抗力和免疫力，或作为干扰素诱导剂发挥抗肿瘤作用，肿瘤病人食之甚宜。

### · 抗衰老搭配

**减脂降压**

香菇 + 木瓜 + 油菜

三者同食有很好的减脂降压功效

**营养好吸收**

香菇 + 豆腐 + 鸡肉

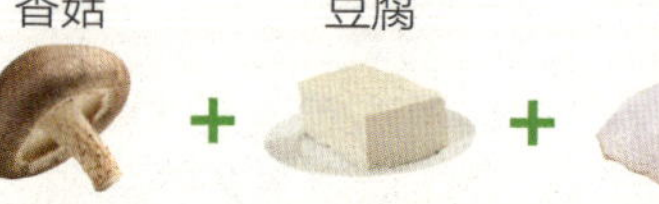

有利于脾胃虚弱、食欲不振者更好地吸收营养

## 板栗炒香菇

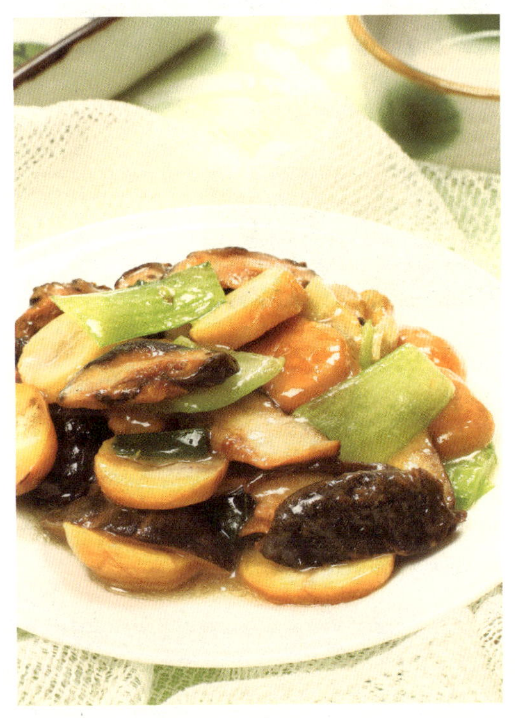

**材料** 水发香菇片200克，板栗肉100克，油菜段50克，鸡蛋1个。

**调料** 葱花、姜片、蒜片、淀粉各5克，高汤20克，盐4克，水淀粉15克，胡椒粉、香油各少许。

**做法**

1. 水发香菇片用鸡蛋液、淀粉拌匀。
2. 板栗肉洗净，切片，放入开水中煮至六成熟，捞出，沥干。
3. 油锅烧热，下香菇片滑油至微黄，盛出。原锅倒油烧热，放板栗片、油菜段、香菇片、葱花、姜片、蒜片炒几下，加高汤烧开，放盐、胡椒粉调味，用水淀粉勾薄芡，淋上香油即可。

**功效** 补中益气，健脾开胃。

## 香菇扁豆

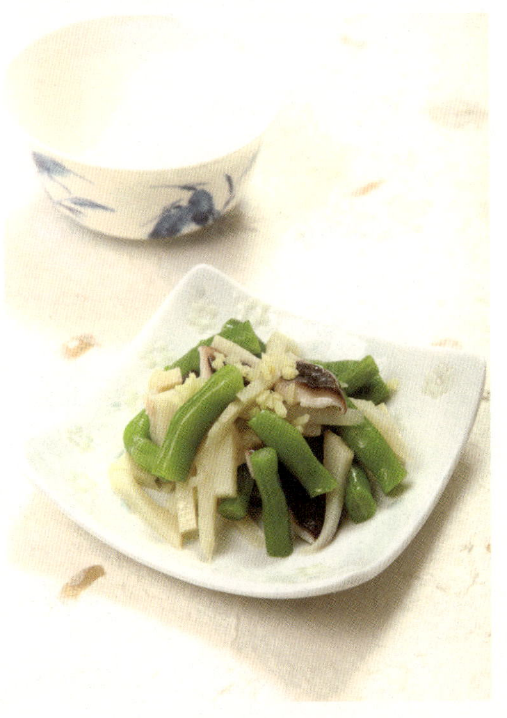

**材料** 鲜香菇50克，冬笋丝25克，鲜扁豆段100克。

**调料** 鸡精1克，料酒10克，姜末5克，盐2克。

**做法**

1. 香菇去蒂，洗净，切成两半；扁豆段放入沸水中焯一下，捞出沥干。
2. 锅内放入适量油，待油热后，放姜末爆香，放入香菇、冬笋丝、扁豆段，翻炒至扁豆变色，放入少量水、盐、料酒，小火焖至汤汁收尽，加鸡精调味即可。

**功效** 健脾胃，增进食欲，消暑清口。

**食用提醒**

香菇中含有丰富的嘌呤，痛风病人不宜多食用。

# 猴头菇

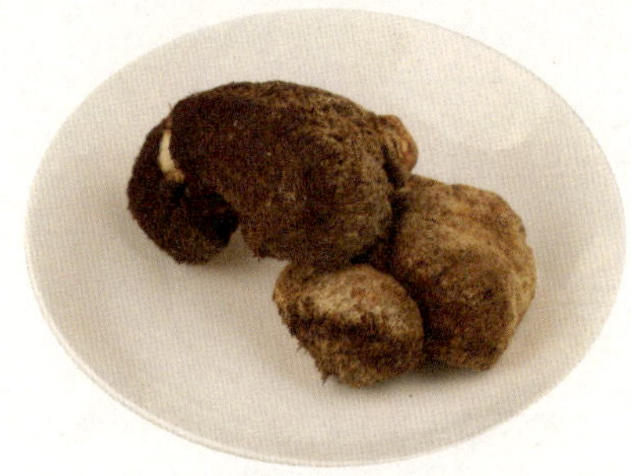

## 养胃、助消化

**性味归经：**性平，味甘，归脾、胃经
**功效：**促进脑神经细胞生长和再生，提高免疫力

中医认为，猴头菇性平味甘，有助消化、健胃养胃、滋补养身等功效，特别适合肠胃不好的人。猴头菇中的膳食纤维、矿物质等成分，可以保护胃黏膜，润肠通便。

### · 发挥猴头菇的养胃功效需注意以下两点

**浸泡去苦味：**猴头菇有微微的苦味，烹调前用淡盐水浸泡 1 小时，能减轻这种苦味。

**烹调软烂：**在烹调猴头菇时，要把它烹调得很软烂，营养才能更好地被人体吸收。

### · 猴头菇汤，养胃的第一汤

猴头菇与熊掌、海参、鱼翅同列“四大名菜”，营养价值非常高。用猴头菇煲汤，不但营养滋补，还能预防消化不良。猴头菇汤还有补虚作用，可用于慢性胃炎、胃癌术后（猴头菇含有多糖体、多肽类及脂肪物质，可以帮助胃癌、食管癌病人应对病魔）。用新鲜猴头菇 50 克，加水煮汤代茶饮服，每日 1 剂，连用一段时间。

#### 猴头菇养肠胃二方

**消化不良**

取猴头菇 60 克，黄酒 30 毫升。将猴头菇洗净，浸软，切片，煎成汤，以黄酒作引食用。

**防治胃病**

取猴头菇泡软，切片；乌鸡洗净，切块。将猴头菇和乌鸡放入锅中炖 1 小时，至熟即可。

### · 抗衰老搭配

**降脂、平稳血糖**

猴头菇 + 玉米 + 胡萝卜

搭配食用，具有降脂、防治动脉硬化的功效

**减肥降脂**

猴头菇 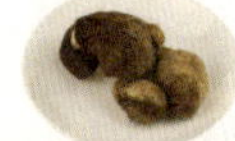 + 油菜 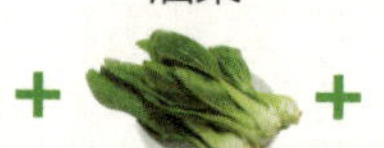 + 西蓝花 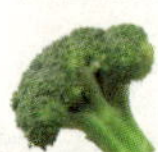

富含膳食纤维，能够促进肠胃蠕动，加速胆固醇的分解和排泄

· 养脾胃食疗方

## 黄豆猴头菇鸡汤

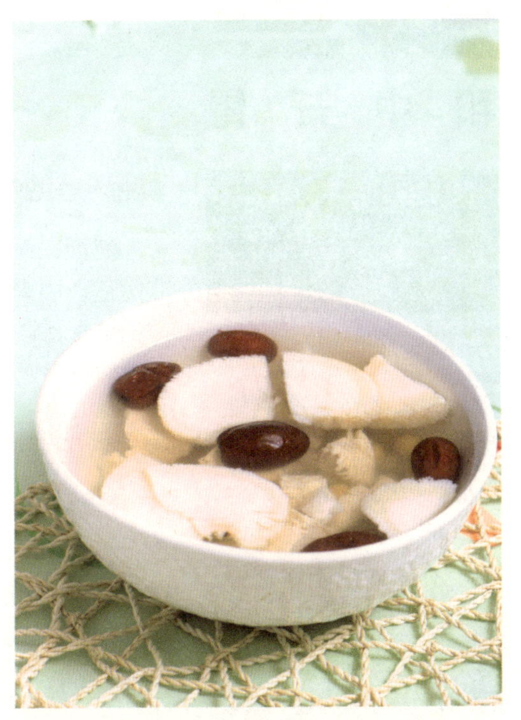

**材料** 鸡肉250克，黄豆40克，猴头菇30克，茯苓15克，红枣5枚。

**调料** 盐2克。

**做法**

1. 鸡肉洗净后切块；黄豆清水浸泡，洗净；猴头菇用温水泡软之后切成薄片；茯苓、去核红枣分别洗净。
2. 将上述材料放进砂锅内，加清水，大火煮沸后改用小火煮 1 小时，以黄豆软烂为度，加盐调味即可。

**功效** 改善消化不良。

## 鲍汁猴头菇

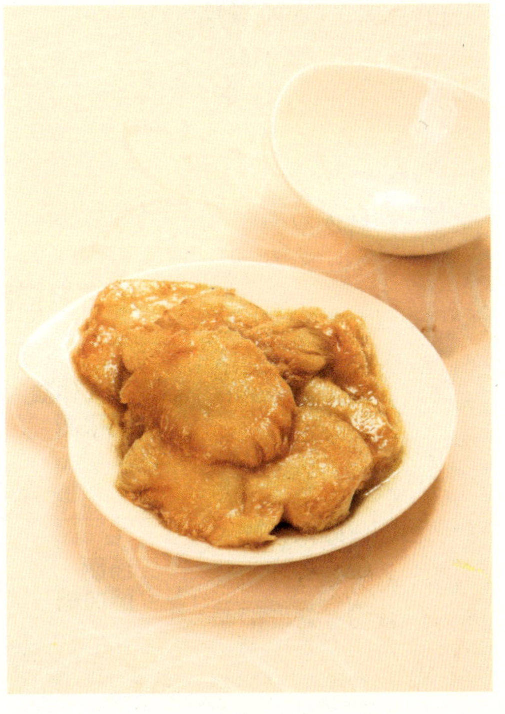

**材料** 发好的猴头菇200克，鲍汁30克。

**调料** 生抽、蚝油、白糖各5克，盐2克，植物油适量。

**做法**

1. 将发好的猴头菇洗净切片；将蚝油、白糖、生抽、盐加少许水调成味汁。
2. 锅内倒油烧热，将菇片煎黄，烹味汁烧入味，待菇片变软时，放鲍汁即可。

**功效** 养胃、利五脏。

**食用提醒**

对菌类食品过敏者忌食。霉烂变质的猴头菇是不能吃的，容易中毒。

# 鲫鱼

## 和中开胃

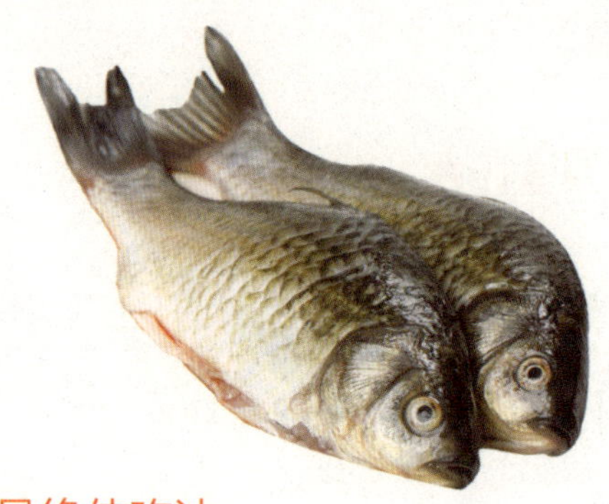

**性味归经：**性平，味甘，入脾、胃、大肠经

**功效：**健脾和胃，利水消肿，滋养通乳，活血通络

民间有“鱼生火”的说法，但鲫鱼是个例外。据《本草纲目》记载：“诸鱼属火，唯鲫鱼属土，故能养胃。”因为脾也属土，所以鲫鱼能够补脾。鲫鱼含优质蛋白质，易消化吸收，经常食用可补充营养，增强抗病能力，更是肝肾疾病、心脑血管疾病患者补充蛋白质的最佳选择。

### 鲫鱼养肠胃方

**脾虚**

活鲫鱼2条，糯米60克，藕粉5克，葱白、生姜各3克，盐适量。将鲫鱼去鳞、鳃及内脏，洗净，与糯米同入锅中煨至烂熟。生姜和葱白切成碎末，放入鱼汤中煮沸5分钟，最后加入藕粉、盐，稍煮即成。

### · 炖汤是绝佳吃法

**炖汤：**鲫鱼豆腐汤是民间常用的最佳吃法之一，非常适合中老年人、病人和虚弱者食用。民间还常给产妇炖食鲫鱼汤，既可以补虚，又有通乳催奶的作用，非常值得推广。

### · 洗鲫鱼要去掉咽喉齿

洗鲫鱼时，人们都知道刮鳞、抠鳃、去脏，却很少有人会去掉其咽喉齿（位于鳃后咽喉部的牙齿），这样做出来的鲫鱼汤，其汤汁味道就欠佳，且有较重的泥腥味。因此，鲫鱼下锅前最好是去掉其咽喉齿。

### · 抗衰老搭配

| | | | | | |
|---|---|---|---|---|---|
| 调节人体酸碱平衡 | 鲫鱼 | + | 豆腐 | + | 娃娃菜 |
| 搭配可调节人体酸碱平衡 | | | | | |
| 通便，降血糖 | 鲫鱼 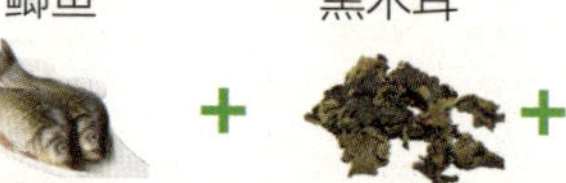 | + | 黑木耳 | + | 萝卜 |
| 三者同食能润肠通便，预防糖尿病慢性并发症 | | | | | |

## 鲫鱼冬瓜汤

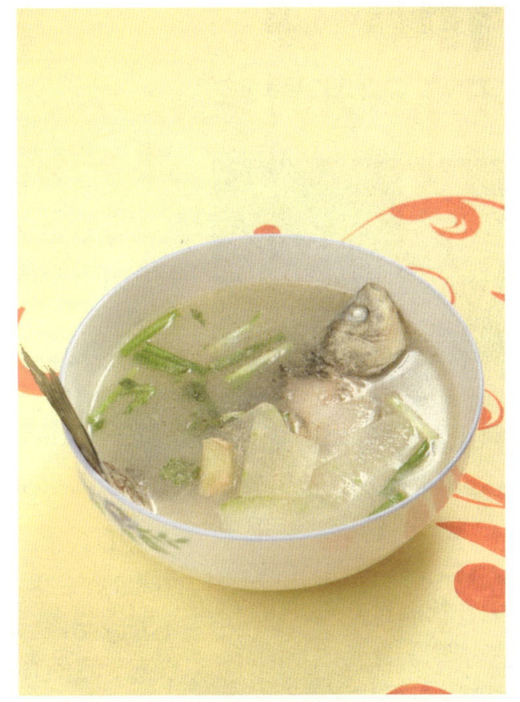

**材料** 鲫鱼1条，冬瓜300克。

**调料** 盐、胡椒粉各3克，葱段、姜片、清汤、料酒各适量，香菜末少许，植物油适量。

**做法**

1. 将鲫鱼处理干净，洗净沥干；冬瓜去皮、去瓤，切成大片。
2. 锅置火上，放油烧至六成热，放入鲫鱼煎至两面金黄出锅。
3. 锅内留底油烧至六成热，放姜片、葱段煸香，放入鲫鱼、料酒，倒入适量清汤大火烧开，开锅后改小火焖煮至汤色乳白，加冬瓜煮熟后，加盐、胡椒粉，撒香菜末即可。

**功效** 补中益气、健脾化湿。

## 豆浆鲫鱼汤

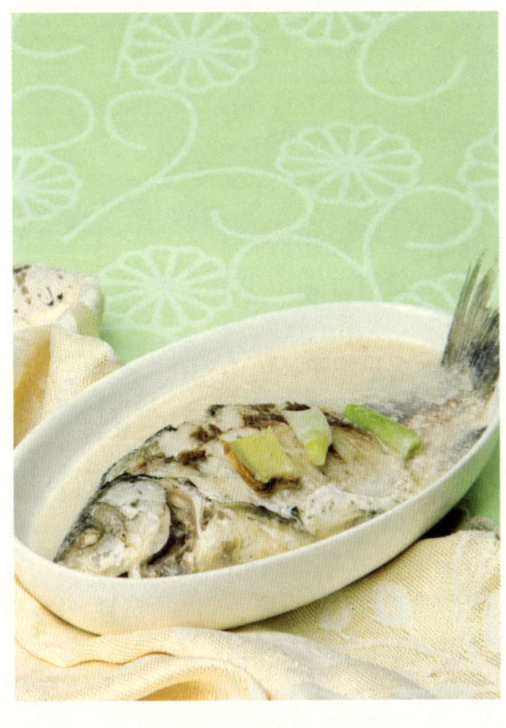

**材料** 豆浆500毫升，鲫鱼1条（约400克）。

**调料** 葱段、姜片各15克，盐3克，料酒、植物油各适量。

**做法**

1. 鲫鱼去鳞，除鳃和内脏，去掉腹内的黑膜，清洗干净。
2. 锅置火上，倒油烧至六成热，放入鲫鱼两面煎至微黄，下葱段和姜片，淋入料酒，加盖焖一会儿，倒入豆浆，加盖烧沸后转小火煮30分钟，放盐调味即可。

**功效** 化痰止咳、预防感冒。

**食用提醒**

鲫鱼细刺较多，老年人和儿童须慢一点儿吃，并耐心剔除鱼刺。

# 橘子

## 不亚于开胃菜

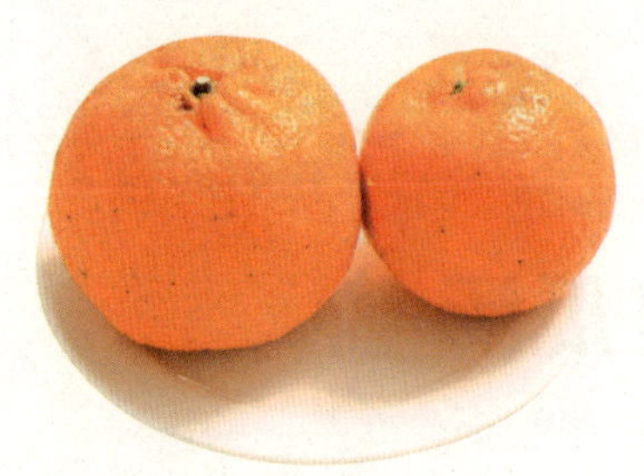

**性味归经：** 性温，味甘、酸；归肺、胃经

**功效：** 促进胃液分泌、增进食欲；抑制乳酸形成，改善疲劳；富含膳食纤维，预防便秘。

中医认为，橘子具有开胃理气、生津止渴、化痰止咳的功效，适用于脾胃气滞，胸腹满闷，呕逆少食，口中干渴，肺热咳嗽及饮酒过度等。《日华子本草》言其“止消渴，开胃，除胸中膈气”。

### · 橘皮、橘肉功效大不同

橘皮苷可以增强毛细血管的韧性，降低血压，扩张冠状动脉，预防血脂异常并发冠心病和动脉粥样硬化。

橘肉含有丰富的膳食纤维，可以促进排便；富含的维生素 C 具有美容作用，柠檬酸可帮助消除疲劳。

### · 橘子怎么食用不伤胃

橘子营养很丰富，1 个橘子就几乎满足人体每天所需的维生素 C，但橘子多食会“上火”，所以，橘子不宜多吃，一天以 1 ~ 3 个为佳。另外，橘子果肉中含有一定的有机酸，会刺激胃黏膜，所以最好不要空腹吃。

### 橘子养肠胃二方

**肠胃不适**

橘子 1 个用水浸泡去酸味，然后带皮切成 4 瓣，加水用小火煮 20 分钟，捞出橘子，兑入 50 毫升蜂蜜代茶饮。

**慢性胃炎**

干橘皮 30 克，炒后研末，每次取 6 克，加白糖适量，空腹温水冲服。

### · 抗衰老搭配

**保持血管年轻**：橘子 + 番茄 + 茄子

富含 β - 胡萝卜素及维生素 C，可降低胆固醇

**抗氧化、抗衰**：玉米 + 橘子 + 雪梨

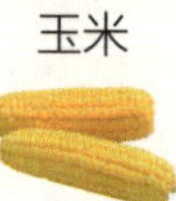

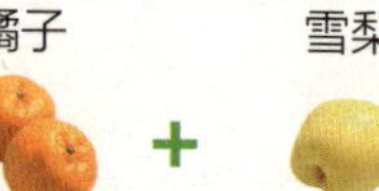

补充维生素 C、维生素 E，有较强的抗氧化作用

## 胡萝卜橘子汁

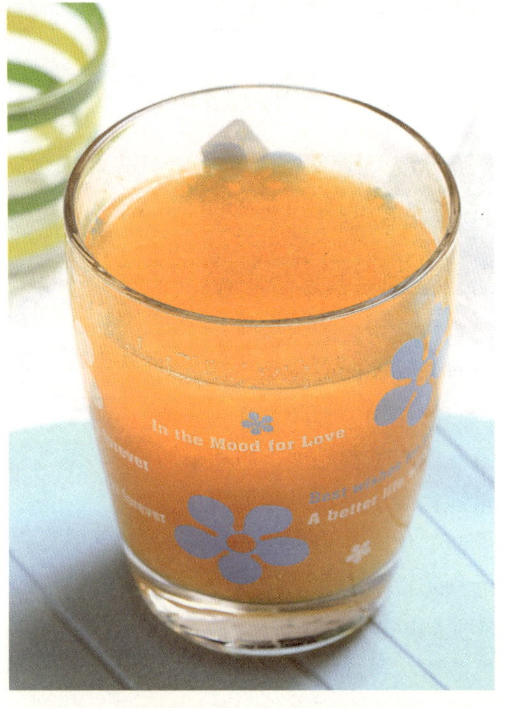


**材料** 胡萝卜100克，橘子100克，蜂蜜适量。

**做法**

❶ 胡萝卜削皮，切成小条；橘子剥皮，去子。

❷ 胡萝卜条、橘子瓣和蜂蜜一起放入全自动豆浆机中加适量凉饮用水，按下“果蔬汁”键，待豆浆机提示做好后，倒入杯中即可。

**功效** 胡萝卜橘子汁中含有多种抗癌成分，有助于预防胃癌。

## 西瓜橘子番茄汁

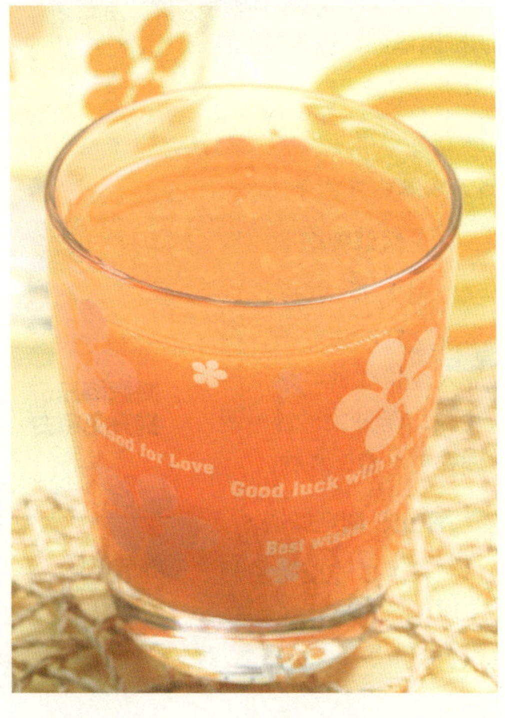

**材料** 橘子80克，番茄50克，西瓜80克，蜂蜜适量，柠檬60克。

**做法**

❶ 橘子去皮、去子；番茄洗净，去皮，切小块；西瓜、柠檬去皮、去子，切块。

❷ 将橘子、番茄、西瓜、柠檬倒入全自动豆浆机中，按下“果蔬汁”键，待豆浆机提示做好后，倒入杯中，加入蜂蜜搅匀即可。

**功效** 增强抵抗力、助消化。

**食用提醒**

1.食用橘子时不宜撕去橘络，因其能使血管保持正常的弹性和密度，减少血管壁的脆性和渗透性。

2.一次不宜吃过多的橘子，否则会出现咽喉肿痛、牙龈肿痛等上火症状。

# 木瓜

## 助消化，预防胃病

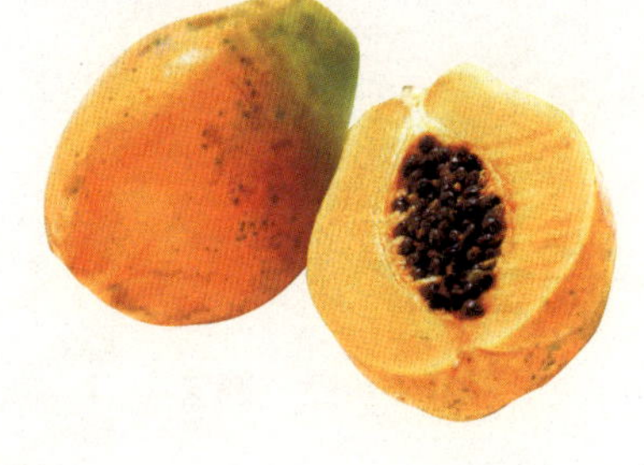

**性味：** 性温，味甘、酸；归肝、脾经
**功效：** 健胃消食、滋补催乳、舒经活络

木瓜所含的木瓜酵素具有促进人体分解肉类蛋白质的作用。因此，在大量食用肉类食品后，应适量地食用木瓜，以帮助胃肠道消化肉类蛋白质，从而预防胃溃疡、消化不良等疾病的发生。同时，木瓜酵素和蛋白酶通过分解脂肪，能及时把多余的脂肪排出体外，达到减肥的目的。

### · 番木瓜与宣木瓜功效各不同

番木瓜与宣木瓜不同，番木瓜为消食健胃化积之食物，而宣木瓜则为舒筋活络、和胃化湿之药物，二者效用不同，使用时应予注意。治病多采用宣木瓜，且其不宜鲜食，而番木瓜可以生吃，也可作为蔬菜和肉类一起炖煮。

### · 木瓜怎么吃可助消化

饭后吃少量木瓜，可以帮助肠道消化难以吸收的肉类，很好地预防胃溃疡、肠胃炎、消化不良等疾病。慢性肝病患者常有食欲减退、饭后饱胀不适等消化功能减退的表现，常食木瓜有助于改善这些症状。

### 木瓜养肠胃二方

**缓解脾虚**

用木瓜30克、粳米100克，共煮粥，再加入适量红糖。每日早晚服，连服数日，可调理脾虚水滞、水肿。

**驱虫、调理肠道**

将木瓜连皮带子晒干研粉，可驱虫（如绦虫、蛔虫等）。

### · 抗衰老搭配

**减脂降压、提升免疫力**

香菇 + 木瓜 + 鲫鱼

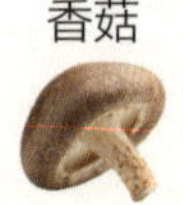

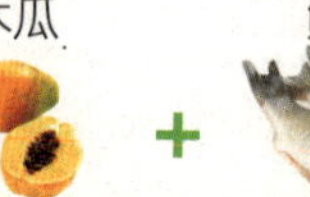

保肝和胃，并有助消化的作用

**养肺滋阴、润肤养颜**

莲子 + 银耳 + 木瓜

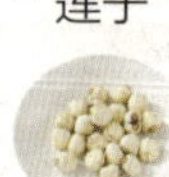

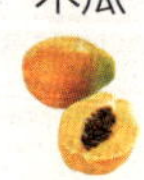

养阴养肺、润肤养颜、清心润燥、健胃益脾

## 木瓜蒸燕窝

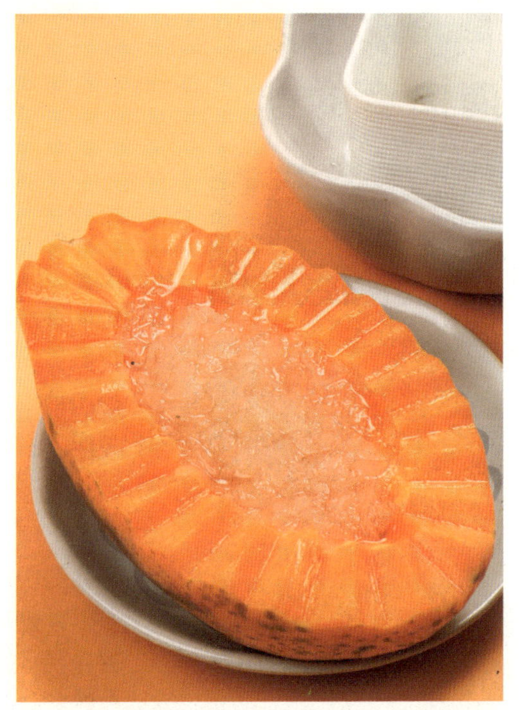

**材料** 木瓜1个（中等大小），燕窝10克。

**调料** 冰糖5克。

**做法**

1. 燕窝用温水泡发，拣去杂质、绒毛，用清水洗净。
2. 冰糖用少许温水化开，木瓜洗净，从中间切成两半，去子。
3. 木瓜切口朝上放在蒸盘中，放入燕窝和冰糖水，送入烧开的蒸锅蒸至燕窝软糯即可。

**功效** 美容养颜、健脾和胃。

## 凉拌木瓜

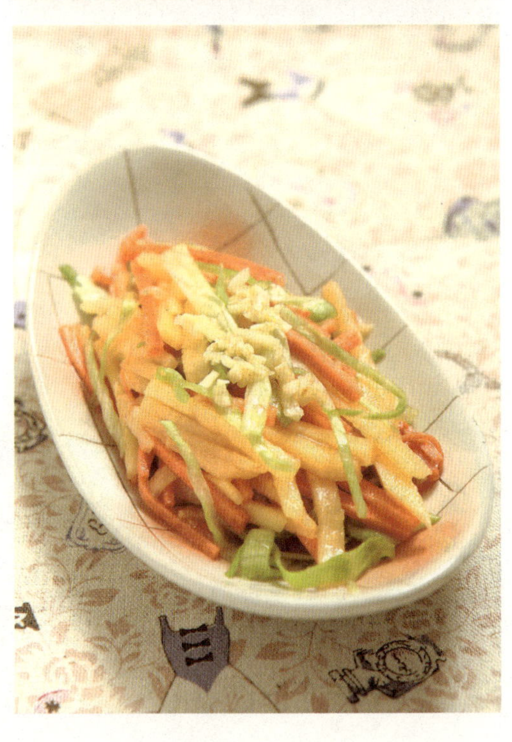

**材料** 青木瓜丝100克，胡萝卜、生菜各25克，柠檬汁10克。

**调料** 蒜蓉、盐、醋、鸡精各适量，香油4克。

**做法**

1. 胡萝卜洗净，去皮，切丝；生菜洗净，切丝。取碗，加蒜蓉、盐、醋、柠檬汁、香油和鸡精制成调味汁。
2. 取盘，放入青木瓜丝、胡萝卜丝和生菜丝，淋上调味汁即可。

**功效** 缓解食欲减退、饭后饱胀不适等。

**食用提醒**

木瓜最好生吃，熟吃会失去一些营养成分。不过，木瓜中含有的番木瓜碱对人体有小毒，所以每次不宜多吃，对番木瓜碱过敏的人应慎食。

# 山楂

## 消肉食的佳品

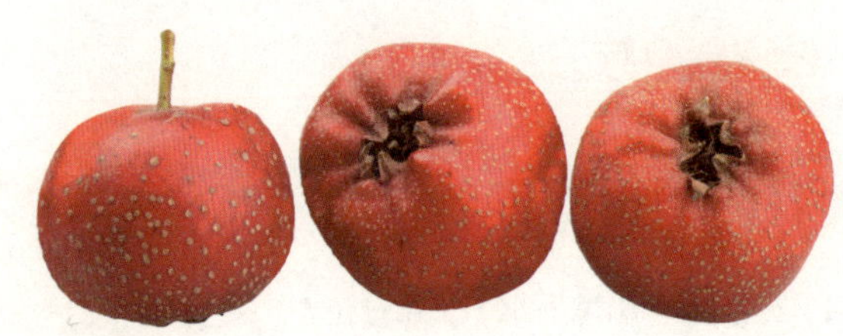

**性味归经：**性微温，味酸、甘；归脾、胃、肝经
**功效：**消食健脾、行气散瘀、收敛止痢

中医认为，面（吃多了）消食用麦芽，米（吃多了）消食用稻芽，肉（吃多了）消食用山楂。《本草纲目》上说：“凡脾弱食物不克化，胸腹酸刺胀闷者，于每食后嚼二三枚，绝佳。”现代药理学研究证实，山楂含山楂酸、解脂酶，入胃后，能增强酶的作用，促进肉食消化。

### 山楂养肠胃二方

**肉食不化**

取山楂或山楂饼适量嚼食或将醋适量温热后服用。也可将山楂适量，榨汁一杯饮用。

**伤食腹泻**

把山楂去核炒焦，研成细末，加糖少许，用沸水冲调饮服，每次6克。

### · 生、炒山楂功效各不同

**生山楂：**富含黄酮类，能扩张血管，增加冠状动脉血流量，降低血压、血脂。生山楂应少吃（因为生山楂中所含的鞣酸与胃酸结合很易形成胃石，人体难以消化掉），多用于泡饮。

**炒山楂：**黄酮类、有机酸稍有减量，可缓和对胃的刺激性，善于消积化食，用法上多水煎。

### · 山楂怎么泡水不伤胃

怎样喝山楂茶，才能既达到降血脂的目的，又不至于喝出胃病呢?

首先要坚持每天饮用，日久天长才能达到降血脂、软化血管的作用。推荐每天使用的山楂剂量是25克。如果山楂茶中配上可降压的决明子，效果会更好。

### · 抗衰老搭配

| 功效 | | | | | |
|---|---|---|---|---|---|
| 保护心血管 | 山楂 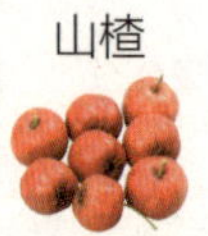 | + | 杭菊 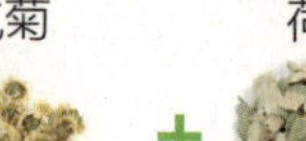 | + | 荷叶 |
| 补充抗凝血、扩血管作用的黄酮类化合物 | | | | | |
| 降低血液黏稠度 | 山楂 | + | 核桃 | + | 葡萄 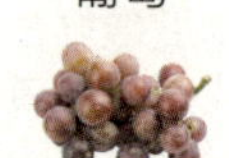 |
| 活血化瘀、止痛 | | | | | |

· 养脾胃食疗方

## 橘皮山楂粥

**材料** 山楂50克，鲜橘皮15克，桂花2克，大米50克。

**调料** 红糖、白糖各10克。

**做法**

1. 将新鲜橘皮用清水反复清洗，切成豌豆大小的丁儿。
2. 山楂洗净后去核、切成薄片，与桂花、橘皮、大米一起放入锅内，加适量水，大火煮沸后改用小火熬煮20分钟，加入白糖、红糖继续煮至大米熟烂即可。

**功效** 增食欲，助消化，健脾暖胃。

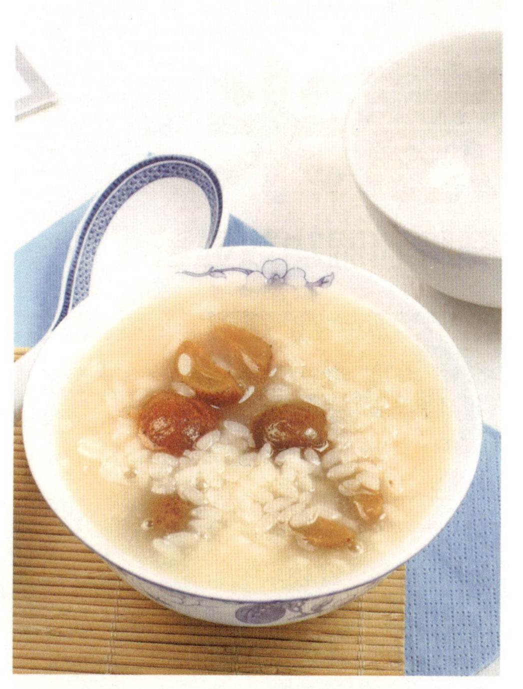

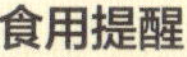

**食用提醒**

山楂可促进胃酸的分泌，不宜空腹吃，胃病患者尤其要注意，胃动力差者也不宜多吃。

## 核桃山楂饮

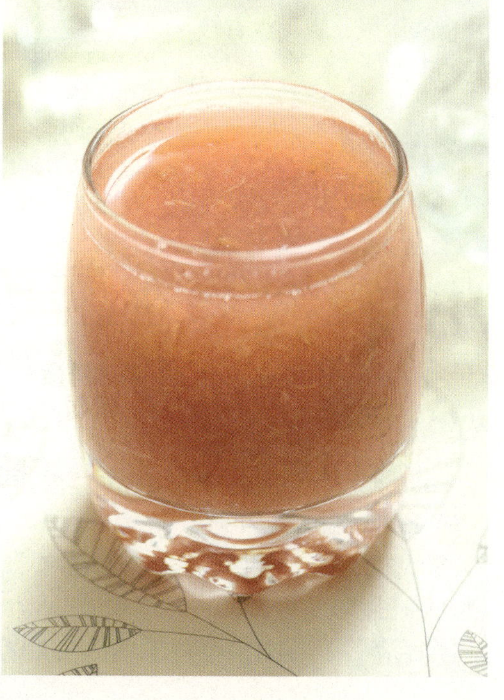

**材料** 核桃仁150克，山楂50克。

**调料** 白糖适量。

**做法**

1. 核桃仁加水少许，打成浆，装入容器中，再加适量凉开水调成稀浆汁。
2. 山楂去核，切片，加水500毫升煎煮半小时，滤出汁备用；再加水煮，取汁，两次的汁合并，重置火上，加入白糖搅拌，待化开后，再缓缓倒入核桃仁浆汁，边倒边搅匀，烧至微沸即可。

**功效** 开胃，促进胃消化酶分泌；通润血脉，缓解腰痛，降脂强心，健脑防衰。

# 健脾养胃明星食物

## 薏米

### 健脾利湿功效显著

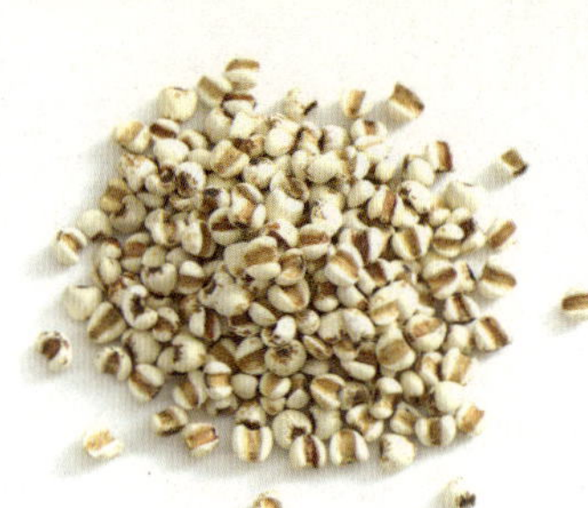

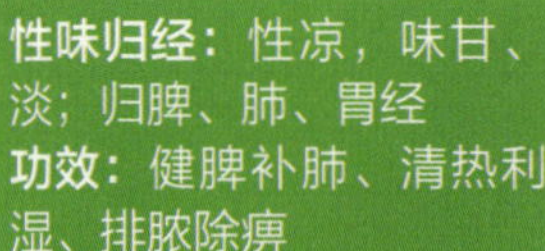

**性味归经：**性凉，味甘、淡；归脾、肺、胃经
**功效：**健脾补肺、清热利湿、排脓除痹

体质较弱、气虚汗出、脾胃不和的亚健康状态者，可每天在粳米中加入薏米一同熬煮食用。对于癌症患者术后体虚或放、化疗后致白细胞下降及食欲不振、腹泻也有较好的疗效。

**薏米养肠胃二方**

**助消化**

薏米、大麦芽各12克，两味炒焦后水煎取汁。此为一日量，分早、晚2次服用。本方消食止泻。

**排毒祛湿**

薏米、南瓜各50克先煮至熟烂，再加入牛奶100克，拌匀即可食用，可美容养颜、排毒祛湿。

### · 生、炒薏米功效各不同

**炒薏米：**更利于健脾益胃，多用治脾虚泄泻。将炒熟后的薏米磨碎，每天服薏仁粉，不仅可以美白，还可以清热排脓，非常适合面部黑斑、皮肤粗糙、扁平疣、疱疹患者。

**生薏米：**生薏米可与杂粮和豆类一起熬粥食用，有利尿除湿的功效，还能美容养颜、消除脂肪及减轻体重，尤其适合肥胖者。

### · 薏米怎么食用不伤胃

将炒过的薏米当茶来泡水喝，或者将生的薏米煮水喝，可促进体内血液和水分的新陈代谢，更有利于肠胃的吸收，身体常觉疲倦没力气的人，可以多吃。

### · 抗衰老搭配

**调理脾胃虚弱**

薏米 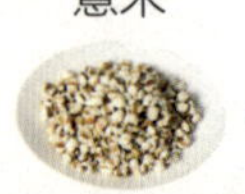 + 红豆 + 芡实

适宜调理痰湿内阻造成的脾胃虚弱

**健脾益气**

薏米 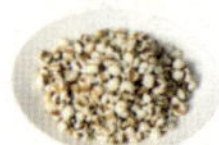 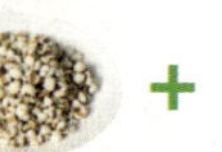 + 山药 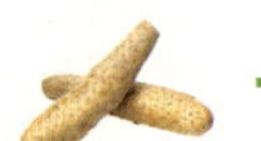 + 红枣 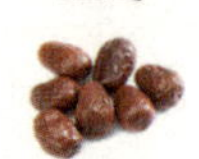

补气健脾，缓解身体疲倦无力、脾胃虚弱等

## 冬瓜薏米鸭肉汤

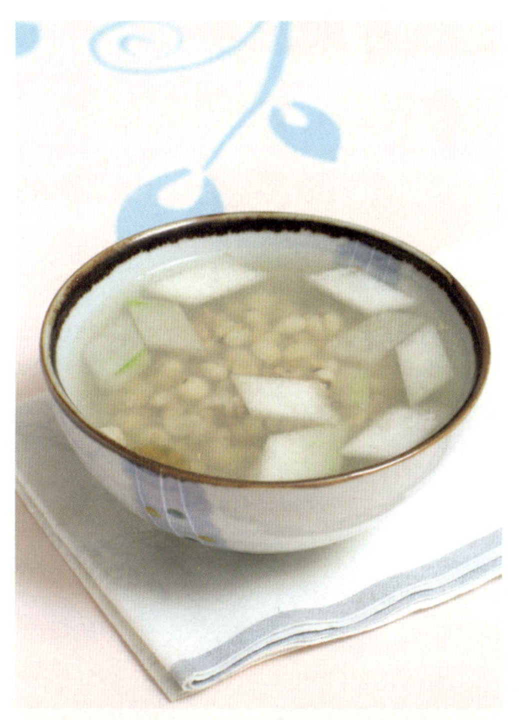

**材料** 鸭肉末100克，冬瓜片200克，薏米50克。

**调料** 盐3克，鸡精1克，香油、高汤各适量。

**做法**

1. 薏米洗净，浸泡2小时。
2. 砂锅置火上，倒入高汤，下入薏米，大火煮沸，转小火煮30分钟，倒入冬瓜煮至入味，放入鸭肉末稍煮，加盐、鸡精调味，淋入香油即可。

**功效** 清热祛湿，滋养胃阴，缓解口干、心烦。

**食用提醒**

薏米的米质较硬，烹调前需要用水浸泡。最好将泡米水与米一起下锅同煮，以免薏米所含营养物质流失。

## 莲子薏米甜汤

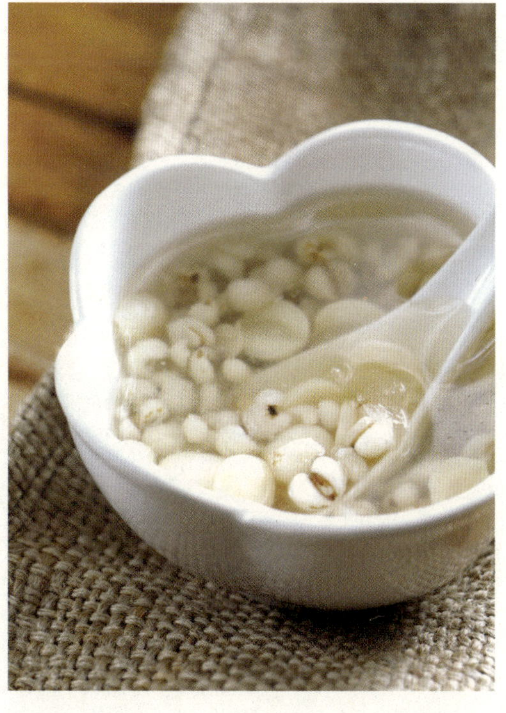

**材料** 莲子、薏米各50克，银耳5克。

**调料** 冰糖适量。

**做法**

1. 莲子去心，浸泡半小时，洗净，捞出沥水；银耳放入清水中泡发，洗净，去蒂，撕成小朵，捞出沥水；薏米洗净，浸泡3小时，捞出沥水。
2. 锅置火上，倒入适量清水，放入莲子、薏米、银耳，大火煮沸后改小火煮1小时，加入冰糖，小火煮至化开，搅匀即可。

**功效** 莲子中所含的棉子糖，是老少皆宜的滋补品，含有的莲子碱可补肾益精，与薏米熬汤食用可有效滋补身体，提高免疫力。

# 山药

## 补虚养颜，保护胃黏膜

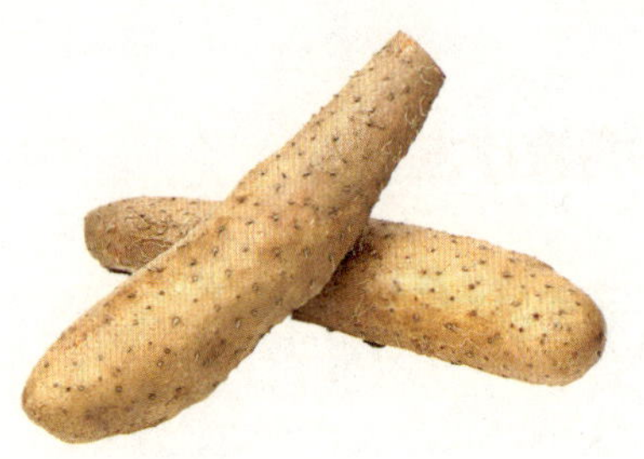

**性味归经：**性平，味甘；归脾、肺、肾经
**功效：**补肺、健脾、固肾、益精、止泻、敛汗、化痰涎、润皮毛

中医认为，山药甘中带涩而具敛补之性，通过补气而能固涩，用于调治慢性泄泻。现代药理研究表明，山药对大鼠离体肠管运动有双向调节作用，既可止泻，又可通便。另外，山药富含淀粉酶、多酚氧化酶等物质，可以增强脾胃动力，帮助消化。

### · 山药怎么做都养胃

**一是蒸山药。**原汁原味，营养价值能很好地保存，有效成分也不易被破坏。

**二是熬粥。**山药粥很适合脾胃虚弱者吃，可配伍黄芪一起煮粥吃。

**三是煲汤。**山药最富营养的成分存在于它的黏液中，主要包括甘露聚糖和黏蛋白，因此山药煮汤食用养胃效果很好。

### · 山药怎么食用养胃阴

山药性平和，为气阴两补之佳品，既补脾肺肾之气，又补脾肺肾之阴，补气而不壅滞上火，补阴而不助湿滋腻，历来就被众医家大加赞誉。尤其是胃阴不足的人，可用山药煲汤水食用，如山药瘦肉汤、山药莲藕汤等，都是既可口又养胃阴的汤水。

**山药养肠胃二方**

**改善脾虚**

鲜山药50克，莲子、芡实、薏苡仁各10克，大米100克，共煮粥食用，可改善脾虚证。

**健脾养胃**

山药、茯苓各10克，加适量水煎汤，加糖调服，连服半月。可益气补虚、健脾养胃。

### · 抗衰老搭配

**益中健脾**：羊肉 + 山药 + 小米

可补体虚，健脾胃，益中气

**补气养血**：红枣 + 山药 + 黑米

补益脾胃，补气养血

## 山药五彩虾仁

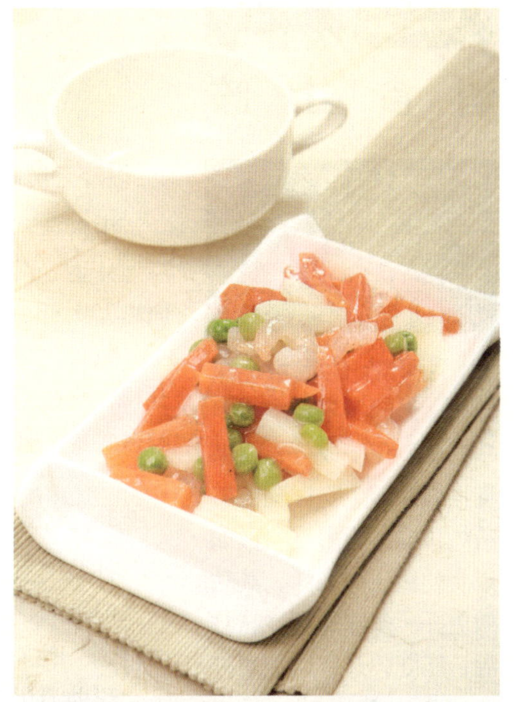

**材料** 山药200克，虾仁100克，豌豆50克，胡萝卜半根。

**调料** 盐、香油各3克，料酒5克，胡椒粉2克。

**做法**

❶ 山药、胡萝卜洗净，去皮，均切成条，放入沸水中汆烫后捞出凉凉。

❷ 虾仁洗净，用料酒腌20分钟，然后捞出；豌豆洗净。

❸ 油锅烧热，放入山药、胡萝卜、虾仁、豌豆同炒至熟，加入盐、胡椒粉，淋入香油即可。

**功效** 山药富含多种维生素、氨基酸和矿物质，容易消化吸收，尤其可改善食欲缺乏。

## 山药糯米粥

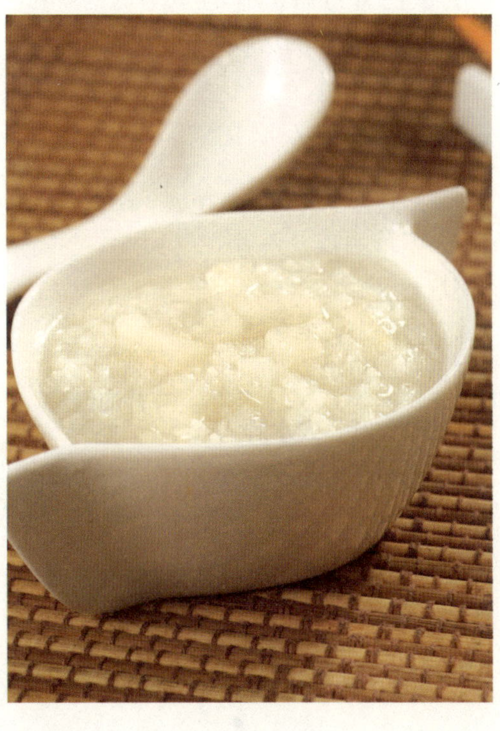

**材料** 糯米100克，山药50克。

**调料** 白糖10克。

**做法**

❶ 糯米淘洗干净，用水浸泡4小时；山药洗净，去皮，切小丁。

❷ 锅置火上，加入适量水烧沸，放入糯米，煮沸后转小火慢煮至八成熟，加入山药丁熬煮至熟，加白糖调味即可。

**功效** 山药可健脾益胃、益肺止咳，糯米可补脾胃、益肺气，二者搭配食用，健脾益肺的功效更佳，很适合痰湿体质者食用。

**食用提醒**

糯米有收敛作用，如吃糯米导致便秘，可以喝点萝卜汤化解。

# 莲藕

## 消食止咳

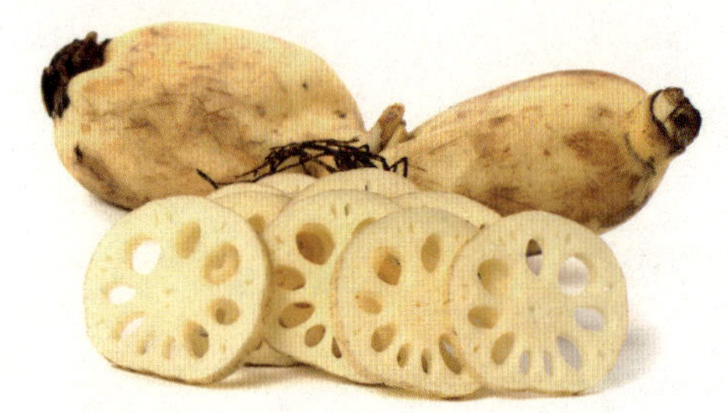

**性味归经：**生用性寒，熟用性温，味甘；归心、脾、胃经
**功效：**清热生津、消食止咳、养胃润肺

莲藕含有淀粉、蛋白质、天门冬素、维生素C以及氧化酶成分，含糖量也很高，生吃鲜藕能够清热解烦，解渴止呕；如果将鲜藕压榨取汁，其功效更好。煮熟的藕性味甘温，能健脾开胃，益血补心，故主补五脏，有消食、止渴、生津的功效。

### 莲藕养肠胃二方

**去胃火、润肺**

莲藕去皮，洗净、切片，装盘，淋蜂蜜，放入蒸锅中，水开后蒸15分钟即可。

**健脾益肾、去水肿**

藕节和带皮冬瓜洗净，冬瓜去瓤切块，二者加水煎煮20分钟，取汁即可，建议每天饮用一次，连续饮用一周。

### · 莲藕生食、熟食功效各不同

**生食莲藕：**选购鲜嫩的莲藕榨汁饮用或生食，有凉血止血、清热生津、散瘀之效，可治疗热病烦渴、血热、吐血、便血、热淋等病症。

**熟食莲藕：**选购壮老的莲藕煮汤、炒食，可健脾开胃，益血生肌，止泻，对脾胃虚弱，食少腹泻，血虚贫血及失血症有所裨益。

### · 莲藕怎么食用最养胃

**补益气血：**莲藕有一定健脾止泻作用，能增进食欲、促进消化、开胃健中。另外，莲藕还有明显的补益气血、增强人体免疫力的作用。

**帮助消化：**莲藕既能帮助消化、防止便秘，又能预防动脉硬化、改善血液循环，有益于身体健康。此外，莲藕还有助于止住胃溃疡、痔疮引起的出血。

### · 抗衰老搭配

| | | | | | |
|---|---|---|---|---|---|
| 补血健脾、益气 | 猪肉 | + | 莲藕 | + | 虾 |
| 可改善缺铁性贫血，滋阴润燥 | | | | | |
| 益气养血、暖脾胃 | 糯米 | + | 莲藕 | + | 桂花 |
| 可补虚、补血、健脾暖胃，缓解脾胃虚寒 | | | | | |

## 莲藕黑豆汤

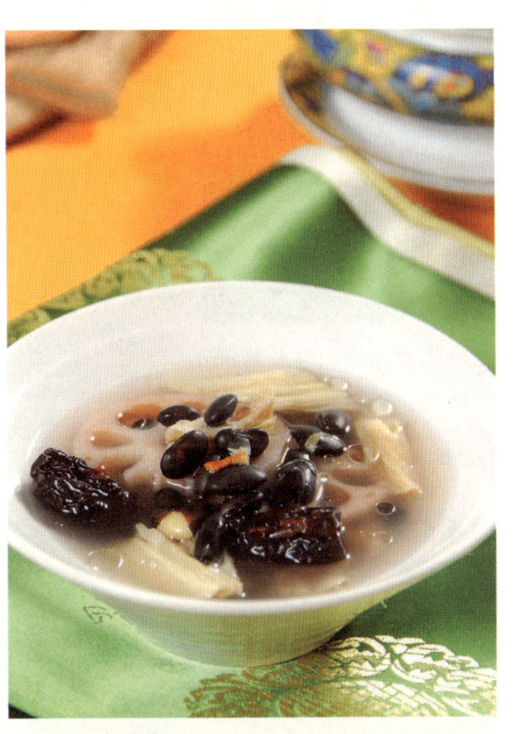

**材料** 莲藕400克，黑豆50克，红枣30克。

**调料** 陈皮、姜片各5克，盐适量。

**做法**

❶ 莲藕去皮，洗净，切厚片；陈皮浸泡；红枣洗净。

❷ 黑豆洗净，沥干水，放入锅中（不放油），干炒至黑豆皮裂开，盛出放入清水里洗去浮皮，捞出备用。

❸ 锅置火上，加入适量水烧开，放入莲藕、黑豆、红枣、陈皮、姜片，熬煮至熟烂，放盐调味即可。

**功效** 健脾补肾、清热解毒。

**食用提醒**

烹调莲藕不宜用铁锅，否则莲藕会颜色发黑，营养价值降低，味道也不好。

## 莲藕玉米排骨汤

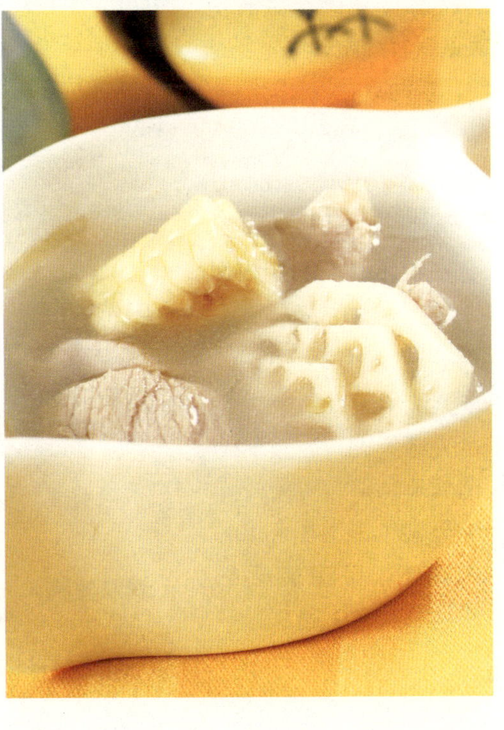

**材料** 猪排骨300克，玉米、莲藕各150克。

**调料** 姜片5克，料酒10克，盐3克，陈皮少许。

**做法**

❶ 猪排骨洗净切段，放入锅中，加入适量清水，以大火煮沸，略煮片刻以除去血水，捞出沥干。

❷ 莲藕去皮切片，入沸水锅内略焯；玉米切段，备用。

❸ 锅内注入适量清水，放入排骨段、莲藕片、玉米段、姜片、陈皮、料酒，大火煮沸，改小火煮2小时至材料熟烂，加盐调味即可。

**功效** 滋阴养胃，促进消化。

# 土豆

## 补胃气，增加胃动力

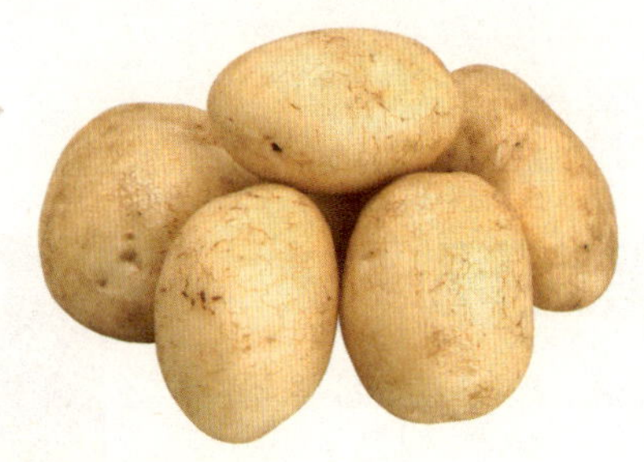

**性味归经：**性平，味甘；归胃、大肠经
**功效：**益气健脾、调中和胃

土生土长的土豆很补胃土，补益胃气的功能突出，有“地下水果”之称。中医认为，土豆对调理胃溃疡、习惯性便秘等疾病有裨益。现代医学认为，土豆含少量的龙葵素，能减少胃液分泌，缓解胃痉挛，对胃痛有一定的缓解作用；土豆含有大量膳食纤维，能宽肠通便，帮助减肥。

### 土豆养肠胃方

**润泽消化道、预防便秘**

鲜土豆1000克洗净，切成细丝，加水打成浆。将土豆浆放在锅中先以大火，后以小火煎熬至黏稠时关火，待凉至37℃以下加入10%的蜂蜜，待凉装瓶备用。每次食1匙，每日2次，空腹食用。

### · 土豆最好蒸煮着吃

最好将土豆蒸、煮着吃。在热腾腾的蒸土豆上撒点椒盐，非常美味。更有意思的是，土豆富含抗性淀粉（可以防治便秘，提高饱腹感），生土豆中的比例为75%，而熟、热土豆中的比例仅有3%。当把热的熟土豆凉至室温，其抗性淀粉比例又升高到12%。因此，最好将蒸、煮熟的土豆凉至室温后再吃。

注意，土豆不适合用来做凉拌菜。因为如果生吃，其所含的淀粉粒不会破裂，人体是无法消化吸收的。

### · 将土豆当主食吃

目前很多人都习惯将土豆作菜吃，所以要想使土豆成为主食，还需要慢慢习惯或培养这种习惯。《中国居民膳食指南2016》建议每天吃薯类50～100克。这里提醒：“凉拌土豆丝＋粥”“土豆烧鸡＋米饭”“土豆炖牛肉＋馒头”，此类饮食组合，并不适合老年人。

患有糖尿病、高血压、高脂血症及需要减肥的人吃土豆时，应适量减少主食的量，以免摄入的总热量超标。

### · 抗衰老搭配

**保持机体健康**：土豆 ＋ 牛肉 ＋ 菠菜

补充铁、多种维生素，可强身健体，保持机体健康

**润肤美肌**：土豆 ＋ 鱼 ＋ 胡萝卜

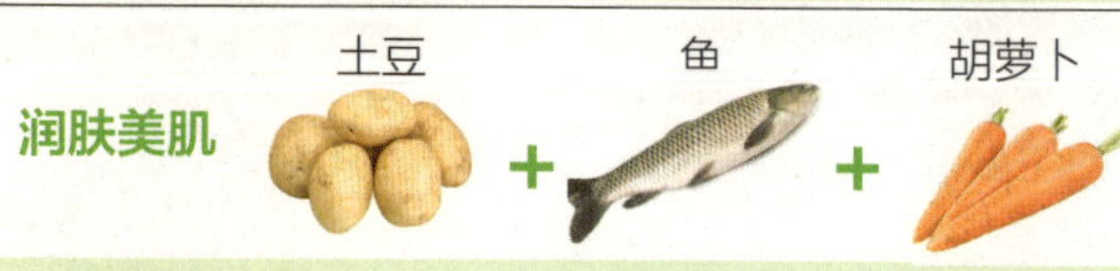

补充鱼肉蛋白、维生素A，可润肤美肌，延缓衰老

## 地三鲜

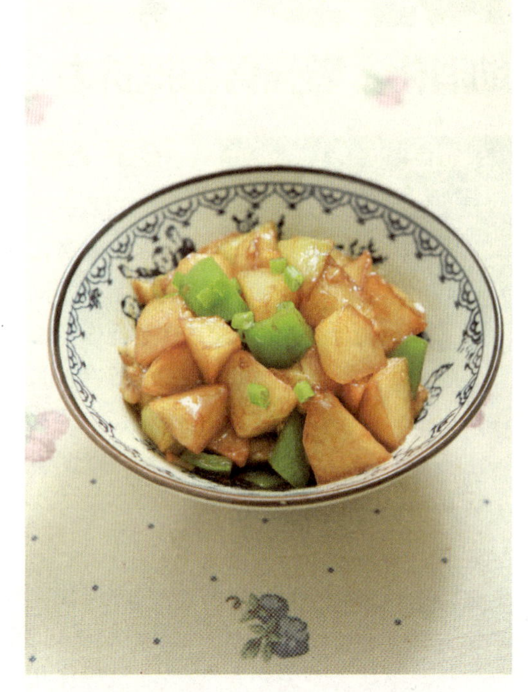

**材料** 土豆块、茄子块各200克，柿子椒片100克。

**调料** 葱末、盐、白糖各3克，蒜末5克，老抽8克，水淀粉10克。

**做法**

❶ 锅中放油烧热，将茄子块、土豆块和柿子椒片分别过油，茄子炸软，土豆炸黄，柿子椒稍微过油即可。

❷ 留底油炒香蒜末，放茄子块、土豆块，倒老抽翻炒后，加盖烧 5 分钟。

❸ 倒柿子椒片，加白糖和盐调味，倒水淀粉勾芡，撒葱末即可。

**功效** 健脾开胃，促进胃肠蠕动。

## 奶酪土豆泥

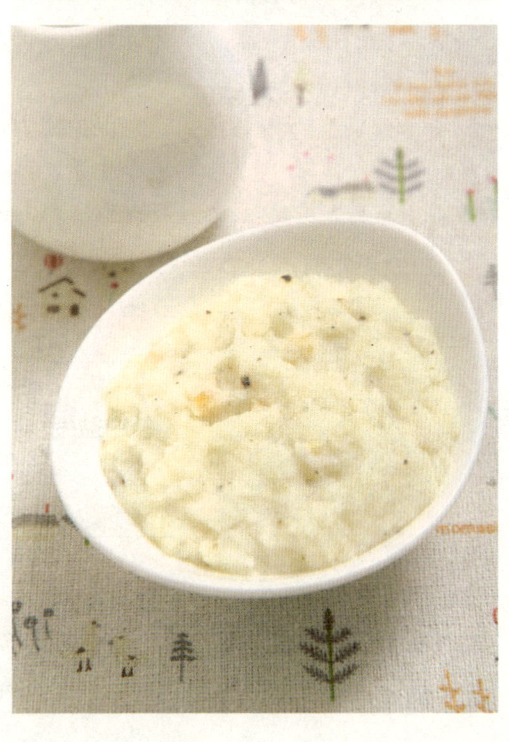

**材料** 土豆200克，奶酪20克，牛奶100克。

**调料** 黑胡椒碎、花椒、鸡汤、盐各适量。

**做法**

❶ 土豆去皮，煮成烂熟，用擀面杖或者其他工具把土豆压成泥，放入小碗中。

❷ 把奶酪、牛奶加入土豆泥中不断搅拌均匀。

❸ 另取锅烧开鸡汤，放入黑胡椒碎和花椒，煮透后加盐调味，去掉花椒。

❹ 将调配好的鸡汤灌入土豆泥中即可，可根据口味决定稀稠。

**功效** 奶酪土豆泥能增进人体抵抗疾病的能力，促进代谢，增强活力，还有益眼睛健康。

# 胡萝卜

## 助消化，增强胃部抵抗力

**性味归经：**性平（生者偏凉），味甘；归肺、脾、肝经
**功效：**健脾消食、补肝明目、下气止咳、清热解毒

中医认为，胡萝卜对消化不良、饱闷气胀、久痢、咳嗽、夜盲症等有较好的疗效，故被誉为“小人参”。现代医学认为，胡萝卜中的有效成分胡萝卜素、核酸物质、双歧因子等，可以有效保护肠黏膜，并能增殖肠道内的有益菌群。同时还可以刺激肠胃的血液循环，改善消化功能。

### 胡萝卜养肠胃二方

**食积胀满**

胡萝卜洗净、去皮、切片，加红糖煮食，可用于消化不良、大便不利、食积胀满。

**小儿腹泻**

给腹泻小儿喂食胡萝卜泥（胡萝卜蒸熟后用磨板磨成胡萝卜泥，每日3次，每次1~2勺。

### · 胡萝卜素的吸收离不开油

胡萝卜熟吃，其所含的胡萝卜素经小肠吸收转化成维生素A，有利于提高机体免疫力，间接杀灭癌细胞（尤其能预防肺癌、食管癌），对维持正常视觉功能有重要作用。不过，胡萝卜素属于脂溶性物质，它只有溶解在油脂中，才能转变成维生素A被人体吸收。所以，食用胡萝卜最好炒食或者与肉一起炖食，而且食用时宜细嚼慢咽，既暖胃养胃，又补充维生素A。

### · 胡萝卜功效多多

**降血压、降血脂：**胡萝卜中的生物类黄酮具有增加冠状动脉血流量、降血脂、降血压、强心等作用。

**抗癌作用：**胡萝卜能增强人体免疫力，有抗癌作用，并可减轻癌症病人的化疗反应，对多种脏器有保护作用。

**保护视力：**胡萝卜富含胡萝卜素，进入人体后合成维生素，具有促进机体正常生长、防止呼吸道感染与保持视力正常、治疗夜盲症和眼睛干燥症等功能。

### · 抗衰老搭配

**补中益气**：瘦肉 + 胡萝卜 + 香菇

促进胡萝卜素在人体内转化为维生素A

**暖胃健脾**：羊肉 + 胡萝卜 + 青椒

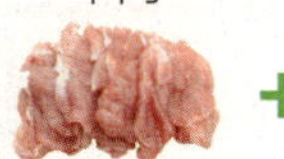

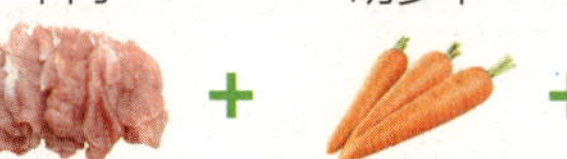

可补虚温中，养肝明目，暖胃健脾

## 胡萝卜炒木耳

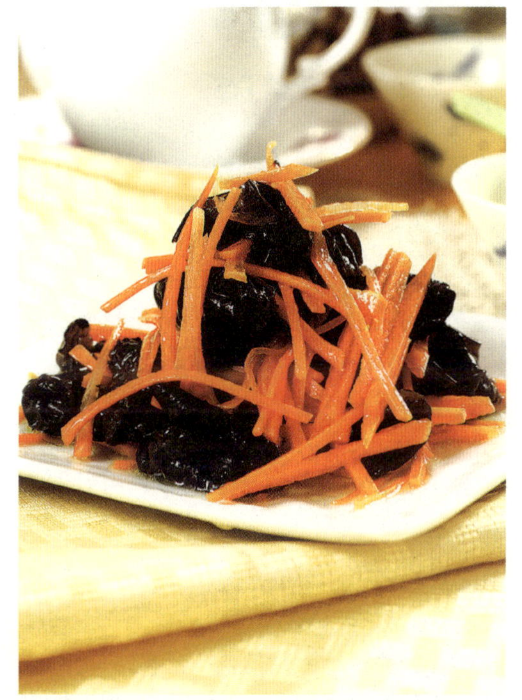

**材料** 胡萝卜250克，水发黑木耳50克。

**调料** 葱花、盐、鸡精各适量。

**做法**

1. 胡萝卜洗净，切丝；水发黑木耳择洗干净，撕成小朵。
2. 锅置火上，倒油烧至七成热，加葱花炒香，放入胡萝卜丝翻炒。
3. 加木耳和适量清水烧至胡萝卜丝熟透，用盐和鸡精调味即可。

**功效** 润肠通便，是肠道毒素的清道夫。

**食用提醒**

低血压、低血钾患者，肠虚泄泻患者应慎吃或不吃。

## 胡萝卜雪梨炖瘦肉

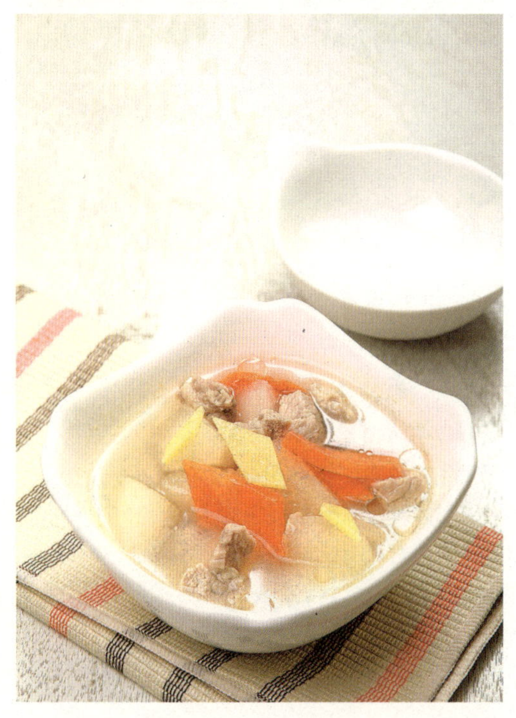

**材料** 猪瘦肉100克，雪梨2个，胡萝卜1根。

**调料** 姜片、盐各适量。

**做法**

1. 猪瘦肉洗净，切成小块；雪梨洗净去核，切小块；胡萝卜洗净切片。
2. 锅中加入冷水，然后将猪瘦肉块、雪梨块、胡萝卜片、姜片放入锅内，大火烧开，再用小火慢炖30分钟，最后加盐调味即可。

**功效** 这道菜能补充蛋白质、胡萝卜素，健脾养胃，可滋润肺部。

# 南瓜

## 保护胃黏膜

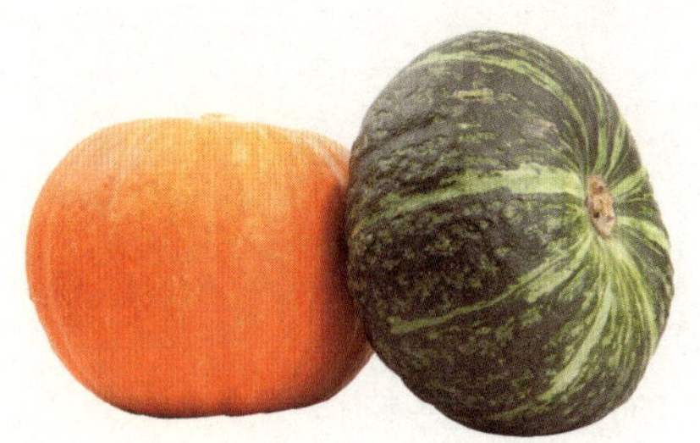

**性味归经：** 性温，味甘，归脾、胃经
**功效：** 润肺益气、化痰排脓、驱虫解毒、治咳止喘、消炎止痛

南瓜中含有丰富的胡萝卜素和维生素C，可以健脾，预防胃炎；还含有维生素A和维生素D，能保护胃肠黏膜，预防胃炎、胃溃疡等。南瓜是健胃消食的高手，其所含果胶可以保护胃肠道黏膜免受粗糙食物的刺激，适合患有胃病的人食用。

### · 老南瓜、嫩南瓜营养和吃法都不同

**营养不同：** 老南瓜和嫩南瓜在营养成分上有一定区别。总的来讲，老南瓜水分含量降低，糖分和淀粉含量较高，胡萝卜素、钾、磷、膳食纤维等营养成分较嫩南瓜也相应有所提高。而嫩南瓜蛋白质含量比老南瓜略高。

**吃法不同：** 老南瓜口感比较甜，可以水煮也可以蒸，可以做甜点也可以做汤；嫩南瓜口感脆嫩，适合炒菜，和瘦肉清炒就很不错，也可以拿来做包子馅，口感非常鲜嫩。

### · 会挑选、留皮，营养更佳

南瓜种类很多，含糖量也不同，肠胃病患者宜选择不面不甜、含糖量少的南瓜。

南瓜皮含有丰富的胡萝卜素和维生素，去皮时不要去得太厚，以免损失营养。

#### 南瓜养肠胃方

**蛔虫**

古代医药典籍中有“生南瓜子驱蛔虫”的记载。若患有蛲虫时，可把南瓜子研成细末，用开水调服，每次1匙，每日2次，连服5~6天。若有绦虫时，可将新鲜的南瓜子50克捣烂，加开水制成乳剂，每日空腹1次吃完。

### · 抗衰老搭配

| | | | | | |
|---|---|---|---|---|---|
| **有效降糖** | 南瓜 | + | 绿豆 | + | 薏米 |
| 含果胶等膳食纤维，减少或延迟肠道对葡萄糖的吸收 | | | | | |
| **预防糖尿病** | 南瓜 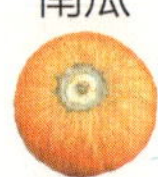 | + | 猪肉 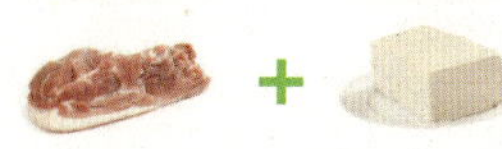 | + | 豆腐 |
| 南瓜有降血糖的作用；猪肉有丰富的营养，具有滋补作用 | | | | | |

## 小米南瓜粥

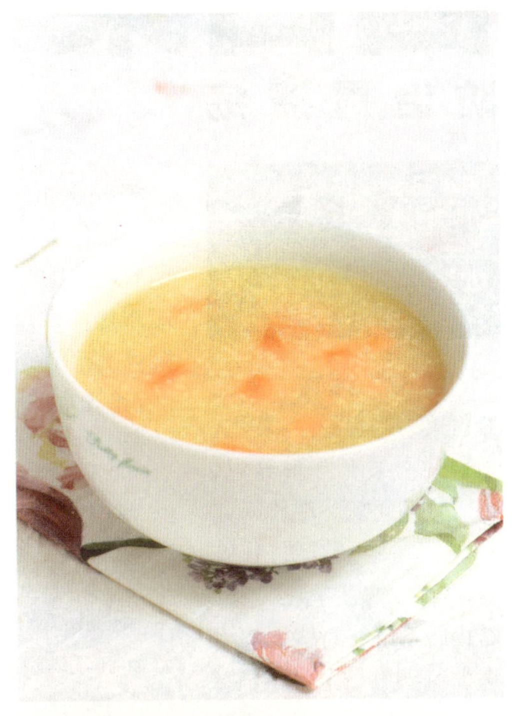

**材料** 南瓜250克，小米100克。

**调料** 白糖适量。

**做法**

❶ 小米洗净；南瓜去皮、去子，洗净，切小块。

❷ 锅置火上，倒入适量水煮沸，放入小米和南瓜块，大火煮沸后转小火煮至黏稠，加白糖调味即可。

**功效** 补中益气，清热解毒，健脾养胃，修复肝脏。

## 红枣蒸南瓜

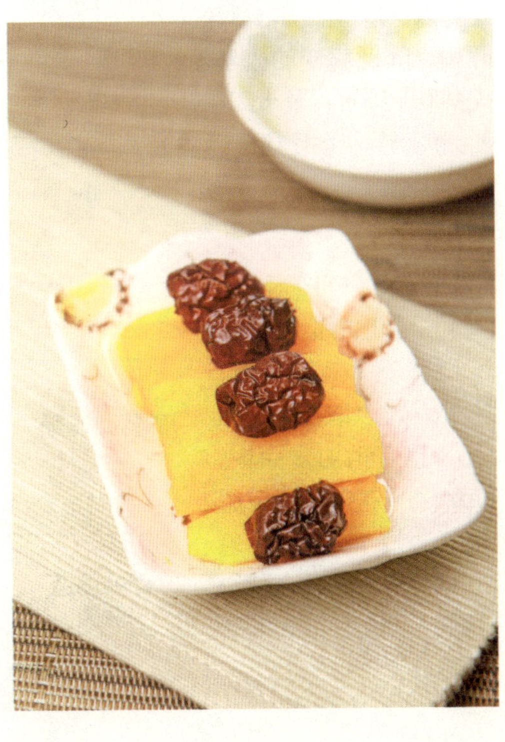

**材料** 南瓜150克，红枣20克。

**调料** 白糖适量。

**做法**

❶ 南瓜削去硬皮，去瓤后，切成厚薄均匀的片；红枣泡发洗净。

❷ 南瓜片装入盘中，加入白糖拌均匀，摆上红枣。

❸ 蒸锅上火，放入南瓜片和红枣，蒸约30分钟，至南瓜熟烂即可。

**功效** 补脾安神。

**食用提醒**

南瓜皮不好消化，消化不良的患者食用时最好去皮。当然，消化功能良好的人，最好连皮一起食用。

# 圆白菜

## 防治胃溃疡

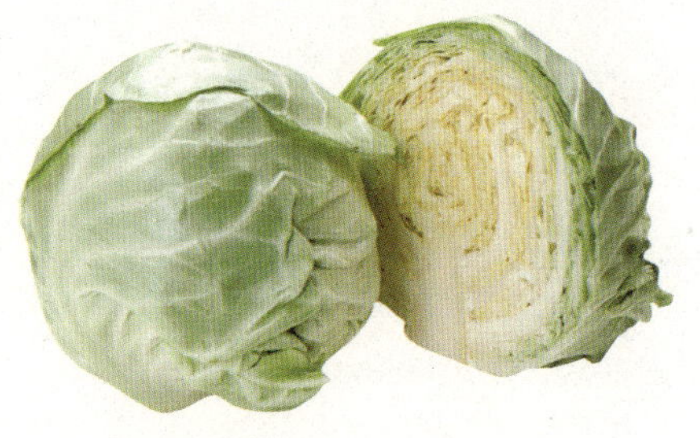

**性味归经：**性微寒，味甘，归肺、胃、膀胱、大肠经
**功效：**补骨髓、润脏腑、益心力、壮筋骨、清热止痛

圆白菜拥有“天然养胃菜”的美誉。中医认为，圆白菜有健脾养胃、行气止痛之功。现代研究发现，其中所含的B族维生素、维生素U等营养物质不仅能对抗胃部溃疡、保护并修复胃黏膜，还可以保持胃部细胞活跃旺盛，降低病变的概率，尤其利于缓解胃及十二指肠溃疡病的早期疼痛。

### · 浸泡去农药，用手撕营养保存佳

圆白菜在成长过程中一层包裹一层，非常容易残留农药。因此圆白菜买回来之后要一片一片撕开，用清水加少许盐浸泡20分钟以上，以减少残存的农药。圆白菜最好用手撕，用刀切很容易把细胞切碎，水分和对肠胃有帮助的营养素也会部分流失。

### · 圆白菜汁怎么发挥最大的养胃功效

将圆白菜叶洗净，切成小片，剁碎后，放入纱布中挤汁，每日空腹适量饮用，连服1个月，对胃溃疡、十二指肠溃疡有较好的作用。维生素U经加热后会部分分解，因此圆白菜汁不要加热，要喝新鲜的，这样疗效才最好。

**圆白菜养肠胃方**

**止胃痛**

鲜圆白菜500克，绞取汁液，取汁微微加热，也可稍加麦芽糖。每次200毫升，饭前服用，每日2次。有缓急止痛的作用，适合脾胃不和、消化性溃疡等胃脘疼痛者。

### · 抗衰老搭配

| | | | | | |
|---|---|---|---|---|---|
| 养胃、润肠 | 圆白菜 | + | 猪肉 | + | 番茄 |
| | 可养胃、润肠 | | | | |
| 保持肠道健康 | 圆白菜 | + | 木耳 | + | 土豆 |
| | 补充膳食纤维，可保持胃及肠道健康 | | | | |

## 燕麦圆白菜粥

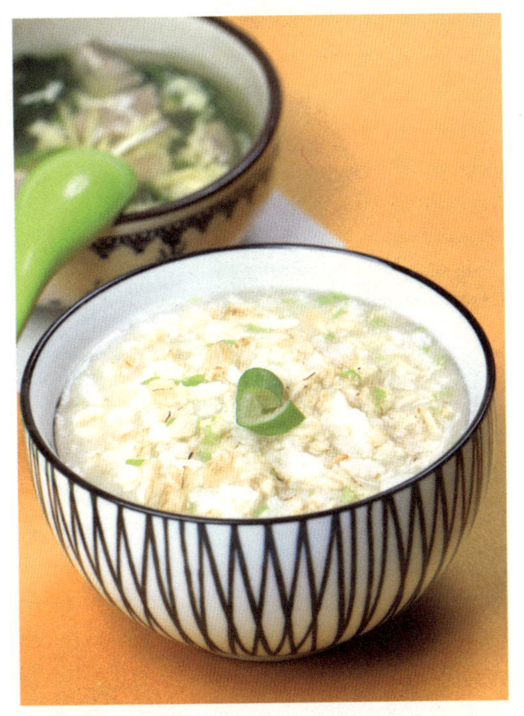

**材料** 燕麦片50克，圆白菜100克，大米20克。

**调料** 葱末3克，盐2克，鸡精1克，香油少许。

**做法**

❶ 燕麦片、大米洗净，大米浸泡30分钟；圆白菜洗净，切碎。

❷ 锅置火上，倒入适量清水烧开，放大米、燕麦片大火烧开后转小火煮成稀粥，加圆白菜煮至断生，加盐和鸡精，淋香油，撒葱末即可。

**功效** 抗衰老、健脾胃。

## 酱肘爆炒圆白菜

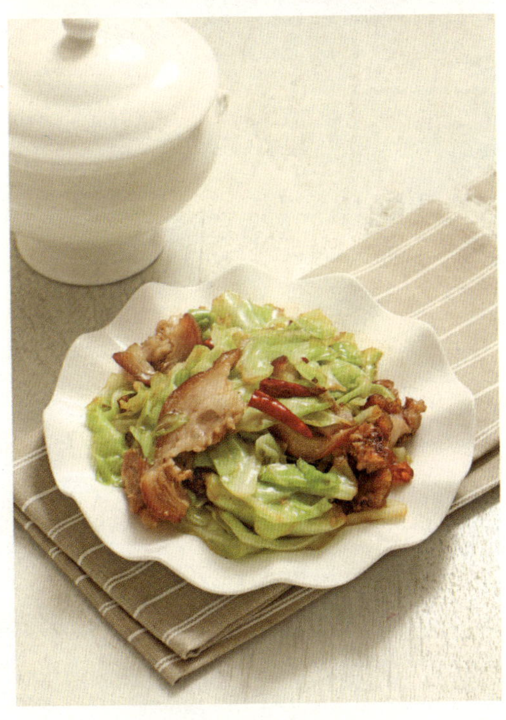

**材料** 圆白菜300克，酱肘子100克。

**调料** 生抽5克，葱花、盐、干红辣椒各3克，植物油适量。

**做法**

❶ 圆白菜洗净撕成片；酱肘子切片。

❷ 锅内倒油烧热，爆香干红辣椒，下葱花和酱肘片翻炒，倒入圆白菜继续翻炒。

❸ 倒入生抽，放盐调味即可。

**功效** 促消化、益心力。

**食用提醒**

脾胃虚寒、泄泻及小儿脾胃弱者不宜多食。接受腹腔和胸外科手术后的患者、胃肠溃疡及出血特别严重患者、肝病患者不宜吃。

# 鸡肉

## 温 中 补 脾

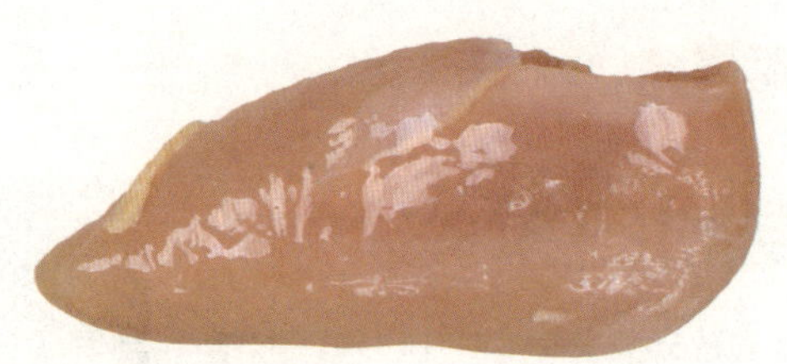

**性味归经**：性温，味甘，归脾、胃经

**功效**：温中补气、补虚填精、益五脏、健脾胃

中医认为，鸡肉有温中补气、补虚填精、益五脏、健脾胃等功效。鸡肉营养价值高，内含蛋白质、钙、磷、铁等元素，容易被人体吸收和利用，是增强体力、强壮身体的佳品。其所含的维生素A和维生素C，能保护胃肠黏膜，防止胃肠疾病的发生。

### 鸡肉养肠胃二方

**消化不良、食积**

把鸡内金研成细末，热水冲服。早晚饭前各1次，7天服完。

**小儿积食、厌食**

山楂洗净，去核，切片，鸡内金研为粉末；将山楂片、鸡内金粉与粳米一起放入锅中，加适量水，熬煮成粥。早晚各吃1次。

### · 鸡全身上下都是宝

鸡肉分别有不同的食疗功效，其中乌鸡既是营养真品又是传统中药，可补气血、调阴阳、调经健脾。

**鸡内金**：文火炒熟碾成粉末，可治疗肠胃疾病。

**鸡肾**：风干火焙入药，可治头晕眼花、咽干耳鸣、盗汗。

**鸡肠**：可治遗精、小便不禁。

**鸡油**：可治秃头脱发。

**鸡蛋**：可镇心、安五脏，止惊安胎。

### · 吃鸡肉要了解各部位营养的不同

鸡不同部位的肉营养成分有所差异。鸡胸脯肉的脂肪含量很低，而且含有大量维生素；鸡翅膀含有较多脂肪，想减肥的人宜少吃；鸡肝中的胆固醇很高，胆固醇高的人不要多吃；鸡皮中脂肪和胆固醇含量较高，糖尿病患者最好去皮食用；鸡屁股是储存病菌和致癌物的仓库，应弃掉不要；鸡头中容易积累毒素，最好也弃掉不吃。

### · 抗衰老搭配

**增强免疫力**

鸡肉 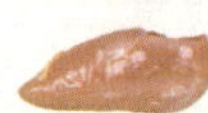 + 香菇 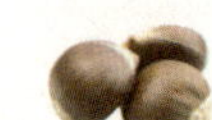 + 黄瓜 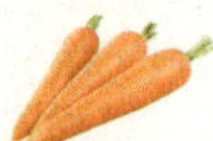

可以补充营养，增强机体免疫力

**补血养身**

鸡肉 + 板栗 + 胡萝卜

鸡肉为造血疗虚食品，板栗可以健脾

## 金针菇蒸鸡腿

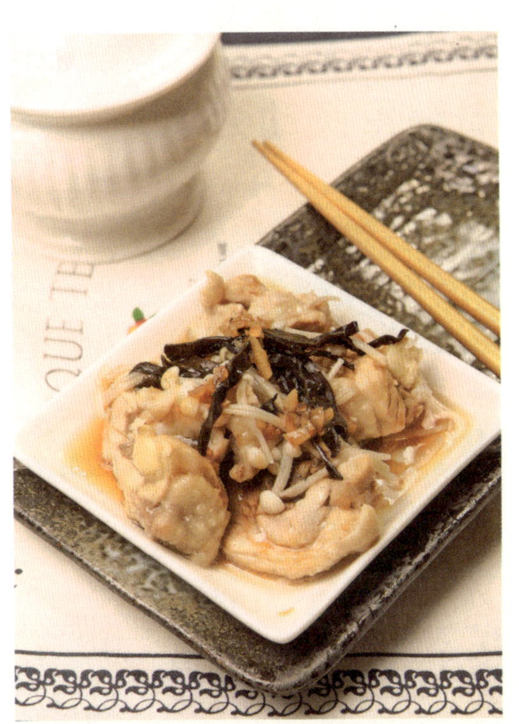

**材料** 鸡腿500克，金针菇150克，水发木耳50克。

**调料** 姜蓉、蒜蓉、浓缩鸡汁各5克，蚝油10克，白糖、盐各3克，植物油适量。

**做法**

1. 鸡腿洗净，切块状，摆入碟中；金针菇去根部，洗净后切段；木耳去蒂，洗净切细丝。
2. 蚝油、白糖、浓缩鸡汁、盐、清水和姜蓉、蒜蓉在碗中拌匀，做成酱汁待用。
3. 在鸡腿上铺一层木耳和金针菇，均匀地浇入一层酱汁，盖保鲜膜。
4. 烧开锅内的水，放入金针菇木耳鸡腿，加盖大火清蒸 15 分钟即可。

**功效** 益气健脾，增强体力。

## 竹排糯香鸡翅

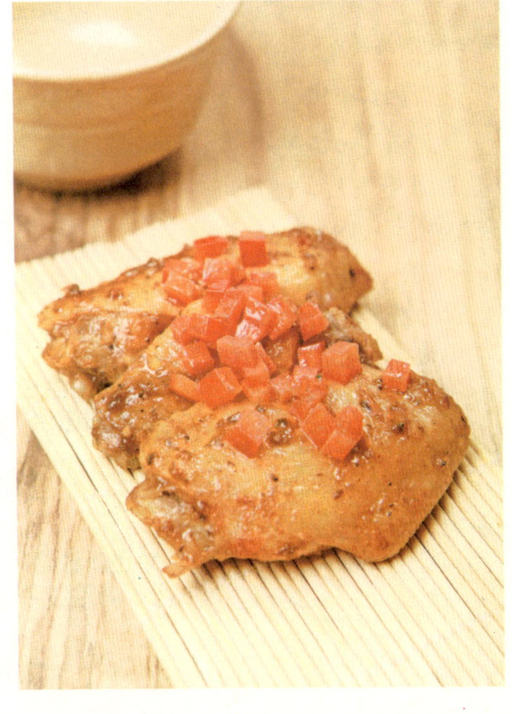

**材料** 鸡翅中400克，糯米粉50克。

**调料** 香辣酱、料酒、盐、植物油、鸡粉、鲜红椒、姜末、葱末各适量。

**做法**

1. 鸡翅中洗净，加葱末、姜末、盐、料酒腌渍；鲜红椒洗净，切粒。
2. 将鸡翅中沥干水，加香辣酱、鸡粉拌匀，腌渍 15 分钟。
3. 将鸡翅中放入适量植物油，再均匀地粘上糯米粉，上火蒸 8 分钟，取出，放在竹排上，撒上红椒粒即可。

**功效** 温中补脾、益气养血。

**食用提醒**

鸡肉性温，感冒伴有头痛、乏力、发热的人及内火偏旺、痰湿偏重、热毒疖肿之人忌食。

# 牛肉

## 增强胃肠动力

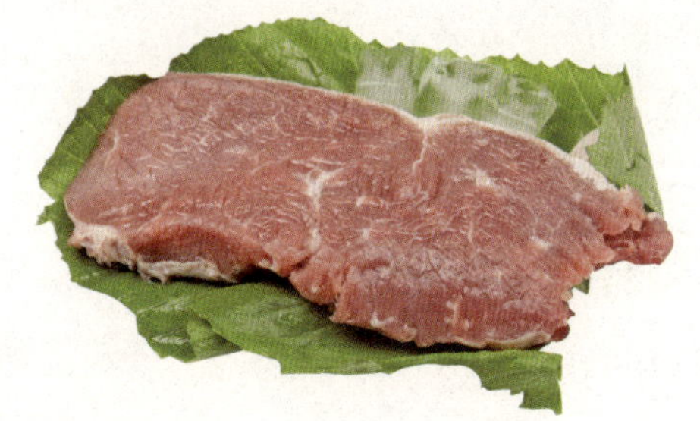

**性味归经：**性温，味甘，归脾、胃经
**功效：**补中益气、滋养脾胃、强健筋骨、止咳止涎

中医认为牛肉能补脾胃、益气血、强筋骨，调治脾弱不运，是健脾养胃的绝佳食材。从营养学的角度来讲，牛肉中含有丰富的蛋白质，能合成消化酶，增强胃肠动力，防止消化不良。

### 牛肉养肠胃方

**肉食不化**

北箭芪（黄芪的上品）60克切片，洗净，装入纱布袋内，扎紧袋口备用；黄牛肉250克切块后洗净；将药袋与牛肉块放入砂锅，加水及调料共炖至牛肉烂熟，去药袋，吃肉喝汤。此方有补气血、长肌肉、增力气和促使病后康复的功效。主治气血不足、肌肉萎缩、肌无力等病症。

### · 黄牛肉更滋养，横切易消化

**选黄牛肉：**黄牛肉属于温热性质的肉食，擅长补气，是气虚之人进行食养食疗的首选肉食，就好像气虚之人进行药疗常常首选黄芪那样，所以《韩氏医通》说："黄牛肉补气，与绵黄芪同功。"就补养的脏腑来说，黄牛肉重在补养脾胃，从而滋养其他脏腑。

**横切：**牛肉的纤维组织较粗，切的时候最好不要顺着纤维组织切，宜横切，这样将长纤维切断，不仅易熟，还易于消化。

### · 牛肉怎么吃既美味又健康

牛肉适合与某些素菜一起炖着吃，如牛肉和白菜、土豆、萝卜一起炖味道极佳，和南瓜也是不错的搭配。值得一提的是，牛肉遇到番茄后，可以使牛肉中的铁更好地被人体吸收，有效预防缺铁性贫血。而在炖牛肉时，加上些番茄，能让牛肉更快熟烂，更适合中老年朋友食用。

### · 抗衰老搭配

**促进肌肉生长和伤口愈合**

牛肉 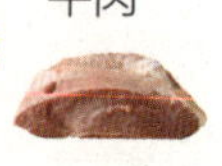 + 红枣 + 山药 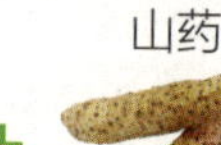

可以补充营养，增强机体免疫力

**防止动脉硬化、消除疲劳**

牛肉 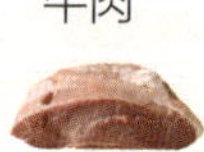 + 青椒 + 牛蒡

补充维生素C，可以促进铁的吸收

# 豌豆牛肉粒

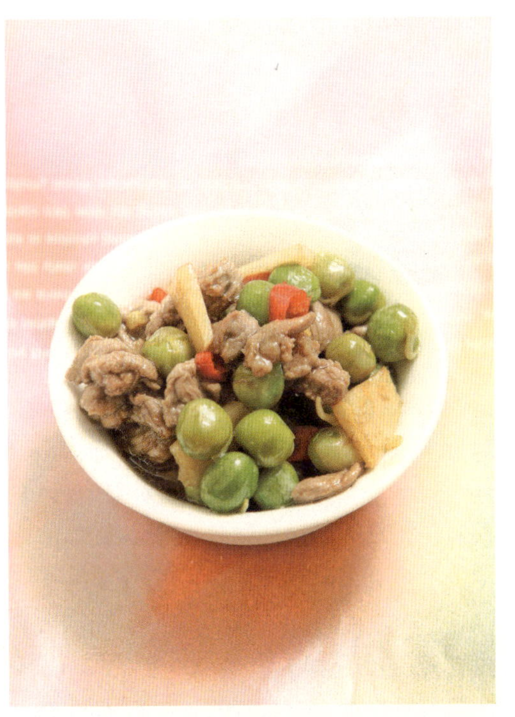

**材料** 豌豆150克，牛肉粒200克。

**调料** 蒜片、料酒、生抽、小红辣椒圈各10克，水淀粉30克，鸡汤40克，盐、胡椒粉各3克，姜片、香油各5克。

**做法**

❶ 牛肉粒中加入料酒、盐、胡椒粉和15克水淀粉拌匀腌制15分钟。

❸ 豌豆放入沸水锅中焯烫30秒，捞出过凉，沥干待用。

❹ 大火烧热炒锅中的油，放入蒜片、姜片和小红辣椒圈爆香，倒入腌好的牛肉粒翻炒片刻，加入豌豆，调入生抽、鸡汤和15克水淀粉翻炒均匀，淋入香油即可。

**功效** 健脾胃，提高免疫力。

# 萝卜炖牛腩

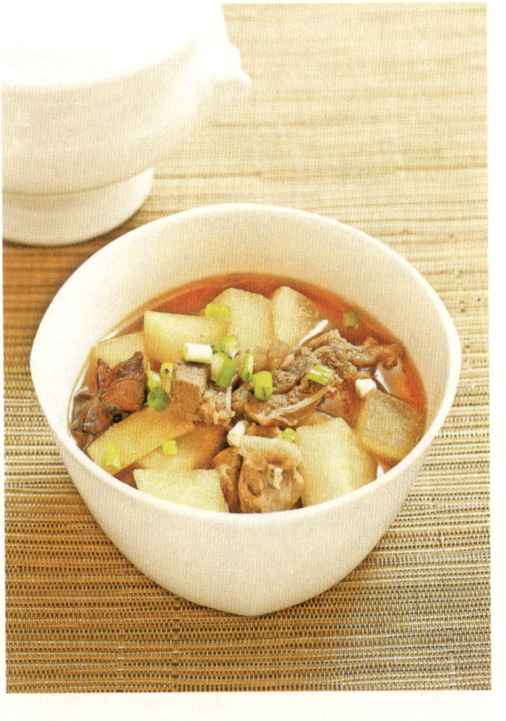

**材料** 牛腩400克，白萝卜块250克。

**调料** 料酒、酱油各15克，葱末、姜片各10克，盐5克，大料、胡椒粉各4克，味精少许，植物油适量。

**做法**

❶ 牛腩洗净、切块，焯烫，捞出。

❷ 砂锅置火上，放入牛腩、酱油、料酒、姜片、大料和适量清水，大火烧沸后转小火炖2小时。

❸ 加入白萝卜块，继续炖至烂熟，放入盐、胡椒粉、味精拌匀，撒上葱末即可。

**功效** 促进消化，补益气血。

# 猪肚

## 养 胃 补 虚

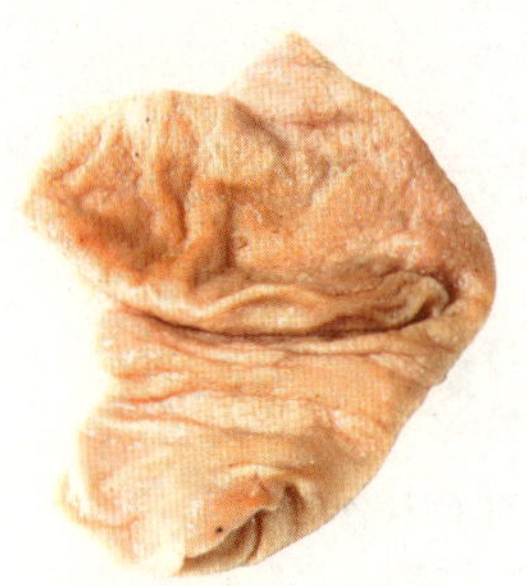

**性味归经：**性温，味甘，归脾、胃经
**功效：**补虚损、健脾胃

中医认为，猪肚具有补虚损、健脾胃的功效，对脾胃虚弱、食少便溏、小便频繁、气短消瘦、胃下垂等病症有一定的效果。从营养学的角度来说，猪肚中所含的蛋白质、脂肪、碳水化合物、维生素及钙、磷、铁等，也具有补虚损、健脾胃的功效。

**猪肚养肠胃方**

**治水泻**

猪肚 1 具，洗净去脂膜，把生蒜瓣放置其内，到肚满为止。放在锅里，从早晨煮到晚上，至猪肚内大蒜呈糜烂状为宜。将肚拿出来，杵成膏状，再放入平胃散一起杵，做成黄豆大小的丸。每天 30 丸，空腹时用淡盐水或米汤送服，可治水泻。

### · 猪肚怎么吃既养脾胃，又不升高胆固醇

猪肚属于动物内脏，胆固醇、脂肪、嘌呤等含量比较高，吃多了容易升高血糖、黏稠血液、增高嘌呤。按照下面的做法，会让猪肚里面的大部分脂肪都能去掉，剩下的是猪肚里面非常有营养的蛋白质和其他对身体有益的微量元素。

**加入山楂汁：**制作猪肚时，可以加点山楂汁，能够消积食，有很好的利尿、扩张血管、降血脂的作用。如果没有鲜山楂，可以用山楂片蒸一下，蒸出来的水来作菜，非常解腻，还可以维护血管弹性和健康。

**先洗后煮：**通过洗和煮（蒸），将里面的油脂全部去掉了。这样炒出来之后，根本看不见肥腻的东西。

**加啤酒：**炖煮的时候不用清水，而是加适量啤酒，能起到解除油腻的作用。

**不油炸：**猪肚就别用油炸的方式了，减少用油量和脂肪量，对预防高脂血症、脂肪肝、动脉粥样硬化有益。

### · 抗衰老搭配

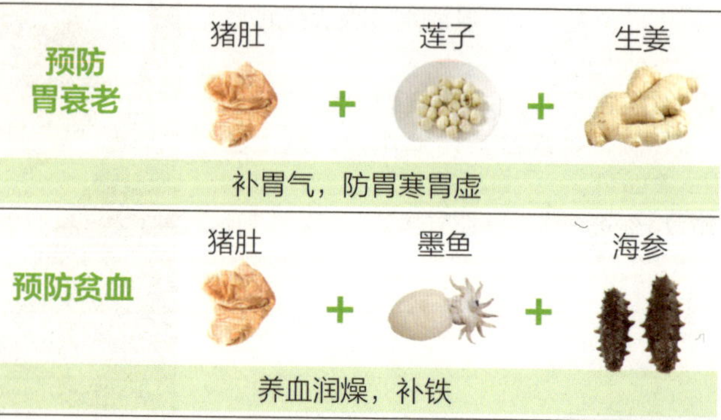

· 养脾胃食疗方

## 莲子猪肚汤

**材料** 猪肚150克，去心莲子50克。

**调料** 植物油、葱段、姜片、盐、料酒、味精、白糖各适量。

**做法**

1. 猪肚洗净，切片；去心莲子洗净，放入水中泡软。
2. 锅内倒植物油烧热，下葱段、姜片炒香，加入适量热水，下莲子煮30分钟。
3. 然后下猪肚，用盐、味精、白糖、料酒调好口味，煮熟即可。

**功效** 莲子有补中益气、健脾涩肠、养心益肾、镇静安神、益胃止泻等功效，对脾虚、泄泻等均有辅助疗效。猪肚补虚损，健脾胃，消食积，《本草纲目》言猪肚“补中益气止渴”。

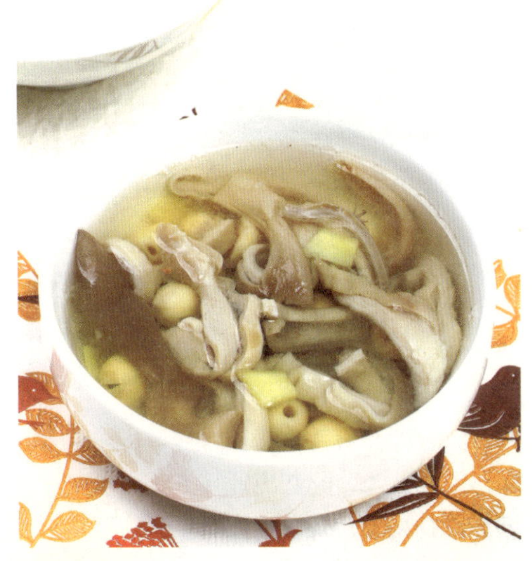

## 木耳炖猪肚

**材料** 水发木耳50克，净猪肚1个。

**调料** 葱段、姜片各5克，盐3克，植物油适量。

**做法**

1. 水发木耳择洗干净，撕成小朵；猪肚洗净，切成小块。
2. 锅置火上，倒入适量油烧热，炒香葱段和姜片，放入猪肚翻炒均匀，淋入适量清水，大火烧开后转小火煮至猪肚九成熟，下入木耳煮至猪肚熟透，加少许盐调味即可。

**功效** 补脾益气，增进营养。

**食用提醒**

猪肚一次不能吃太多，因为不易消化。不能吃没熟透的猪肚，否则容易引起腹泻，感染弓形虫。

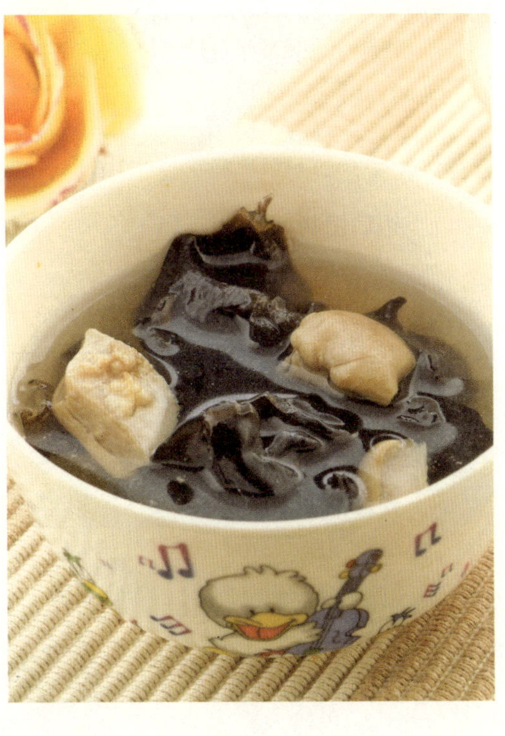

# 红枣

## 脾胃虚弱可常吃

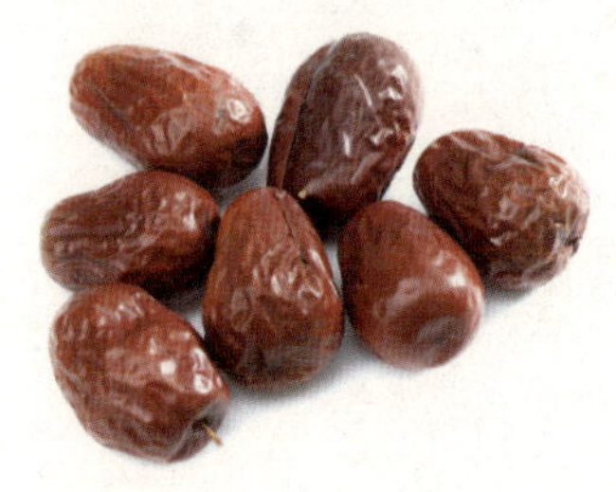

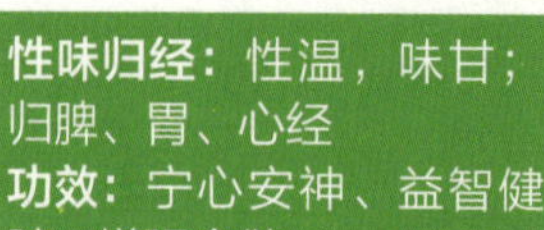

**性味归经：**性温，味甘；归脾、胃、心经
**功效：**宁心安神、益智健脑、增强食欲

《本草纲目》上说：“枣，主治心腹邪气，安中，善养脾气，平胃气。”《群芳谱》上记载：“十月取大枣，中破之，去皮核，小火反复炙香，煮汤饮，健脾开胃甚宜人。”现代医学认为，吃红枣能增加胃肠黏液，辅助治疗胃肠疾病；在胃肠道功能不佳、蠕动力减弱及消化功能差时，就很适合吃。

### 红枣养肠胃二方

**饭后饱胀**

陈皮15克切丝，大枣15克炒焦，用沸水冲泡，代茶频饮。可缓解消化不良、上腹隐痛、饭后饱胀等症状。

**养胃抗衰**

红枣、黑米，加适量枸杞子，熬粥食用，可补血益气，抗衰老，滋阴补肾、暖胃。

### · 鲜红枣、干红枣功效各不同

**干红枣**最好是煮食，可将红枣煎水饮用，可避免生吃引起的腹泻。如，红枣与大米、小米或糯米同煮为粥，具有补益脾胃、补气益血的作用。

**新鲜红枣**中含有丰富的维生素C，能够使体内的胆固醇转变为胆汁酸，降低血清胆固醇和甘油三酯水平，保护血管。但要注意，鲜枣吃多了，易致腹泻，并伤害脾胃，所以由于外感风热而引起的感冒、发烧及腹胀气滞患者，都要忌吃鲜枣。

### · 红枣怎么泡水更养胃

用红枣泡水喝宜先炒黑。因为经过炒制的红枣，经开水一泡，表皮就裂开了，里面的营养成分会渗出来。而没有在铁锅里炒硬、炒黑的红枣，因为外皮包裹住了枣子，营养成分泡不出来。

### · 抗衰老搭配

| | | | | | |
|---|---|---|---|---|---|
| **补益气血** | 红枣 | + | 桂圆 | + | 黑米 |
| 可补益气血，安神养胃 | | | | | |
| **养心安神** | 红枣 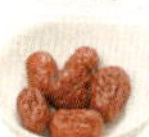 | + | 百合 | + | 莲子  |
| 可滋阴养血、健脾养胃、养心安神 | | | | | |

## 山楂红枣莲子粥

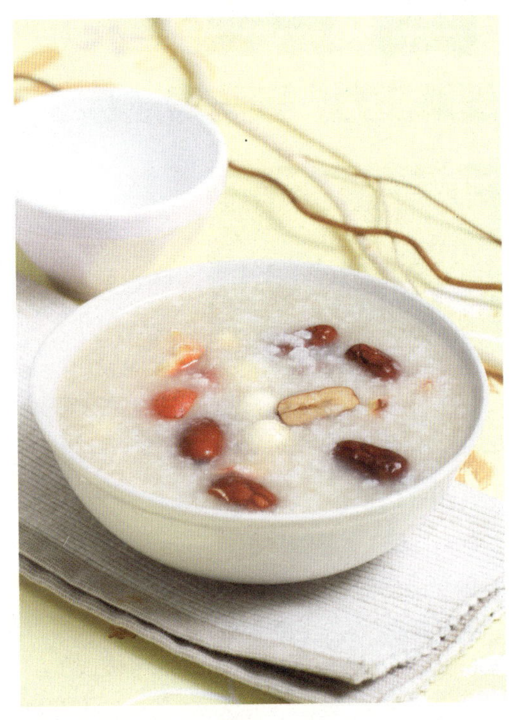

**材料** 大米 80 克，红枣、莲子各 25 克，山楂肉 15克。

**做法**

❶ 大米洗净，用水泡 30 分钟；红枣、莲子各洗净，红枣去核，莲子去心。

❷ 锅置火上，倒入适量清水大火烧开，加大米、红枣和莲子烧沸，待莲子煮熟烂后放山楂肉，熬煮成粥即可。

**功效** 红枣和莲子都有健脾养胃的作用；山楂肉有消食健胃的作用。

## 花生桂圆红枣汤

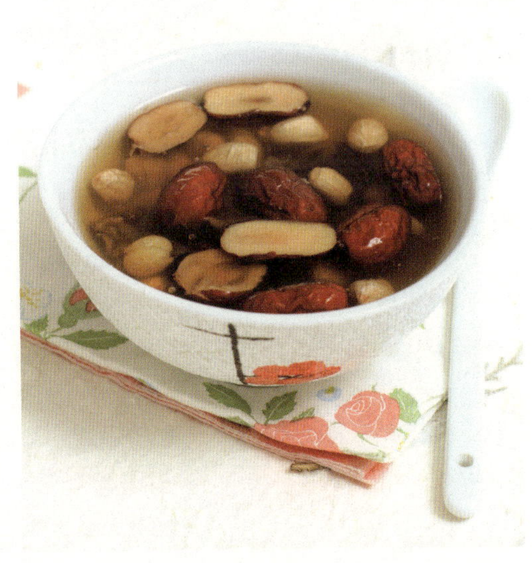

**材料** 花生仁50克，干桂圆25克，红枣适量。

**调料** 白糖适量。

**做法**

❶ 花生仁洗净，用温水泡 2 小时；桂圆去壳洗净，去核；红枣洗净，去核，泡软。

❷ 锅中放适量清水，并加入泡好的花生仁、红枣煮 25 分钟，再加桂圆煮 20 分钟，关火，加适量白糖调好口味即可。

**功效** 补养心脾，益智安神。

**食用提醒**

胃酸过多和腹胀者忌食，便秘、脾胃虚寒者不宜多吃。

# 香蕉

## 缓解压力，预防胃溃疡

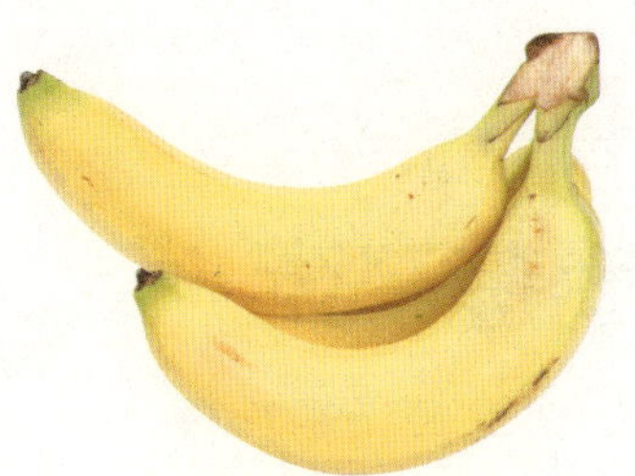

**性味归经：** 性寒，味甘；归肺、胃、大肠经
**功效：** 消食健脾、预防神经疲劳、润肺止咳、防止便秘

现代医学认为，香蕉中有多量的水溶性纤维（尤其是果胶），可以增加粪便的体积与刺激便意，帮助排除体内宿便。这种纤维也被认为可以调节肠胃道的菌群生态，帮助益生菌生长与抑制有害菌，而有清洁、整肠的效果。因此，香蕉有助于恢复肠道功能，特别是腹泻或醉酒之后。

### 香蕉养肠胃二方

**酒后胃热心烦**

将香蕉皮切成条状，用60克水煎，加糖适量饮服。可以缓解酒后胃热心烦。

**积食不消**

100克香蕉、150克苹果和若干牛奶搅拌做成的饮品，富含膳食纤维和多种维生素，可助消化。

### · 生、熟香蕉功效各不同

香蕉熟吃可润肠，大便不好的时候吃香蕉就能润肠通便。香蕉生食可止渴润肺，通血脉，解酒毒，最适合口干烦躁、咽干喉痛者，大便干燥、痔疮、大便带血者，上消化道溃疡者，饮酒过量而宿醉未解者，高血压、冠心病、动脉粥样硬化者。

### · 香蕉怎么食用不伤胃

1. 不能空腹、过量食用。空腹大量吃香蕉会使血液中的镁含量骤然升高，造成血液内镁、钙比例失调，对心血管产生抑制作用。因此，香蕉宜餐后吃，一次吃半根或1根。

2. 不要食用未熟的香蕉。未熟的香蕉中含有大量的鞣酸，有涩味。鞣酸具有很强的收敛作用，可以将粪便结成干硬的粪便，从而造成便秘。所以，应选择自然熟透的香蕉（香蕉越是成熟，它表皮上的黑斑就越多）食用，熟透了的香蕉，不仅软糯香甜，利于通便，而且可抗癌。

### · 抗衰老搭配

| | | | | | |
|---|---|---|---|---|---|
| **降血压** | 香蕉 | + | 牛奶 | + | 燕麦 |
| 补钾补钙，利于降压 | | | | | |
| **改善睡眠** | 香蕉 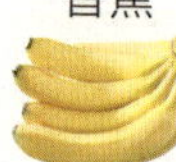 | + | 全麦面包 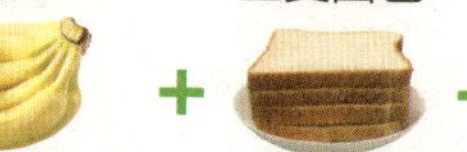 | + | 葵花子 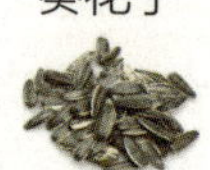 |
| 补充B族维生素，可以维持神经系统健康，促进睡眠 | | | | | |

## 香蕉奶昔

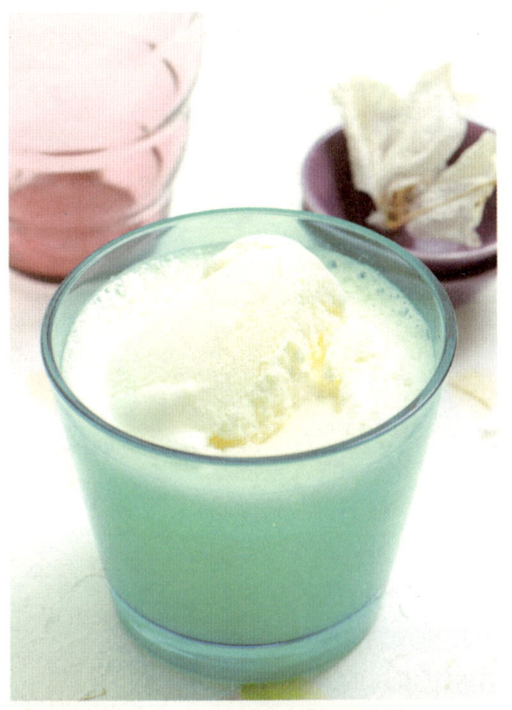

**材料** 香蕉、牛奶各500克，香草冰激凌25克。

**调料** 白糖适量。

**做法**

1. 香蕉去皮洗净切块。
2. 将香蕉、牛奶倒入豆浆机中，启动豆浆机，按下“果蔬汁”键，熬至豆浆机提示做好后，白糖搅拌至化开，倒入香草冰激凌中即可。

**功效** 香蕉中富含的血清素，对我们日常生活中造成的压力与紧张感，有缓解的功效，有利于平复情绪，还有抗抑郁的功效。这款奶昔很适合压力大的上班族。

## 香蕉粥

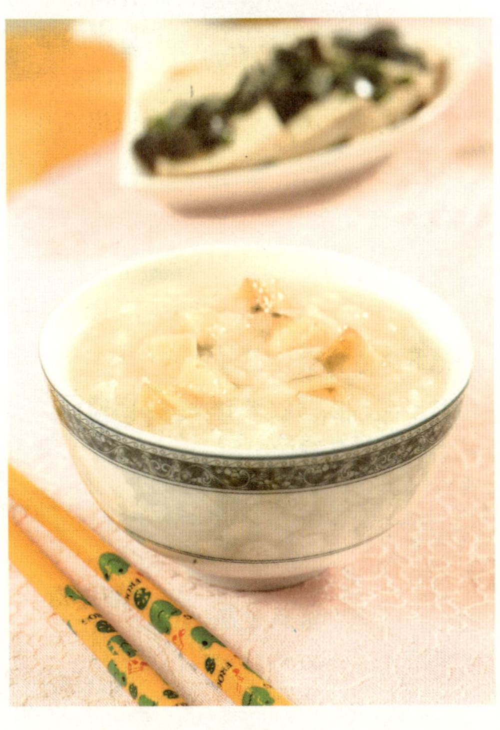

**材料** 大米100克，香蕉1根。

**调料** 冰糖5克。

**做法**

1. 大米淘洗干净，用水浸泡半小时；香蕉去皮，切丁。
2. 锅置火上，倒入适量清水烧开，倒入大米大火煮沸后转小火煮至米粒熟烂，加香蕉丁煮沸，放入冰糖煮至化即可。

**功效** 香蕉中的果胶具有降脂的作用，熬成粥，降脂作用更佳。

**食用提醒**

因香蕉含钾量高，若是食用过量，会使血钾浓度增加，对患有急性肾炎、慢性肾炎或肾功能不全的人尤其不利。

# 苹果
## 止泻又能通便

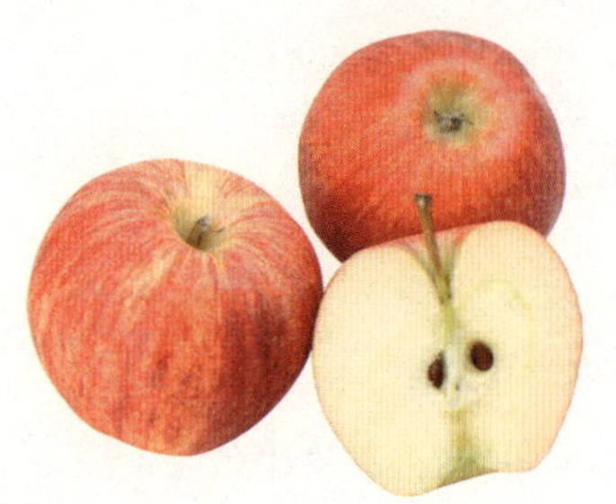

**性味归经：**性凉，味甘、微酸；归脾、胃、肺经
**功效：**润肺生津、健脾益胃、止渴消烦、解暑醒酒

现代医学认为，苹果中含有鞣酸和果胶，鞣酸是肠道收敛剂，它能减少肠道分泌而使大便内水分减少，从而抑制轻度腹泻。而果胶则是个“两面派”，未经加热的生果胶有软化大便、缓解便秘的作用，煮过的果胶却摇身一变，具有收敛、止泻的功效。因此，苹果具有通便和止泻的双重作用。

### 苹果养肠胃方

**止泻**

苹果带皮切成小片（近果皮处果胶含量相对丰富，止泻效果更好），放入小碗中，隔水蒸5分钟即可，稍冷却后即可食用，此方可止泻。注意用苹果止泻，必须连皮蒸熟或煮汤服用。

### · 生、熟苹果功效各不同

生吃苹果：可通便，苹果富含膳食纤维，可促进消化，润滑肠道，促进粪便排出，缓解便秘。

熟吃苹果：可止泻，发挥止泻功效的是鞣酸和煮过的果胶，而鞣酸在果肉及果皮内均含有，果皮中含量更丰富；果胶含在果肉内，近皮处丰富。因此，在吃煮熟的苹果时，最好连皮一起吃，这样止泻的效果会好些。

### · 苹果怎么食用更养胃

吃苹果宜细嚼慢咽，一个苹果至少吃10分钟，这样不仅利于消化，更重要的是苹果中的有机酸和果酸可把口腔中的细菌杀死。有研究表明，吃1个苹果后，口腔内的细菌将减少90%。

吃苹果最好的时候是在两餐之间。苹果当作加餐可以提供身体、大脑所需的水分和营养，还可以带来饱腹感，减少正餐的饭量，避免增加脾胃负担。

### · 抗衰老搭配

**防血管老化**

苹果 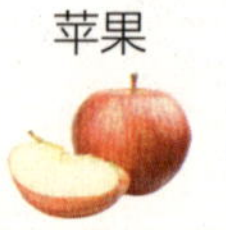 + 樱桃 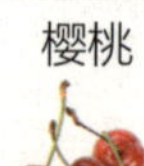

抑制胆固醇的吸收，养护血管，防老化

**降脂排毒**

苹果 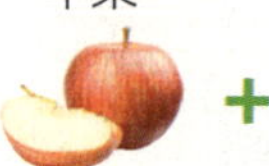 + 芹菜 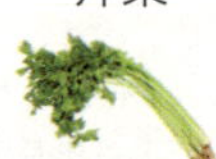

补充膳食纤维，同食可以通便排毒，降压降脂

## 番茄葡萄苹果饮

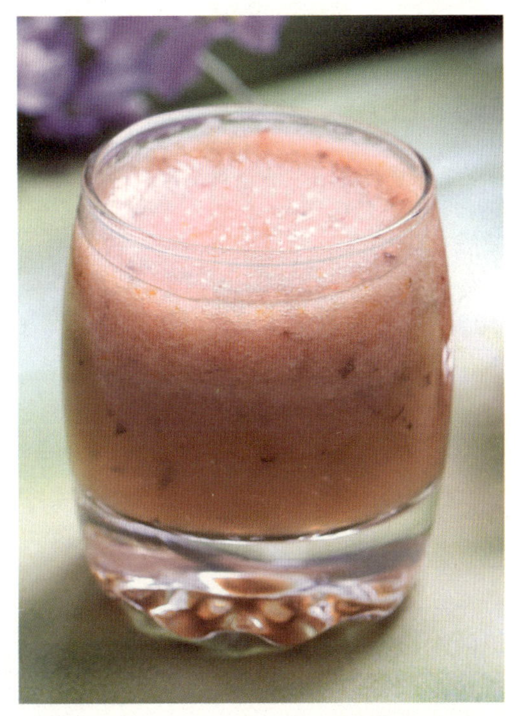

**材料** 番茄200克，葡萄、苹果各100克。
**调料** 柠檬汁适量。

**做法**

1. 番茄洗净切小丁；葡萄洗净，去子；苹果洗净，去核，切丁。
2. 将上述食材放入果汁机中，加入适量饮用水搅打，打好后倒入杯中，加入柠檬汁即可。

**功效** 番茄、苹果、葡萄富含胡萝卜素、维生素C和抗氧化物，这款果蔬汁可养护血管、健胃消食、提高免疫力。

## 羊肉苹果汤

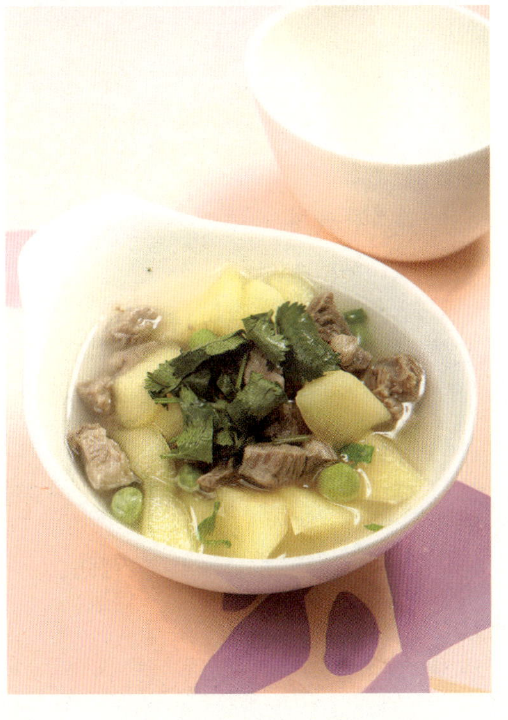

**材料** 羊肉120克，苹果150克，豌豆80克。
**调料** 姜片、香菜、盐各适量。

**做法**

1. 羊肉洗净，切块；苹果洗净，切块。
2. 将羊肉、豌豆、姜片放入锅内，加适量水大火煮沸，再放入苹果块，小火炖煮至熟，放盐、香菜调味即可。

**功效** 温补暖胃，开胃健力。

**食用提醒**

饭后半小时内尽量不要吃苹果，以免食用后会使肠胃发胀，建议饭后2小时后再吃苹果。溃疡性结肠炎患者应该少吃苹果，其肠壁因溃疡变薄，而苹果质地较硬，吃下去不利于肠壁溃疡面的愈合。

# 生姜

## 缓解反胃、呕吐

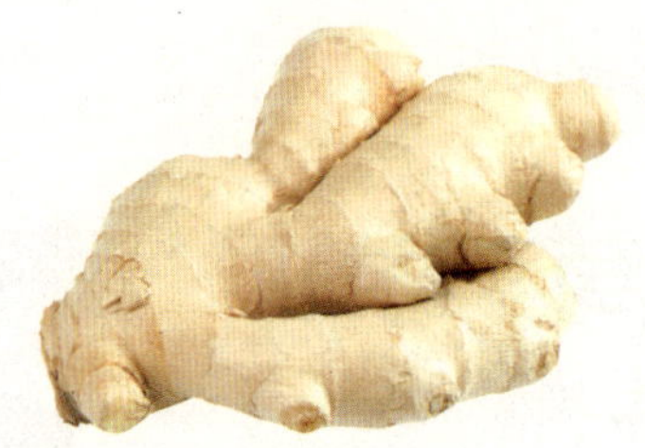

**性味归经：** 性温，味辛；归肺、脾、胃经
**功效：** 散寒发汗、化痰止咳、和胃止呕

生姜是厨房必备的调味品，也是一种常用中药。后世医家称生姜为“呕家圣药”，因为其可安全缓解反胃、呕吐、晨吐、胃肠胀气等症状，虚寒胃病患者常适量服食，还可预防或减少胃脘不适的发生。现代医学认为，生姜含有挥发性姜油酮和姜油酚，具有活血、祛寒、除湿、发汗等功能。

### 生姜养肠胃二方

**止晕车呕吐**

用生姜汁 1 汤匙、蜂蜜 2 汤匙，隔水烫温，趁热服用，每日 3 次。可防止晕车呕吐。

**止妊娠呕吐**

将甘蔗汁 20 克、生姜汁 100 克混合，隔水烫温。每次服 30 克，每日 3 次。适用于妊娠胃虚呕吐。

### · 生姜去皮、留皮功效各不同

生姜有“留姜皮则凉，去姜皮则热”之说。做热菜时，生姜最好不要去皮，以充分发挥生姜的整体功效；而用在寒性体质者或做凉菜时，应该把生姜皮去掉。

### · 生姜怎么泡水不伤胃

喝生姜水可以暖胃，在出现胃部不适时只要喝一碗生姜水就可缓解症状。这种方法偶尔用之，未尝不可，但不可长期应用。因为胃病患者若喝大量的生姜水会刺激胃黏膜分泌过多的胃酸，从而可加重胃部不适、胃痛等症状。

### · 抗衰老搭配

**促进大脑活性**

生姜 + 鲑鱼 + 柠檬

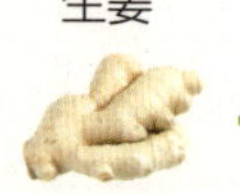

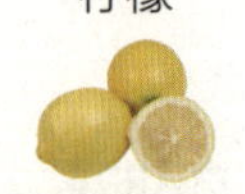

补充饱和脂肪酸、维生素 C，保护脑血管

**预防糖尿病**

生姜 + 苦瓜 + 鳝鱼

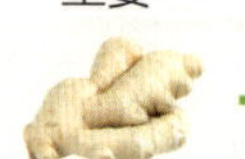

补充苦瓜素、黄鳝素等调节血糖

## 生姜羊肉粥

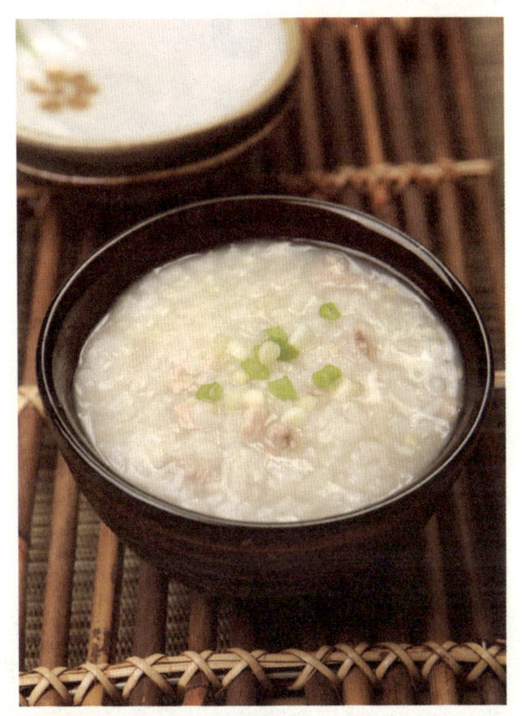

**材料** 大米100克，熟羊肉60克，姜末10克。

**调料** 葱末、料酒各5克，盐4克，味精少许。

**做法**

1. 熟羊肉切粒；大米洗净，浸泡30分钟。
2. 锅中加水烧开，放入大米煮成粥。
3. 锅置火上，倒植物油烧热，加葱末、姜末爆香，下羊肉粒稍煸，倒入料酒炒熟，将羊肉倒入大米粥中，最后加盐、味精调味即可。

**功效** 羊肉有祛寒补虚、补肾壮阳、益精补身的作用；姜有发散风寒、止呕助阳的作用。二者搭配食用，可以增强人体抵抗疾病的能力。

## 生姜红糖水

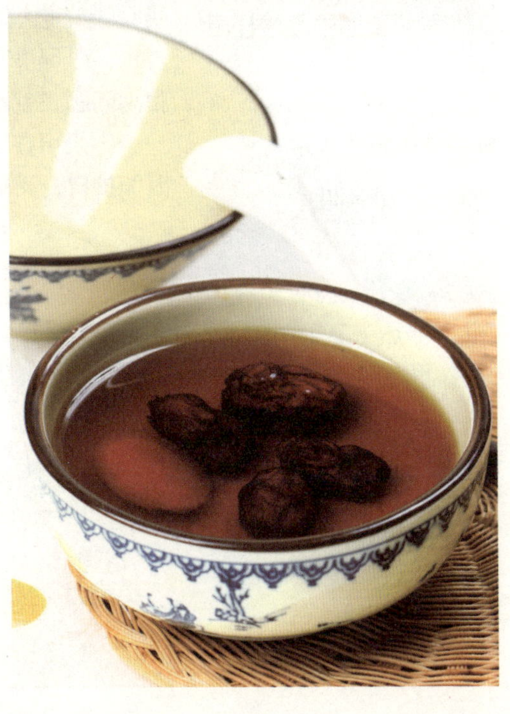

**材料** 鲜姜片20克，红枣10个。

**调料** 红糖30克。

**做法**

1. 红枣洗净。
2. 锅置火上，放入红糖、姜片、红枣和适量清水，大火烧开后转小火煎煮15～20分钟，离火，趁热饮用即可。

**功效** 和胃散寒，解表发汗，活血，止呕。妊娠呕吐时，可冲饮生姜红糖水，有较好效果。

**食用提醒**

姜属辛发食物，多吃能生热，患有痈肿疮疖、痔疮、肠结核、胃溃疡、胃出血、肺气肿、肺结核者都不宜多吃生姜。

# 牛奶

## 保护胃黏膜

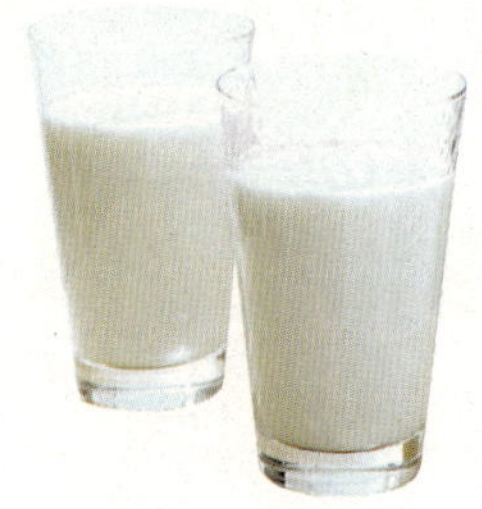

**性味归经：**味甘，性平、微寒；归心、肺、胃经。
**功效：**镇静安神、抑制肿瘤、促进幼儿大脑发育、美容养颜、全面补充营养

中医常用牛奶治疗消化性溃疡、习惯性便秘。现代医学认为，牛奶会在胃壁内形成保护膜，减少辛辣食物及止痛药对胃黏膜的刺激。牛奶中的蛋白质还能中和胃酸而使胃痛缓解。另外，牛奶中含乳糖，乳糖可促进钙吸收，还有利于肠道中乳酸杆菌生长。

### 牛奶养肠胃二方

**止呕吐**

生姜汁10克、牛奶200毫升、白糖20克，混匀加热（不用至沸），可益胃降逆、止吐。

**助消化**

将芝麻10克洗净，晾干，用小火炒熟，研成细末；加蜂蜜30克、牛奶100毫升温饮。能促进消化。

### · 如何科学饮用牛奶

1. 不要喝未消毒的生牛奶，要加热饮用，以防病从口入。

2. 不宜多饮冷牛奶，因为冷牛奶会影响肠胃运动机能，引起轻度腹泻，使牛奶中的营养成分多数不能被人体吸收利用。

3. 不宜长时间高温蒸煮。牛奶中的蛋白质受高温作用，会由溶胶状态转变成凝胶状态，导致沉淀物出现，营养价值降低。

### · 牛奶怎么饮用不伤胃

牛奶中的蛋白质必须在胃肠道中分解为氨基酸而被吸收，再合成人体所需的各种蛋白质。所以，喝牛奶时最好吃些馒头、花卷或面包、饼干之类的碳水化合物，以促进营养物质的吸收。如果喝牛奶后有腹胀、腹泻问题，就不宜空腹大量喝牛奶。

牛奶可在胃中形成保护层，在饮酒前喝一杯牛奶，既能护胃，又可减轻醉酒的程度。

### · 抗衰老搭配

| 功效 | 搭配 | 说明 |
|---|---|---|
| 燃烧脂肪 | 牛奶 + 燕麦片 + 红豆 | 补充膳食纤维，有助减肥 |
| 增强免疫力 | 牛奶 + 蜂蜜 + 西蓝花 | 补充优质蛋白、钙等 |

## 油菜牛奶汁

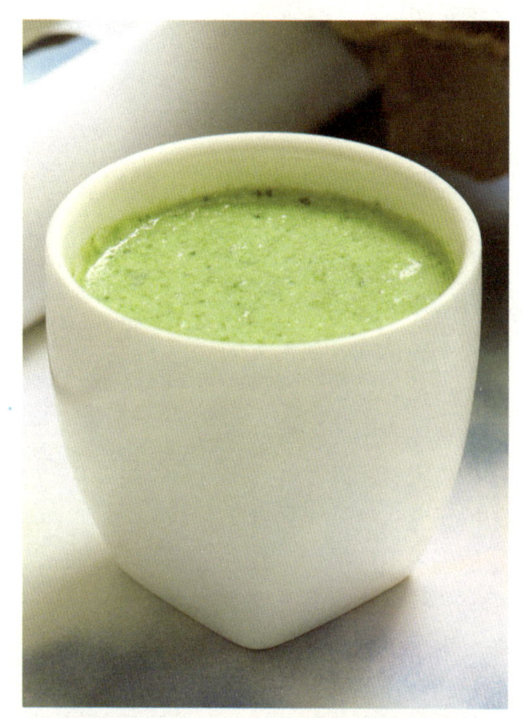

**材料** 油菜150克，脱脂牛奶200毫升。

**调料** 蜂蜜适量。

**做法**

❶ 油菜洗净，去根，切成段。

❷ 将油菜与少许牛奶一同放入榨汁机中，搅打成汁，备用。

❸ 将打好的油菜汁倒入杯中，加入牛奶和蜂蜜调匀即可。

**功效** 补中益气，助消化，通便秘。

## 木瓜香橙奶

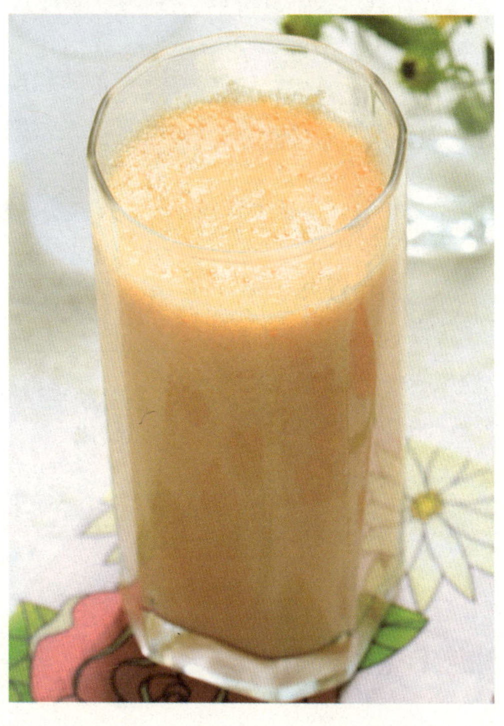

**材料** 木瓜150克，橙子100克，牛奶200毫升。

**做法**

❶ 木瓜、橙子分别清洗干净，去皮、去子，切小块。

❷ 将木瓜、橙子倒入全自动豆浆机中，加入牛奶，按下“果蔬汁”键，待豆浆机提示做好后倒入杯中即可。

**功效** 温补脾胃，助消化。

**食用提醒**

如果要吃酸性水果或喝酸性饮料（如酸梅汤、橘汁、柠檬汁等），应在饮用牛奶1小时后进行。因为两者会发生反应，不仅直接影响人体对蛋白质的吸收，还可能会造成腹泻、腹痛和腹胀等症状。

# 糯米

## 温养胃气的妙品

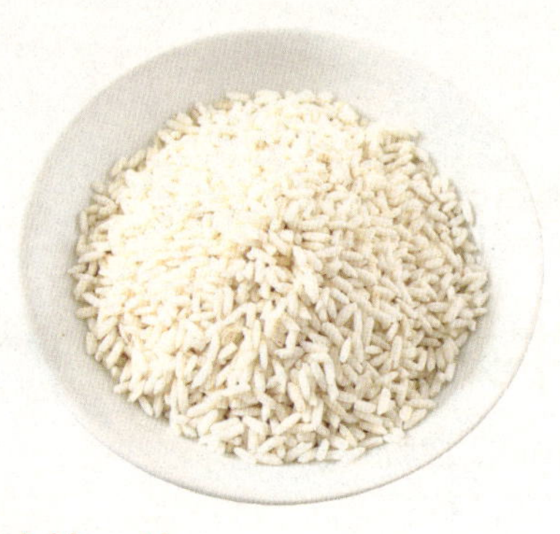

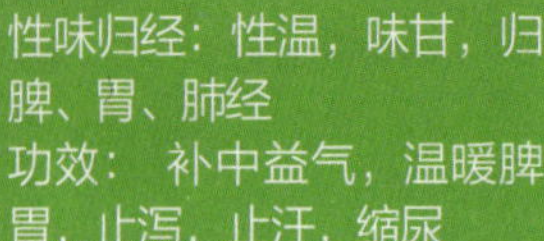


中医认为，糯米有御寒、滋补的作用，对一些因脾胃虚寒引起的食欲不佳、腹胀腹泻以及气虚引起的汗虚、气短无力有一定的辅助治疗作用。故古语有“糯米粥为温养胃气妙品”一说。糯米是一种非常适合在冬季食用的温和滋补食品。特别是过年守岁的时候，由糯米制作而成的各式特色饭和风味小吃深受人们的喜爱。

**糯米养肠胃二方**

**防治胃炎**

活鲫鱼2～3条，糯米50～100克，共煲汤，能很好地防治胃炎。

**防治痔疮**

糯米100克，桑椹汁30克，冰糖20克，共煮粥，尤其适合伴有便秘的痔疮患者食用。

### · 糯米粥疗第一补

粥疗的根本目的在于保护“胃气”，而糯米有补脾气、益肺气之功，我国民间流传的“神仙粥”歌诀是：“一把糯米煮成汤，七根葱白七片姜，熬熟兑入半杯醋，伤风感冒保安康。”此粥专治由风寒引起的头痛、浑身酸懒、乏力、发热等病症，特别是患病3天内服用可收到粥到病除的奇效。

### · 怎么食用糯米不失健康

糯米性黏不易消化，过多食用可能会损伤脾胃，引起消化不良、烧心等症状。对于脾胃虚弱的人群来讲，在食用糯米食品时如何才能更加健康呢？这里提供两种改善消化的方法。

其一，麦芽。麦芽一般是指发芽的大麦，因其含大量淀粉酶而具有助消化的作用，特别适合于消化淀粉类食物。因此，食用糯米时喝些麦芽水，有助于消化。

其二，山楂。山楂是专用于消食积的上品。

### · 抗衰老搭配

**预防动脉硬化**

糯米 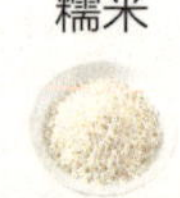 ＋ 山药 ＋ 红枣

补充黏液蛋白、维生素C，保持血管弹性

**润发乌发**

糯米 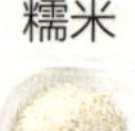 ＋ 黑芝麻 ＋ 枸杞 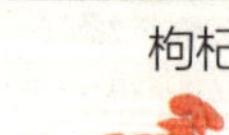

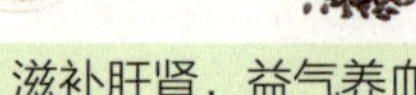

滋补肝肾，益气养血

# 第五章

# 食欲不好人憔悴，好心情才有好肠胃

# 坏情绪扰乱脾胃健康

## 一生气，肝胃就不和

中医认为，肝和胃的关系非常密切，脾胃的运化功能有赖于肝气的疏泄，而忧思、郁闷、恼怒等情绪都容易伤肝。肝胃不和容易引起一系列消化道症状，例如没有食欲、胃胀、胃痛、呕吐、嗳气等。

### 肝与胃的关系

从生理上说，肝主疏泄，脾胃主运化腐熟，肝之疏泄功能正常，有助于脾胃之消化吸收。若因情志不畅，肝之疏泄功能失调，则脾胃运化功能障碍，从而导致脾胃疾病的发生。

现代不少学者通过研究，认为慢性胃炎、胃溃疡、胃癌的发生主要是由于频繁的七情刺激所致，特别是忧思、恼怒，引起肝胃不和，气滞血瘀，气血失调。

### 一生气，肝胃就不和

《红楼梦》第 45 回中，黛玉已犯旧疾，宝钗前去劝慰她，说道："古人说，食谷者生，你素日吃的竟不能添养精神气血，也不是好事"；"依我说，先以平肝养胃为要，肝火一平，不能克土，胃气无病，饮食就可以养人了"。

从中医角度来看，宝钗说得不无道理。胃以和降为顺，当胃气和顺时，其处于下降状态，脾胃是最舒适的。所以千万不要随便生气，怒则气上，肝气一上来胃气也跟着上来了，于是打嗝、上腹部胀满、反酸都会出现。现代医学研究发现，生气时，可以使肠胃血流变少，胃酸分泌增多，消化蠕动变慢，而使人消化不良。

### 肝胃不和，调养有招

对于肝胃不和的人，因情绪激动，生气或不顺心出现频繁打嗝时，治疗上可以采用疏肝和胃降气的方法。或按压厉兑穴，厉兑穴位于脚第三根趾头的第一关节和第二关节之间，用拇指和食指用力向下按压，如此重复 3 次即可。

出现肝胃不和型消化不良时，主要表现是饭后胃痛、两肋胀满，常在生气烦躁时发作或症状加重，患者平时不是心烦易怒就是爱叹气。可服用有行气止痛、舒肝和胃作用的金沸止痛丸。

## 缘何“爱操心”的人多得脾胃病

中医认为，脾在志为思，思伤脾。中医在谈意志的时候认为，意是脾的神明，所以说脾在志为思。如果思虑过度，操多了心，就会损伤脾气，影响食物的消化和营养的吸收，以致出现食不知味，或不思饮食，人就会消瘦。

### 思虑过多会伤脾

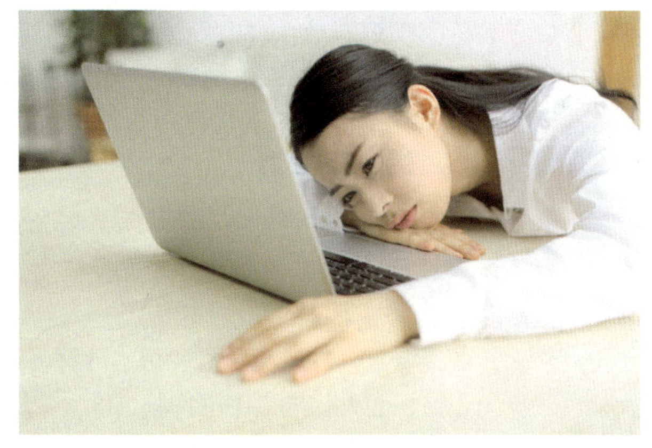

《黄帝内经》中有“思伤脾”的记载。中医认为：“思则气结。”思虑过度，容易使神经系统功能失调，消化液分泌减少，出现食欲不振、纳呆食少、形容憔悴、气短、神疲力乏、郁闷不舒等。思虑过度不但伤脾，还会导致睡眠不佳，日久则气结不畅，百病随之而起。

现代医学还认为，过思会引起肠胃的神经症、消化不良症，甚至引起胃溃疡。从中医观点来说，由于脾运化不好，容易引起气结，导致腹部胀满，从而出现气血不足、四肢乏力的症状，形成气郁，并进一步发展为血瘀、痰瘀。还会引起女性月经提前、延后，甚至闭经。

### 易得脾胃病的人群

有些人在思考问题或专注做事时，就忘记了吃饭或者简单凑合一下。偶尔一两次也许并无大碍，长此以往，就有健康之忧。如孔子之“三月不知肉味”，并非指他光不知“肉”味，其实也一定是不知“饭”味和“菜”味。久之则口中乏味，身体不适，这些都是“思伤脾”的具体体现。

还有，经常用脑的人，脾胃功能都不怎么好，为什么？因为我们每天都要吃饭，吃完饭的时候，人的气血都往胃上走，帮助胃消化去了。如果这时候你的气血往脑子上去了，不往胃上走，那么天长日久，脾胃的功能就要受到影响了。

所以，为了保证我们的健康，人们在生活、工作中一定要注意，思虑不能太过。即使思考，也要注意饮食营养和调节情绪，尤其不要“废寝忘食”，否则，失去了健康得不偿失。

# 心情左右食欲

## 为什么心情不好没胃口

胃口真是个奇怪的东西，有时明明对着一桌平时喜欢的菜，就是吃不下去。原来，胃口好不好并不仅仅与饥饿有关，有时候还是“跟着心情走”的。因此，人在闷闷不乐、惴惴不安甚至过于兴奋或亢奋时，都可能有吃饭不香、味同嚼蜡的感觉。

### 心情不好，食欲也不好

人的悲伤会引起自主神经功能紊乱，导致肠胃蠕动减慢，并使胃肠充气，告诉大脑“我不饿”。所以，那些遭受挫折或沉浸在痛苦中不能自拔的人，往往有食欲减退或拒食的表现。

此外，人在遭受意外的刺激感到恐惧、愤怒、厌恶时，体内的血液会大量涌向大脑、四肢和心脏，而大脑进食中枢抑制、饱食中枢兴奋，会使食欲大大下降。

### 相应的饮食处方

对情绪低落的人，可用 3 克西洋参泡水饮或口含；或用制附子 10 克炖肉吃 ( 制附子用纱布包好，先水煎 1 小时，加肉再煮 1 小时，吃肉喝汤 )。

对亢奋型的厌食，则可用 3 ~ 5 克大黄、栀子或 10 克丹皮煎水喝，也可用 5 克桑叶或竹叶、2 克黄连泡水喝。

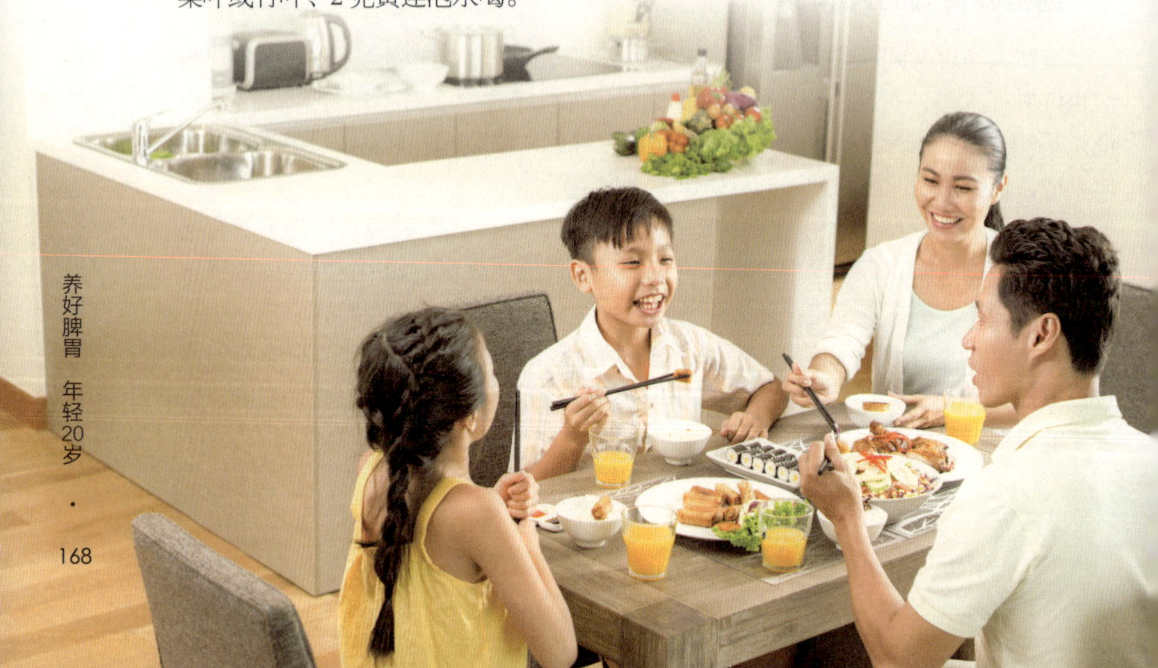

# 调节好心态，胃口常开第一方

胃对情绪的反应十分敏感，长时间的精神紧张、忧郁、焦虑及过度疲劳会引起胃功能紊乱及胃黏膜病变。胃与人的情绪、心态密切相关，因此要保持精神愉快和情绪稳定，避免紧张、焦虑、恼怒等不良情绪的刺激，注意劳逸结合，防止过度疲劳，这样才能保持好胃口。

## 心态好是养脾胃的良方

现代人来自单位和家庭的事情千头万绪，压力大，思想负担重，再加上平常沐浴阳光少、户外锻炼少，很容易使人精神低落而肝郁结，动不动就生气，易引起消化不良、胃胀、胃痛等肠胃症状。

尤其是白领、记者等肠胃病高发人群，更需要舒肝和胃、解郁止痛，首先应科学为自己减压，做好自己的思想工作，调适好自己的情绪，吃饭时要把烦心事放在一边，给自己一个好心情。

## 饮食上如何舒肝和胃

尽量做到定时定量，可以少食多餐，以温、软、淡、素、鲜为宜。天气渐凉，不要贪凉。牛奶、杏仁、豆腐、金针菇等食物都含有丰富的钙，具有一定的舒缓情绪的作用；糙米、全麦、深绿蔬菜等富含维生素 B 的食物，也有一定的减压作用；香蕉、苹果、豆类、菠菜等食物中含有丰富的镁，适量摄入也有助于放松身心。

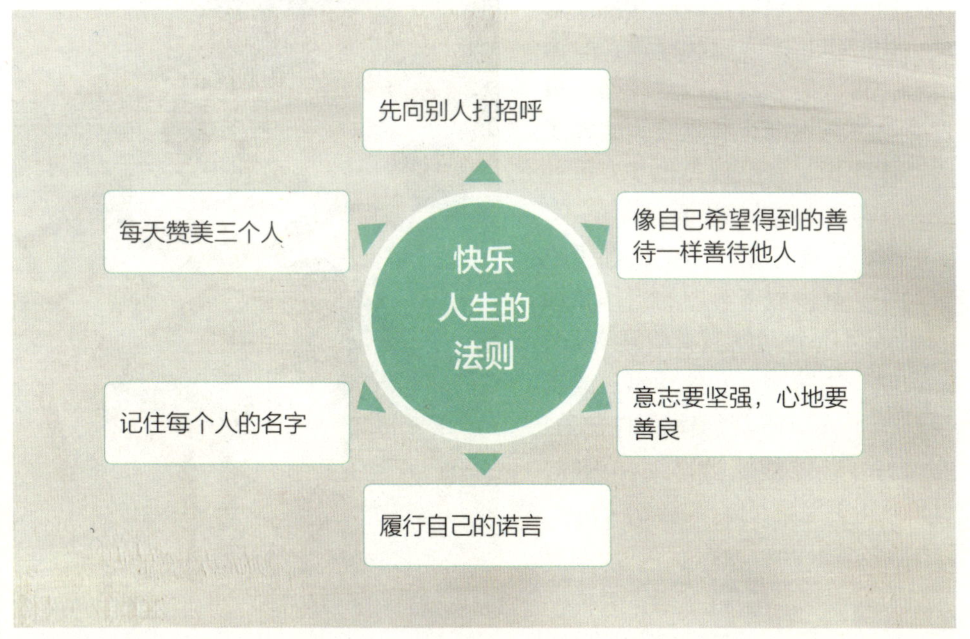

## 进餐愉快，营养能更好地吸收

人们吃饭，关注的无外乎营养与安全，可却往往忽略了重要的一点：吃饭也要有好心情。科学调研证实，现代人胃病发生大大增加，与人们就餐时心情紧张、情绪不佳有关。所以放松心情是增加食欲、促进消化吸收的重要环节。

### 吃饭为何要有好心情

因为吃饭时情绪不好，会导致胃肠蠕动减慢、消化液分泌降低、饱胀不适等病症。很多人都有这样的体会，跟不喜欢的人一起吃饭，压抑和焦虑的情绪甚至会带进饭菜里，任凭什么美味佳肴也会让你吃得不爽！也有人中午叫个外卖，在办公室对着电脑匆匆吃下，吃完后却觉得腹胀难受。这些都证明了吃饭时的情绪与身体感官乃至身体健康的密切关联。

### 吃饭时不谈扫兴的事

俗话说“食不言，寝不语”。吃饭时说话会使咀嚼食物的次数减少、唾液分泌减少，从而影响消化功能。美国一项最新研究则指出，就餐时谈论复杂或令人扫兴的问题，会影响人的食欲和消化，可以谈论一些简单愉快的话题。

### 别总一个人吃饭

长期一个人用餐，往往闷闷不乐，而且饮食单调，会造成营养失衡。和同事、家人一起吃饭，心情舒畅，胃液的分泌也相对旺盛，可使食物尽快地消化和吸收。此外多人一起吃饭，食品种类也多，每种吃一点容易达到营养平衡。

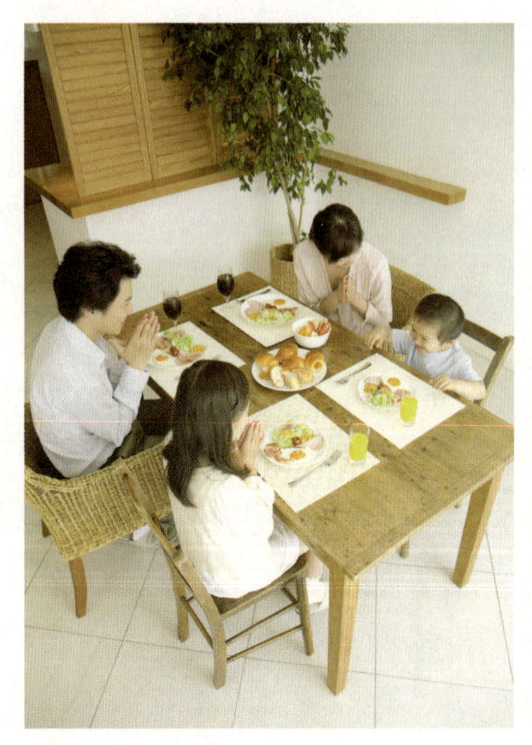

所以，无论工作多忙，到了吃饭时间，都该放下手中的工作和烦心事。约几个同事到食堂或餐厅，一边吃一边聊聊开心的琐事。或者自己一个人听听舒缓愉悦的音乐。心情好了，才能让肠胃工作更好，让你吃得更健康。

# 笑是给脾胃最好的礼物

人生气愤怒、怨恨或焦虑时，胃和脸一样充血而发红；人灰心丧气、悲伤或忧郁时，胃就变得苍白，胃液分泌不足，活动也减少。可见，学会笑是给脾胃最好的礼物。

## 开怀大笑宣肺气

俗话说："笑一笑，十年少；愁一愁，白了头。"其实，笑使人健康长寿的益处是从健肺开始的。养肺的方法有很多，"笑"可能是最"便宜"且有效的一种。尤其对呼吸系统来说，大笑能使胸部扩张，人在笑中还会不自觉地进行深呼吸，调节人体气机升降，清理呼吸道，使呼吸通畅，还能扩大肺活量，改善肺部功能。

## 笑可以稳定情绪

笑还可以消除疲劳，祛除抑郁，解除胸闷，恢复体力。发自肺腑的微笑，可使肺气布散全身，使面部、胸部及四肢肌群得到充分放松。特别是清晨锻炼时，若能开怀大笑，可使肺吸入足量的清气，呼出浊气，加快血液循环，从而达到调和心肺气血、稳定情绪的作用。

## 学会"笑"对人生

生活中每个人都要学会"笑"对人生，多看喜剧片、相声、小品，多读笑话，多欣赏漫画，使自己笑口常开。不过，开口笑要是发自内心且真诚的笑，如果只是装出来的笑，对身心反而不利。因此，在笑之前一定要先将自己的痛苦抛弃，然后用真诚的心感受美好世界，发自内心地去笑。值得注意的是：笑必须适度，否则会乐极生悲。过分地笑，失常地笑，对心肺都有害，也会伤人气。

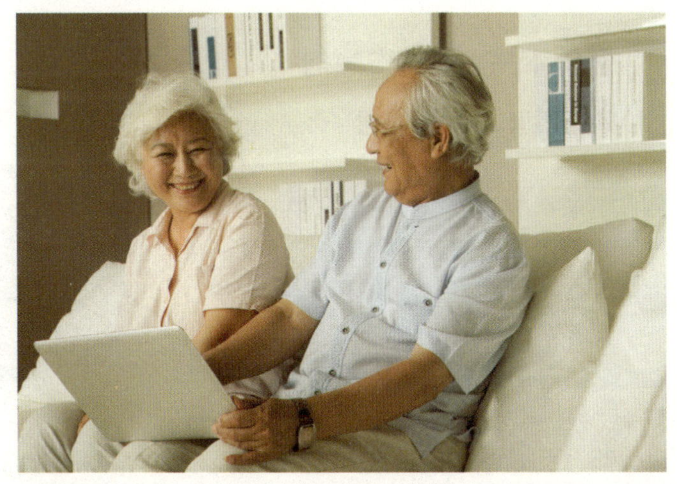

当心情不好没有食欲时，不妨看看相声小品，心情好了，胃口也就好了。

# 调心养神，脾胃病难侵

## 治疗肠胃病还得先调心

现代人由于压力大、工作忙等原因，往往心情不够畅快，甚至常常“气得吃不下饭”，成为肠胃病发生和反复发作的病因。所以，心理因素与精神因素是造成肠胃病的主要原因，它的主要症状是持续存在或者反复发作，最常见者为功能性消化不良、便秘、胃食管反流病等。对于因心理与精神因素导致的肠胃病，调心是治疗的必要一步。

### 肠胃也有感情

人们都有这样的感受：心情好的时候，即使粗茶淡饭，也吃得特香；忧愁的时候，纵有山珍海味，也味同嚼蜡。如果心情忧郁，多愁善感，或整日思虑过度，吃饭就不香，吃得少也会感到腹胀。

事实上，肠道就像第二大脑，操纵着肠胃蠕动、血液流速、消化液分泌和各种激素分泌，与大脑一起控制着你的身体。科学家发现，很多肠道疾病，都和人的情感经历相关。情感经历坎坷的人，罹患肠道疾病的概率也会增加。

女性肠道疾病的发病率，普遍高于男性，因为女性更为敏感，情绪容易波动，易产生不良情绪，引起肠胃不适。

### 肠胃不高兴时的安慰剂

**快捷剂型**：一杯热的柚子茶、巧克力、咖啡……什么热饮都成。当热力进入体内，四肢百骸都被抚慰了一遍，肠胃中的“委屈”也降到了最低点，你会感觉承受的负面情绪小一些了，胃也舒服多了。

**营养剂型**：一份甜点。甜味是我们最初的、本能的味觉，吃甜食时，身体会感觉受到鼓励和夸奖。所以，当你累了或情绪低落时，尤其忙得无法好好吃顿正餐或没有胃口的时候，不妨用一份甜点来安慰自己。

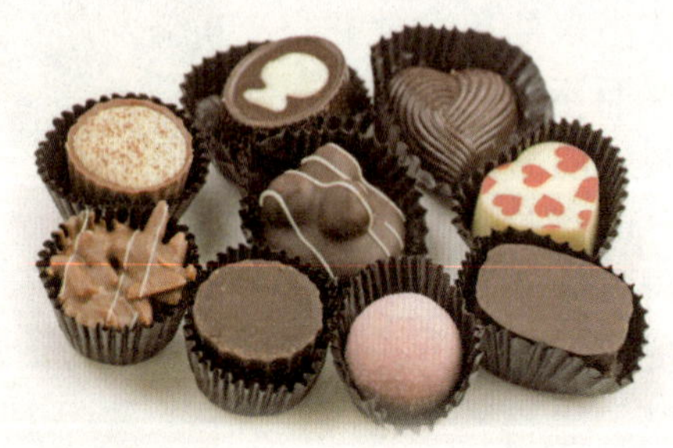

甜点是良好的心理安慰剂

**甜蜜剂型**：和亲密的人在一起。有最亲密的人陪在身边，你可以把今天遇到的“不高兴”全说出来，或者不用说，两个人一起做点什么，烦躁的情绪也会消减很多。

## 释放压力，别让胃病找上门

长期精神压力过大，大脑皮质功能失调、自主神经和内分泌系统紊乱时，就会出现胃酸分泌失常、十二指肠液反流等不正常现象，削弱了对胃黏膜的保护。神经紧张还易造成胃、十二指肠壁血管痉挛，供血减少，从而促成胃病的发生。

### 因压力过大易得胃病的人群

研究发现，当人感受到压力时，胃酸会大量分泌，呈现胃酸过多的状态。很多人在过度紧张、担心或焦虑时，会感到胃里翻江倒海，出现烧心、嗳气、恶心等症状。这就是因为胃酸的分泌增多，并不停地“搅动”胃肠道造成的。

**教师**：有资料报道，教师的消化系统疾病多，如胃病与十二指肠溃疡，以及慢性胃炎的患病率相当高，其中胃病患病率为 15% ~ 25%，这与教师平时精神紧张有密切的关系。

**记者**：全民胃健康工程调查数据显示，有六成左右的媒体从业者患有胃病，更有两成左右的人伴有经常性胃痛。记者心理无法完全放松和不规律的饮食习惯是造成以上病症的最大原因。

### 学会冥想，放松身心

当压力过大、无法自行解决时，应该去心理门诊接受心理辅导，并学会如何缓解压力。

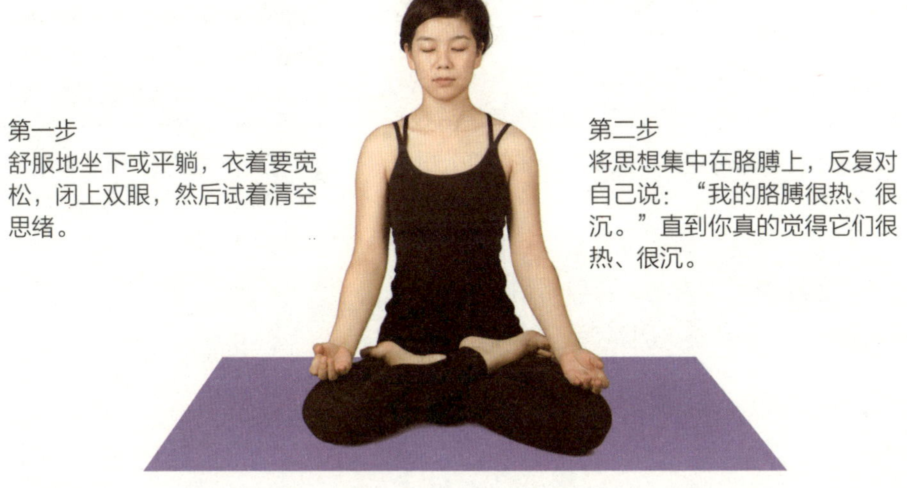


将第二个步骤应用于身体的其他部位（面部、颈部、手、胸、腹部、背、腿和脚），直到全身得到放松。

# 功能性胃肠病要多倾诉

在生活中，有的人常出现胃疼、胃胀、烧心、反酸等症状；还有的人没什么明显原因就突然间腹痛、腹泻，大便呈稀糊状，有时还会出现水样便，便后肠胃就舒服了，而且会反复发作。到医院做胃镜肠镜等检查，也查不出有什么病变，对症吃点药就会缓解，但不知什么时候就又发作了。医学上把这种病称为功能性胃肠病（又叫胃肠神经官能症）。在这类人中，有超过 60% 的患者是因为不良的心理因素所导致，多倾诉是有效缓解心理问题的一剂良药。

## 功能性消化不良的预防

功能性消化不良是最常见的一种功能性胃肠病。胃蠕动是由自主神经控制的，当心理、社会压力过大时，自主神经会出现功能失调，这样一来，胃就无法进行正常蠕动，从而造成胃部不适、疼痛、食欲不振等症状，即是功能性消化不良。保持良好的心理状态，心胸宽广、情绪乐观、性格开朗、遇事豁达，是预防本病的最好措施。

## 多倾诉，宣泄不良情绪

倾诉是释放心理压力最简单易行也最为见效的办法之一。心理学家指出，倾诉可以调整人的情绪，协调人体各个器官的功能。

可以选择一位让你信得过的“听众”，比如亲人、知心好友，或者心理医生，把自己心灵的角落勇敢地敞开，不要太在意自己是否失态，也不要在意别人是否笑话自己。倾诉除了要有合适的“听众”，也要有合适的时间和地点。不分场合、不分对象的唠叨，可能适得其反。

也可以向自己倾诉，写日记、随笔，写信等都是好的倾诉方法，可以帮自己整理思路，疏泄情绪，在倾诉的过程中释放压力。

**转移法冲淡消极情绪**

当遇到挫折，感到烦闷苦恼，情绪处于低潮时，首先，应暂时抛开眼前的麻烦，不要再去想引起烦闷苦恼的事情，而要将注意力转移到较感兴趣的活动或话题中去，多回忆使自己感到幸福愉快的事。其次，可以自觉地改换环境，如到户外走走看看、散散心等。

## 多静心养气，吃得好不如吸收好

心情不好，常会感觉上腹部有明显的饱胀感，吃不下饭，心情好了胃口也会打开。所以，保护脾胃要先照顾好自己的情绪，也就是要多静心养气。心与脾是火生土关系，如心火温暖脾土以腐熟食物，心气足了，脾气得以健运，胃肠道的血液循环也正常运转起来，自然有利于消化与吸收。

### 心火生胃土，午时小憩助消化

午时（上午 11 点至 13 点）为心经当令，正是阴生，阴气忤逆阳气之时。从子时起，阳气开始升发，到午时，阳气是最盛的时候，中医称之为“合阳”，阳气到达顶峰后，盛极必衰，也就慢慢开始衰落了，而阴气开始生发了。动生阳，静生阴，所以午时宜静养，可以静卧或静坐 30 分钟，既可以生发阴气，又能保心气。

午时心经最旺，有利于周身血液循环，心火生胃土有利于消化，这时最适合吃中饭。不过，老年人消化功能逐渐退化，最好静坐或闭目休息一下再进餐，因为人心平气和，气机调顺了，胃口才好，消化才好。

忙碌的上班族在 11 点的时候，也可以通过丹田呼吸养养心气。所谓丹田呼吸，就是一种逆腹式呼吸，专业训练歌唱家用的都是丹田之气。逆腹式呼吸是以横膈肌的活动为主，比胸肌的活动面积大得多，吸入的氧气是自然呼吸的三四倍，这样有利于保持呼吸道通畅，促进心肺循环，进而改善消化系统的血液循环，使人吃饭前胃口大开。

**逆腹式呼吸的做法为：**吸气时小腹收缩、会阴上提，呼气时小腹凸起。做 1 ～ 3 分钟即可。

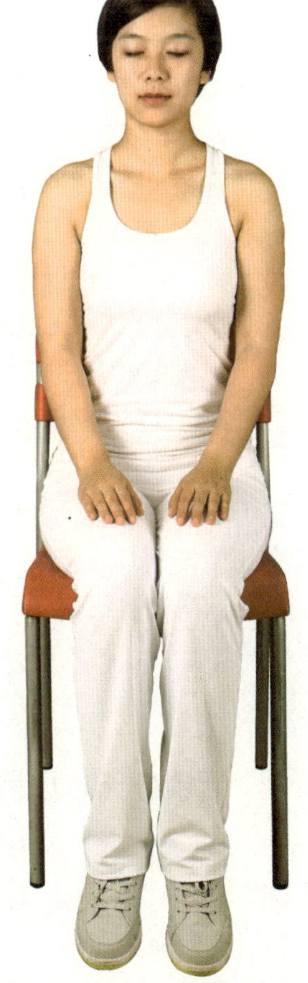

## 戌时敲打心包经，排出代谢废物

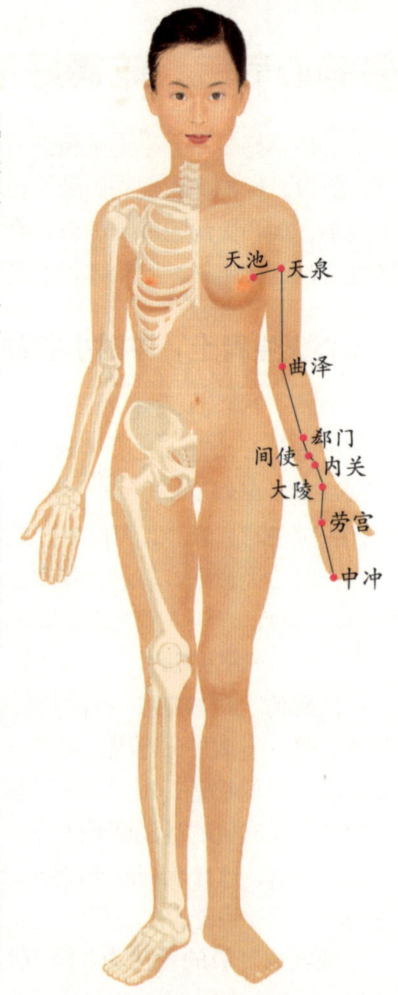

手厥阴心包经

手厥阴心包经是一条让人快乐的经络。心包经是从心脏的外围开始的，走到腋下三寸处，然后再从腋下一直沿着手前臂的正中线，经过劳宫穴，到达中指。左右手臂各有一条。

心包经在晚上戌时（晚上 7 点至 9 点）气血最旺，这段时间吃过晚饭正是应该促进消化的时候。心包经主喜乐，所以人体在这个时候应该有些娱乐活动，快乐的情绪有助于消化。

另外，上班族往往晚餐吃得丰富，油吃得多又代谢不出去，使得血中胆固醇含量增多，胆固醇沉积、凝结，就会堵塞血管，诱发心脑血管疾病。而敲击或按揉心包经可使血液流动加快，使附着血管壁上的胆固醇剥落，随后排出体外。敲打心包经的方法很简单：

1. 找一个安静的地方坐下来，身心放松，呼吸均匀，伸开双臂稍微活动一下。

2. 用手指掐住腋下的一根大筋，然后就可以拨动它。此处就是腋动脉的博动处，腋窝的正中是极泉穴，当拨到这根大筋的时候，小指和无名指就会发麻。用手掐住极泉穴，并且感到手指发麻，就证明拨对位置了。反复拨十来遍。

3. 再用空拳拍打手前臂的中线，一点一点拍打过去，直到手腕部，最后到达手掌心的劳宫穴。

敲打心包经时，敲小臂有酸痛感，敲大臂有电击感，敲打的速度不要过快，力度可以稍大一点，敲到痛的点就要多敲几下，还有两边都要敲到。手酸了可休息一会儿接着做，每天在饭后 1 小时进行，每次不少于 10 分钟。

这样敲打下去，可以排去郁闷和心包积液，对身体非常有好处。手厥阴心包经走阴不走阳，阴为血，不容易动，所以把心包经打通了，阳经就能走通，气行则血行，气血畅通，消化好、代谢好、睡眠也好。

## 恬惔虚无，以养心气

《黄帝内经》上说，“恬惔虚无，真气从之；精神内守，病安从来。”“恬惔虚无”是指心胸开阔，将一切都看得很淡，不斤斤计较，这样一来，体内的精、气、神就会顺畅地运行。一个人的肝气顺了，脾胃的气机升降有序，各脏腑正常工作，则吃得香、排得畅、睡得甜、精神旺。

# 第六章

# 简易功法，强健的脾胃才有生命力

# 巧用轻运动，有效帮助消化

## 饭后半小时散步：促进消化和吸收

散步能养脾健胃，可使食欲增加、气血畅通，还有助于调节中枢神经系统，改善全身及胃肠功能，对消除腹胀、嗳气，促进溃疡愈合有一定作用。

### 散步的要领

散步时应全身放松，眼观前方，自然而有节律地摆动上肢。为了让全身自然放松，去除杂念，做到心境清宁，可适当活动肢体，有意识地调匀呼吸，把注意力集中到呼吸上来，然后从容迈步。

散步时，步履要做到从容和缓，心里不慌、脚步不乱，每步的距离要差不多，有如闲庭信步，轻松缓慢。散步时还可配合擦双手、捶打腰背、拍打全身等动作。

### 散步量力而行

散步不拘形式，可快可慢，宜酌情而定，量力而行。做到形劳而不倦，汗出而微见，气粗而无喘。

初期胃病患者，宜采用速度缓慢、全身放松的步行，可以选择在风景优美的环境步行 2 千米左右，运动脉搏控制在 110 次 / 分钟左右。随着病情好转，可适当加大运动量，运动时脉搏可以达到 130～140 次 / 分钟左右。

### 散步的时间和次数

一般来说，餐后散步，每天时间不少于 30 分钟，每周时间不少于 5 次。注意，餐后要休息一段时间再散步，具体要休息多久呢？一般休息 20～30 分钟。如果在吃七分饱的情况下，可在饭后 30 分钟开始散步；如果吃得很饱，建议休息 1 个小时后再进行。

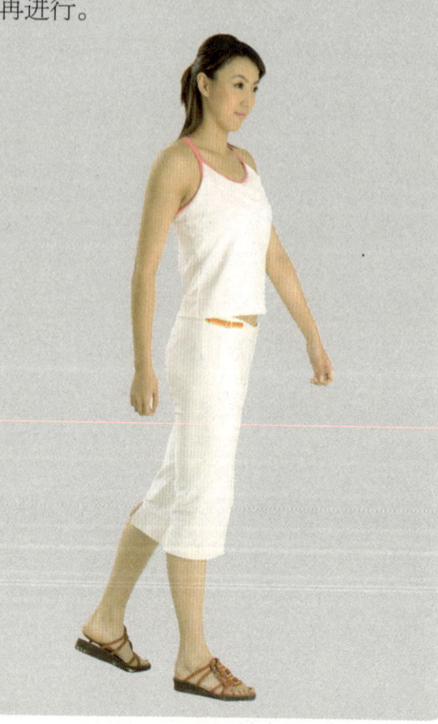

## 擦丹田：增强胃肠功能

擦丹田法除有健脾壮肾的作用外，还能增强胃肠功能、治肠道疾病。其具体做法如下。

1 将两手掌分别放在脐下小腹中央处，同时上下摩擦30次，以渐感发热为度。

2 先将左手掌按阴囊（女性按会阴），再将右手旋转摩擦丹田30～100次，左右手转换。

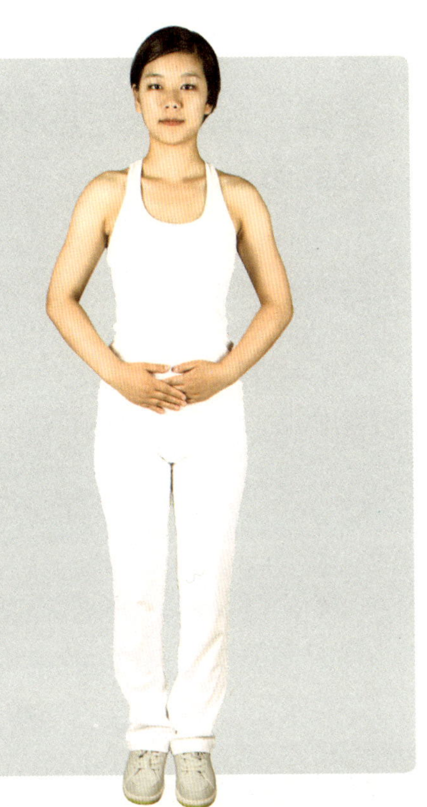

## 扭腰：健胃防便秘

扭腰锻炼能减少腰腹部脂肪和赘肉，增强腰腹部肌力，并强化内脏机能，对便秘和消化不良有显著效果。具体做法如下。

1 站立，双手插腰上体向左右扭转，双腿不动。

2 也可坐在床沿上，两手抱头，左右扭转腰肢。重复练习50次。

注意：高血压、头晕者要慢转，防止跌倒。

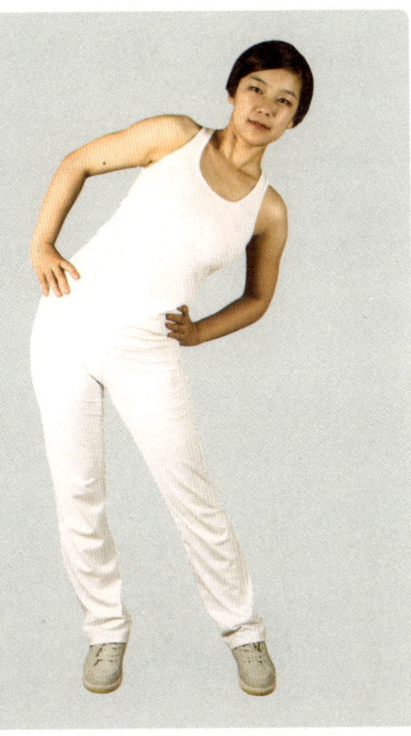

## 多蹲少站：脾胃虚弱的进食方式

多蹲少站对脾胃虚弱者的康复是很有利的，特别是进食时蹲着。蹲着吃饭能使食物通过胃的速度减慢，使胃下方的脏器对胃起到垫托作用，此法对胃下垂的治疗有较好的效果。

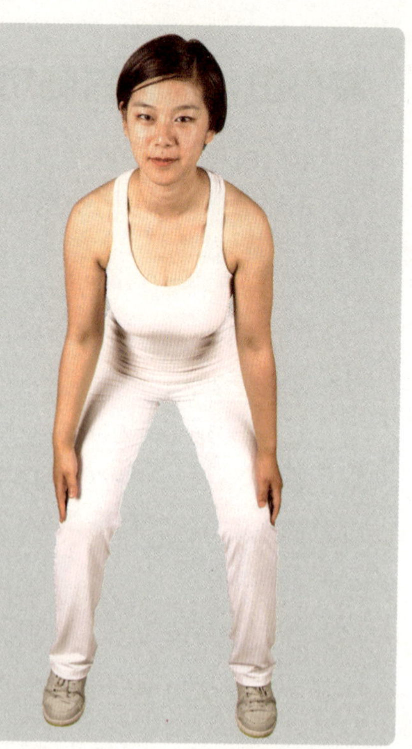

## 抬高双脚：减轻胃疼

抬高双脚这种锻炼方法借助了瑜伽中的“船式”姿势，它能抬升横膈膜，减轻胃部和肝部所承受的压力，从而缓解胃部痉挛、上腹部疼痛等。其做法如下：

1 平躺在地垫或床上，双膝微弯。

2 以臀部为支点，上半身和双脚同时抬离地面，让身体呈“V”字型。保持这个姿势不动，做 5 ～ 7 次深呼吸。

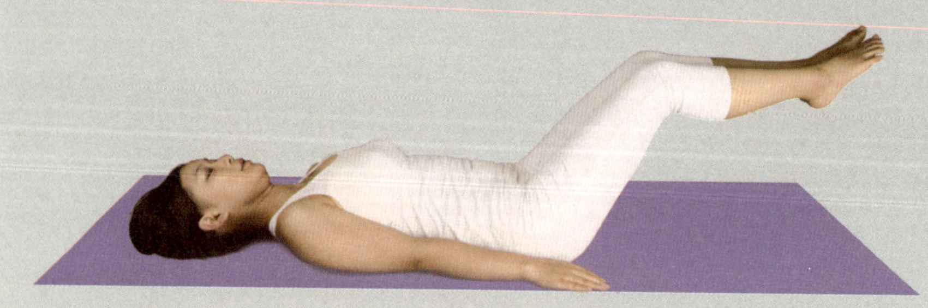

## 向前抱腿：消腹胀

向前抱腿这个动作可让内脏进行大幅度的“翻转”，相当于对消化器官进行一次“按摩”，可调理消化不良、反酸、嗳气等功能性症状。其做法如下：

1 双脚合拢，站立在地面上。

2 上半身尽量向前弯曲，双手向下伸放在小腿上或抱住小腿，保持 10 ~ 15 秒。

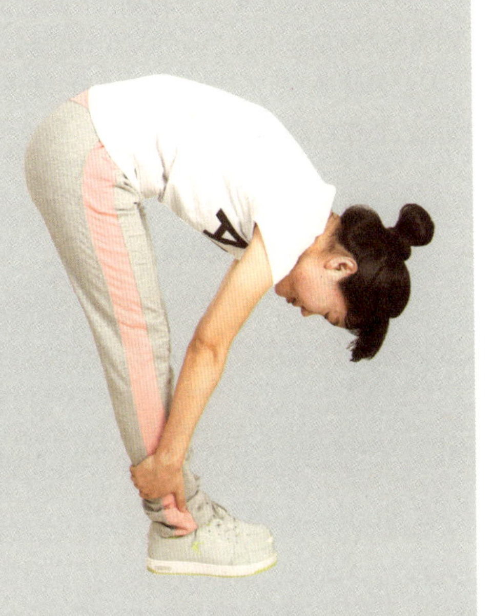

## 扭转双腿：减轻消化道炎症

扭转双腿这个锻炼动作有助于促使血液流向消化器官所分布的区域，对减轻胀气、疼痛和消化道慢性炎症等很有帮助。其做法如下：

1 身体平躺在地面上，两臂侧展。

2 双腿和下半身左右扭转摆动，重复 20 次左右。

## 小腿集中脾胃经，闲时别忘动脚

从中医角度来看，一般脾胃功能强的人，站立时脚趾抓地也很牢固，因此，如果你的脾胃功能不好，不妨常锻炼脚趾。对脾胃虚弱的人来说，经常活动脚趾确实能起到健脾养胃的作用。从经络看，胃经经过脚的第二趾和第三趾之间，管脾胃的内庭穴也在此部位。

### 活动脚趾强脾胃

如排队等候的时候、在地铁或者公交车上站立的时候，如果条件允许，不妨双脚紧贴地面，与肩同宽，用脚趾反复练习抓地和放松，相互交替，这样能对小腿上的脾经起到很好的刺激作用。还可以每天抽一点时间，练习用足二趾和足三趾夹东西，坚持下去，胃肠功能就会逐渐增强。

还可以顺手将小腿从上到下依次按摩一次。因为小腿上集中了脾胃经的不少穴位，像管脾经、肝经的足三阴经在小腿内侧，管胃经、胆经的足三阳经在小腿外侧，能够健脾的足三里穴在膝盖下 3 寸的外侧。按按这些经络和穴位，都可以起到健脾养胃的作用。

回家睡觉前不妨顺着脚趾的方向按摩，以达到泻胃火的目的；逆着脚趾的方向按摩，对脾胃虚弱、腹泻者也有一定的辅助治疗效果。

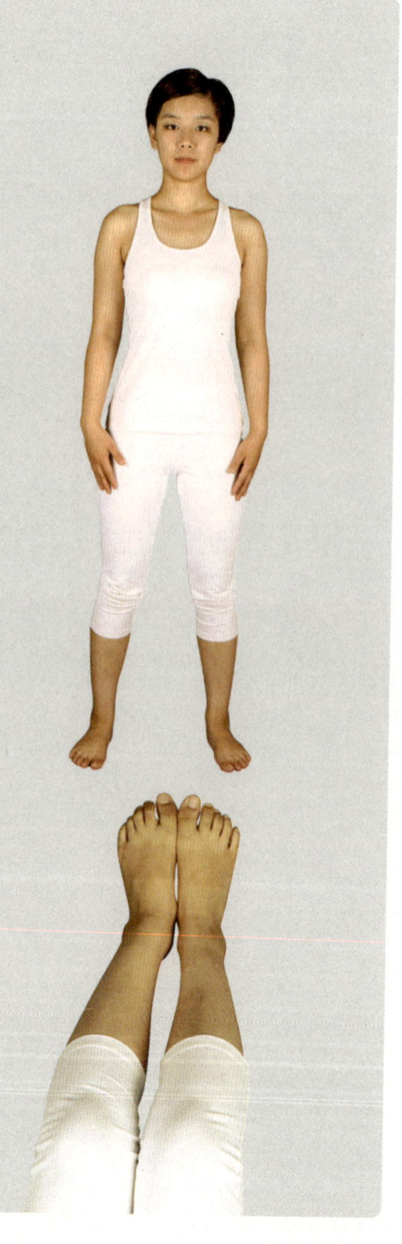

### 练习注意事项

将小腿从上到下依次按摩，力度以能够承受为度，按后觉得舒服就行了；不要在过饱和过饥时按摩；努力坚持每天睡前按摩 3 次。需要注意的是，儿童脾胃的穴位和成人不同，因此，儿童不要选择这种方法来健脾养胃。

## 三个小动作，健脾助消化

“左三圈、右三圈，脖子扭扭，屁股扭扭，早睡早起，咱们来做运动……”运动是健脾助消化的好方法。尤其是久坐办公室缺乏运动的人，可多做一些简单、易坚持的小动作。久坐族在每天起床和入睡前做下面这 3 个小动作，对调动“脾气”有很大的作用。

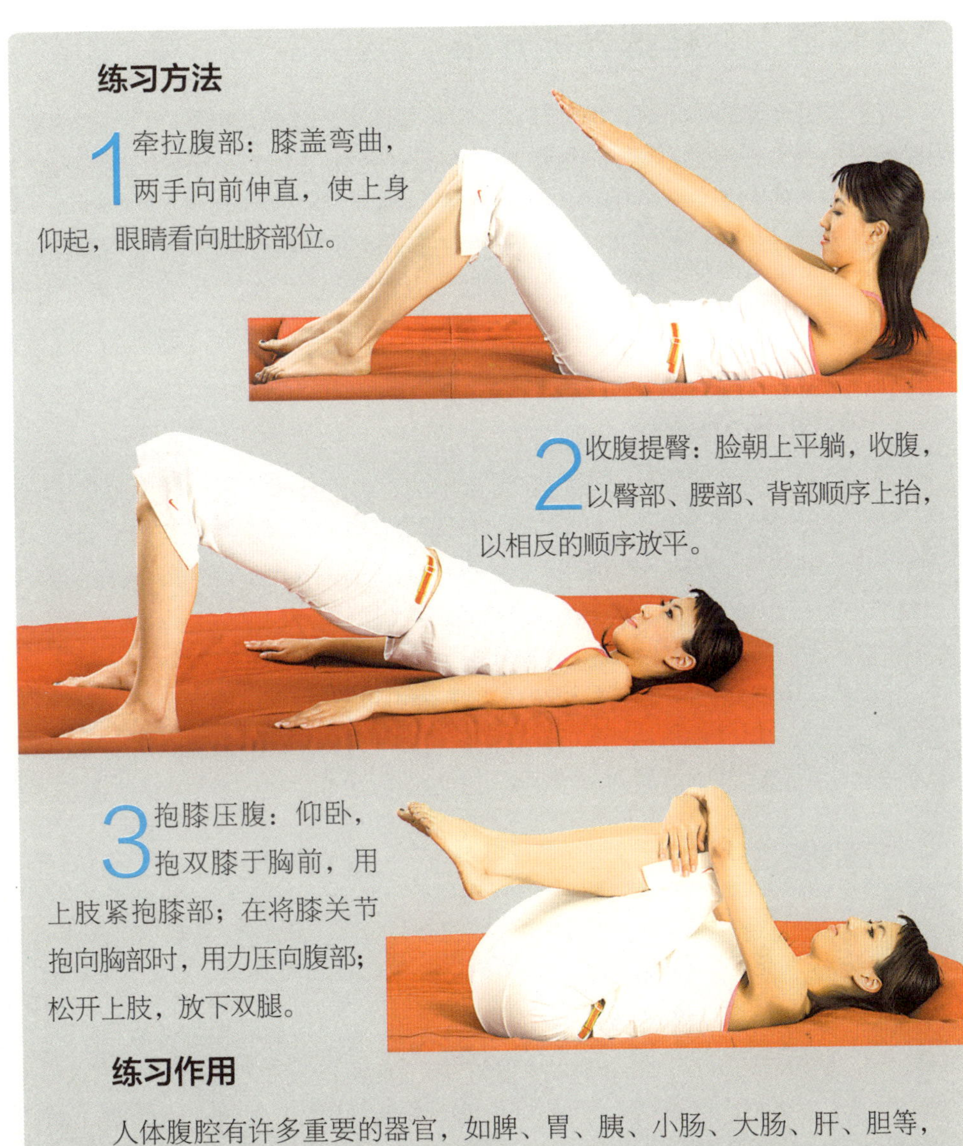

### 练习方法

1 牵拉腹部：膝盖弯曲，两手向前伸直，使上身仰起，眼睛看向肚脐部位。

2 收腹提臀：脸朝上平躺，收腹，以臀部、腰部、背部顺序上抬，以相反的顺序放平。

3 抱膝压腹：仰卧，抱双膝于胸前，用上肢紧抱膝部；在将膝关节抱向胸部时，用力压向腹部；松开上肢，放下双腿。

### 练习作用

人体腹腔有许多重要的器官，如脾、胃、胰、小肠、大肠、肝、胆等，这 3 个小动作可以增强脾的运化功能，促进消化。日常坚持做好以上 3 个动作，对增强和改善腹脏功能、健康机体大有裨益。

# 老祖宗传下来的养生功法，让脾胃常葆青春

## “吞津法”，补脾养神养颜

老子本是著名的炼丹家，但他却认为，再好的灵丹妙药，也不如自己的津液。因此他主张咽津以养生。唾液中医称为“津液”，俗称口水，又被称作“舌边水”。中医认为：“五脏化五液，心为汗，肺为涕，肝为泪，脾为涎（口水），肾为唾，是为五液。”中医视脾为后天之本，肾为先天之本，既然唾液为脾肾所化，那唾液就与生命活动密切相关了。所以古人在造字时，取意“舌上的水”为“活”字，由此可见，唾液有足以让人活命的作用。

### 唾液的神奇功效

明代医学家李时珍、李中梓都对津液的重要性有过专门论述，肯定了津液促进消化吸收，灌溉五脏六腑，润泽肢节毛发，滑利关节孔窍的重要作用。明代龚居中也指出，“津即咽下，在心化血，在肝明目，在脾养神，在肺助气，在肾生津，自然百骸调畅，诸病不生。”

现代医学研究证明：唾液的成分相当复杂，除了99%的水外，还含有淀粉酶、溶菌酶、球蛋白、黏液蛋白、氨基酸、生长激素、维生素及少量的钾、钠、钙、镁等物质，具有消化、抗菌、调节内分泌、增强免疫力、抗癌等多种生理功能。

### 唾液养生功

1 常食法。姿势坐、卧、站均可，平心静气，舌抵上腭，将舌伸到上牙外侧，上下左右搅动，当嘴里的唾液增加到一定量时，分3次咽下，每日早晚各做3次为好。

2 配合气功服食法。以静功为宜，集中思想，意守丹田，双眼微闭。吸气时，舌抵上腭，不断舔动，以促使唾液分泌。呼气时，舌尖放下，气从丹田上引，徐徐吐气，待唾液满口，随意念送入丹田。每天早晚练半小时，可收到精气充足，脸色红润，新陈代谢旺盛的效果。

## 叩齿：滋补脾胃，减少面部皱纹

为什么说牙好胃口就好呢？一是叩齿能健齿。齿健，则食物易被嚼细，胃负担减轻，从而养胃；二是脾“在液为涎”，与胃相表里，涎为口津，是唾液中较轻清稀的部分，具有帮助食物消化的功能。坚持每天叩齿还可以促进面部血液循环，增加大脑的血液供应，使皱纹减少，起到延缓衰老的作用。

### 叩齿的方法

每天早晨上下牙齿反复相互咬叩60～360次。注意，叩击时，要稍用力使“嘚嘚”有声，速度不宜过快，避免咬伤颊黏膜和舌部；力量不宜太大，以不致引起疼痛不适为度。此外，有人强调按不同牙齿分别进行叩击，先叩击白齿（大牙），然后再叩击门牙、犬牙各数十次，因为这样可以使不同平面上的每个牙齿都能叩到。

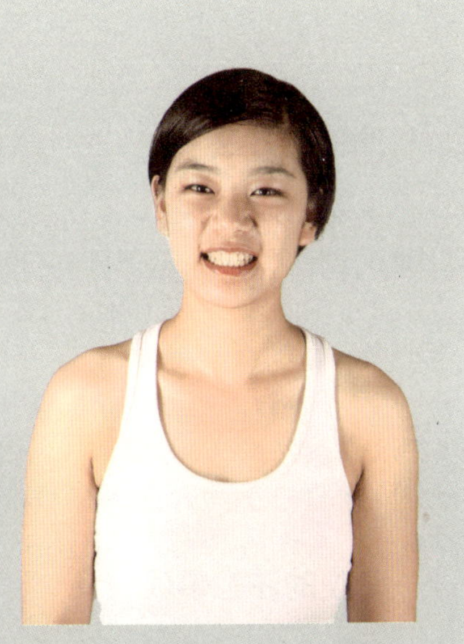

### 叩齿后赤龙搅海

叩齿结束，要辅以“赤龙搅天池”。赤龙搅海法可调和阴阳、健脾和胃、固齿祛病、轻身健体。

1 用舌在腔内贴着上下牙床、牙面搅动，用力要柔和自然，先上后下，先内后外，搅动36次。

2 当感觉有津液（唾液）产生时，不要咽下继续搅动，等唾液渐渐增多后，以舌抵上腭部以聚集唾液，鼓腮用唾液含漱（鼓漱）数次，最后分3次徐徐咽下。

### 卯时叩齿最好

卯时指早晨5点到7点天亮时，这是大肠经当令的时段。这个时候我们应该排便，把垃圾毒素排出来。但是在排便之前，大家醒来后首先在床上叩齿，这样做有3个好处：其一，使人收到精盈、气足、神全之效果。其二，上齿属胃经脉络，叩齿可以开胃健脾，为迎接丰盛的早餐做准备。其三，下齿属大肠经脉络，叩齿可以促进大肠通降。大肠通了，大便也就通了。

## 常练“摩腹功”，清内生之百证

《黄帝内经》上说：“腹部按揉，养生一诀。”唐代名医孙思邈认为：“腹宜常摩，可去百病。”中医认为，人体的腹部为“五脏六腑之宫城，阴阳气血之发源”。

摩腹可调整人体阴阳气血，改善脏腑功能，驱外感之诸邪，清内生之百证。双手交替按摩腹部，能加强对食物的消化、吸收和排泄，缓解食物积滞于胃，滞化不行，胃脘胀痛，气滞不顺，血瘀欠畅，胃肠积满等症状，还可防治便秘和慢性胃肠炎。

### 摩腹的方法

摩腹以仰卧、袒腹，手直接触及皮肤效果最佳，一般选择在入睡前和起床前进行。排空小便，洗净双手，取仰卧位，双膝屈曲，全身放松，左手按在腹部，手心对着肚脐，右手叠放在左手上。先按顺时针方向，绕脐摩腹 50 次，再按逆时针方向摩腹 50 次。

摩腹时用力要适度，精力集中，呼吸自然，持之以恒，一定会收到明显的健身效果。按摩结束后，可以将发热的双手放在丹田处（脐下 3 寸处），使揉动时的热量充分被身体利用。

### 摩腹的注意事项

需注意的是，摩腹不可在“过饱”或“过饥”的情况下进行，腹部皮肤化脓性感染或腹部有急性炎症（如肠炎、痢疾、阑尾炎等）时不宜按揉，以免炎症扩散；腹内有恶性肿瘤者也不宜摩腹，以免促进癌肿扩散或出血。

摩腹时，出现腹内温热感、饥饿感，或产生肠鸣音、排气等，均属于正常反应，不必担心。摩腹可以加强对食物的消化、吸收和排泄。建议大家养成这个好习惯。

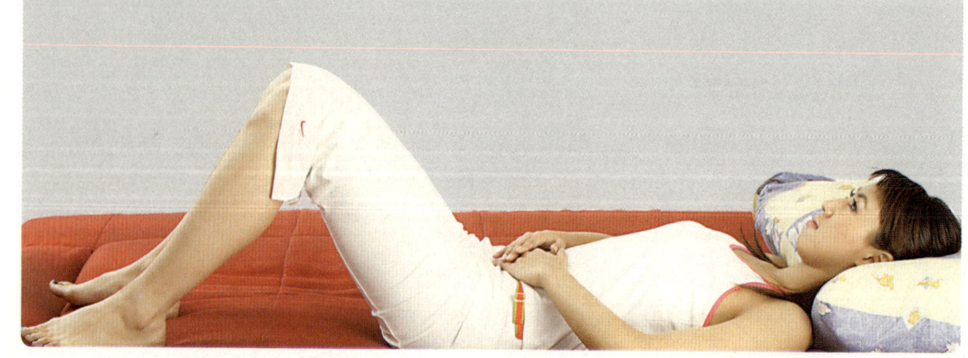

## “呼”字功，保卫中气不生邪

六字诀是一种吐纳法，它是我国南北朝时期梁代陶弘景提出的养生方法。它是通过“嘘、呵、呼、呬、吹、嘻”六个字的不同发音口型，唇齿喉舌的用力不同，以牵动不动的脏腑经络气血的运行，达到锻炼内脏，调节气血，平衡阴阳的目的。

### “呼”字功健脾

“呼”字属土，有健脾、治腹胀、腹泻、食欲不振、肌肉萎缩、皮肤水肿的作用。在空气清新的地方，多练习发出“呼”字音，可以提高食欲，保护胃肠。

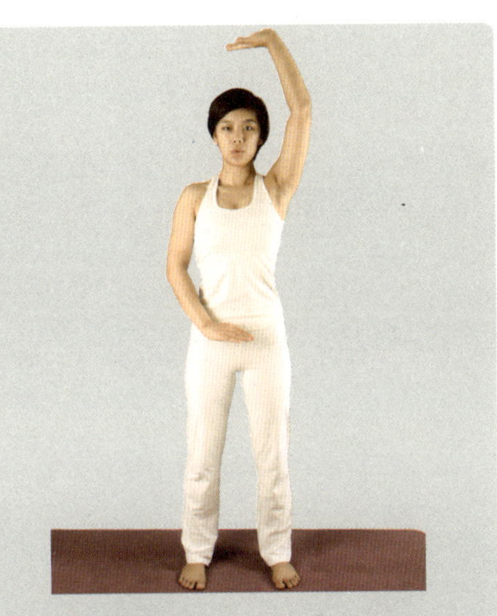

### 练习中的口形

口形：撮口如管状，唇圆似筒，舌放平用力前伸，微向上卷。

### 练习方法

双脚分开直立，与肩同宽。两膝微屈，头正颈直，含胸收腹，直腰拔背，两手臂自然下垂，全身放松。

采用腹式呼吸，用鼻吸气，用口呼气，舌尖轻抵下牙。

呼吸调顺后，两手自小腹前提起，手心朝上，至脐部并口吐“呼”字音，目视前下方，左手外旋上托至头顶，同时右手内旋下按至小腹前。

呼气尽吸气时，左臂内旋变为掌心向里，从面前下落，同时右臂回旋掌心向里上穿，两手在胸前交叉，左手在外，右手在里，两手内旋下按至腹前，自然垂于体侧。

练习5～10分钟后，静养3分钟，调息。

### 练习提示

口吐“呼”字具有泄出脾胃之浊气、调理脾胃功能的作用。同时，通过两掌与肚脐之间的开合，外导内行，使整个腹腔形成较大幅度的舒缩运动，可促进肠胃蠕动、健脾和胃。

呼气时舌两侧上卷，口唇撮圆，气从喉出后，在口腔形成一股中间气流，经撮圆的口唇呼出体外。

### 练习注意事项

练习呼字功时，应轻缓无声，忌大力呼吸。一般在饭前或饭后1小时练习，饮食过饱时不宜练习呼字功。练习时间需因人而异，不可勉强，如有不适，应立即停练。

## 八段锦一招鲜，调理脾胃须单举

清代医籍《老老恒言》中说："导引之法甚多，如八段锦……之类，不过宣畅气血，展舒筋骸，有益无损"。宣畅气血、展舒筋骸就能使人体的阳气充沛，变得神采奕奕，从而远离疾病，益寿延年。八段锦分为八节（双手托天理三焦；左右开弓似射雕；调理脾胃需单举；五劳七伤往后瞧；摇头摆尾去心火；两手攀足固肾腰；攒拳怒目增气力；背后七颠百病消），故称八段。"锦"是古人以锦缎喻其精美。八段锦起源于宋代，在明、清代逐渐发展。

### 单举很简单

预备势：自然直立，双臂在胸前平屈，十指自然并拢，两掌心向上，指尖相对。

1 翻掌，左掌心向上托，右掌心向下按，并吸气。

2 复原。再右臂上托，左臂下按。如此左右交替反复数遍。

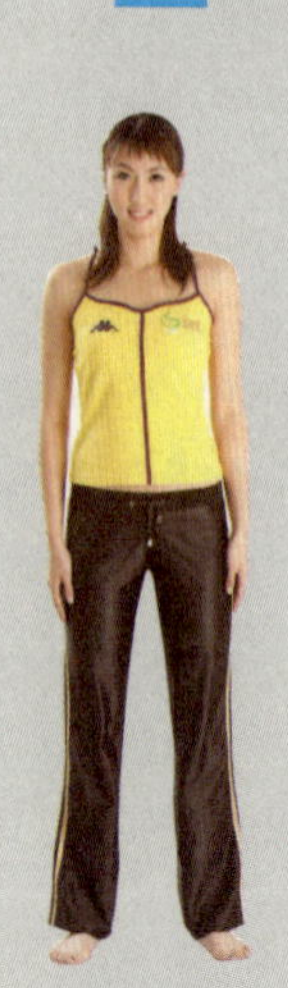

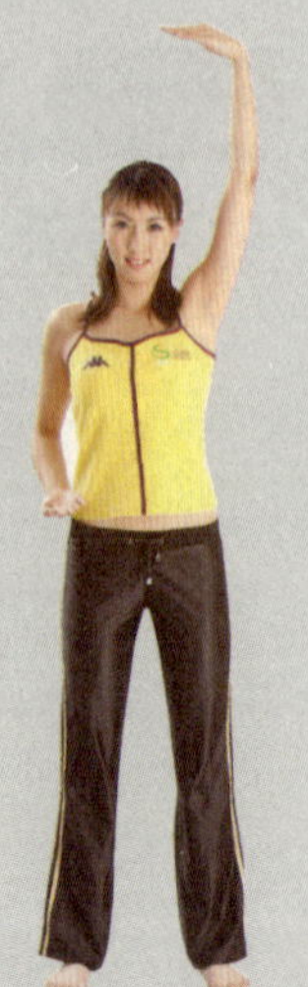

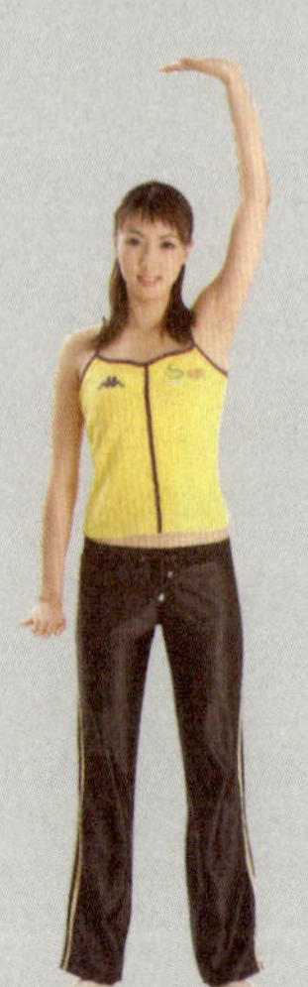

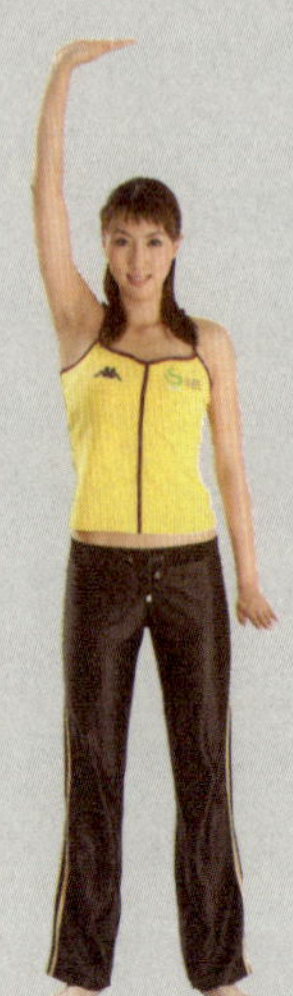

### 怎样的练习更有效

1. 练习时身体要放松，心情要平静，做到平衡舒畅、刚柔相济、粗中有细。
2. 练习时注意上举和下按要同时进行，举、按时吸气，复原时呼气。

### 调节脾胃气机升降

此段升降并举，故有利于脾胃的升降，能调理脾胃，去积消食。

## 太极一式，让胃缓和起来

如因饮食不当引起胃脘胀满、肝区不适、肠动不宁，用20～30分钟以中等速度练一路太极拳，柔缓的腰腹扭动和深长的腹式呼吸，能加速肠胃蠕动，胃舒肠宁。如做“云手”时，腕部、髋部、腰部同时转动，眼睛随着手部的摆动左右运动，眼、手、身、脚相互配合，动作连绵不断，一套拳路打完，气血温润全身，腰和腹部都有热乎乎的感觉。

### 练习云手的步骤

1 站立，重心在左腿上，右脚向右，侧行开步；右手向下向左向上画弧（右脚右手为虚）。

2 左手向上向左画弧配合吸气；这时小腹内收，横隔肌上提，胸廓扩展。

3 重心回移到右腿上，左腿提起向右脚并步（小开步），左手向上向右画弧，右手向右边旋边推掌（右脚右手为实），配合呼气。这时小腹松沉，有腹鸣感。

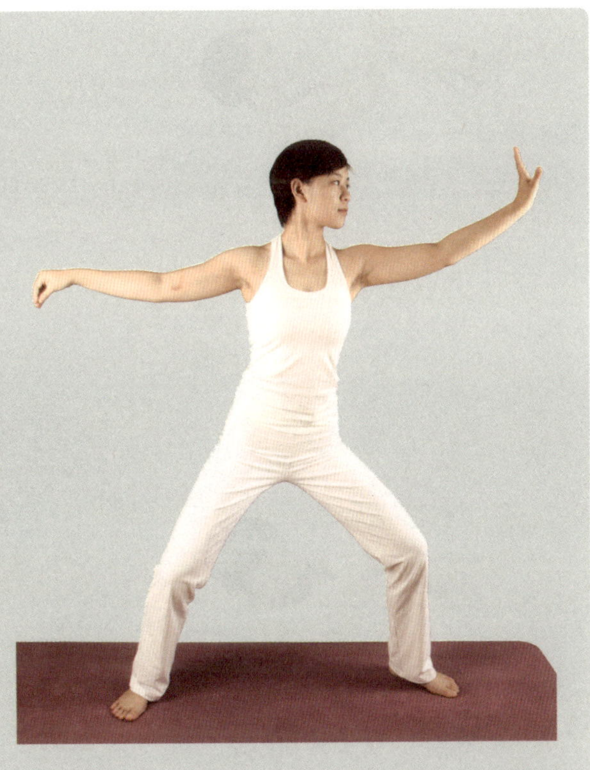

### 练习云手的诀窍

云手，表面看起来是手的摆动，实际上是用腰带手，先向左松腰转腰带动手，而不是孤立的摆动。所以太极拳歌诀里说，刻刻留心在腰间，腹内松静气腾然。

练太极不但要以腰为轴，意念也要灌注于腰间，并且气力、想象都要很注重丹田、气海、命门这些部位，使整个腹部的气血感觉非常流畅。腰部在练拳时要求是“松”“沉”就是为了有助于“气沉丹田”。

## 练熊戏：助消化，消食滞

夏季天气炎热，不少人都喜欢窝在空调房中贪凉，但是室内外温差较高，容易使很多人出现滞食、消化不良、食欲不振等症状，这时不妨练练五禽戏中的熊戏。练熊戏时要在沉稳中寓于轻灵，将其剽悍之性表现出来，习练熊戏有健脾胃、助消化、消食滞、活关节等功效。

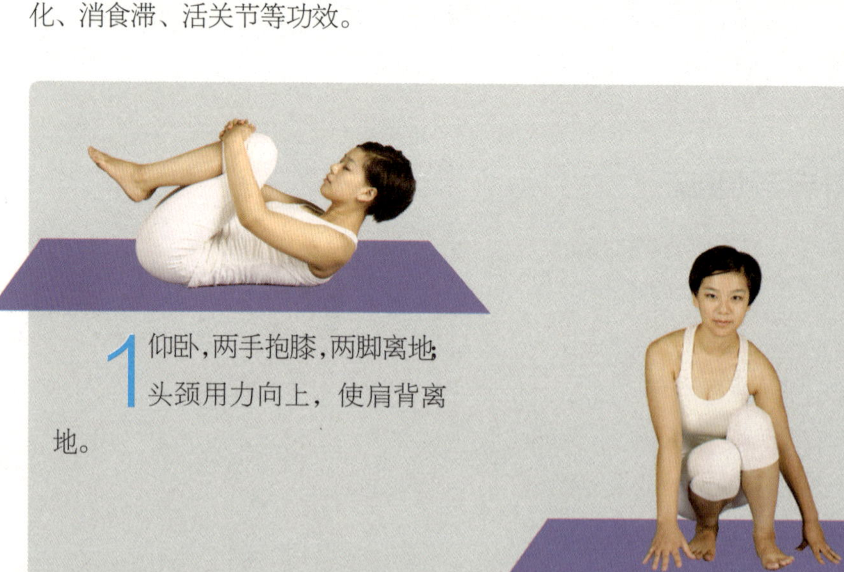

1 仰卧，两手抱膝，两脚离地；头颈用力向上，使肩背离地。

2 略停，先以左肩侧滚，当左肩一触及地面立即以头颈用力向上，肩离地；略停后再以右肩侧滚落，复起。如此左右交替各7次。

3 起身，两脚着地成蹲式，两手分按两侧脚旁。

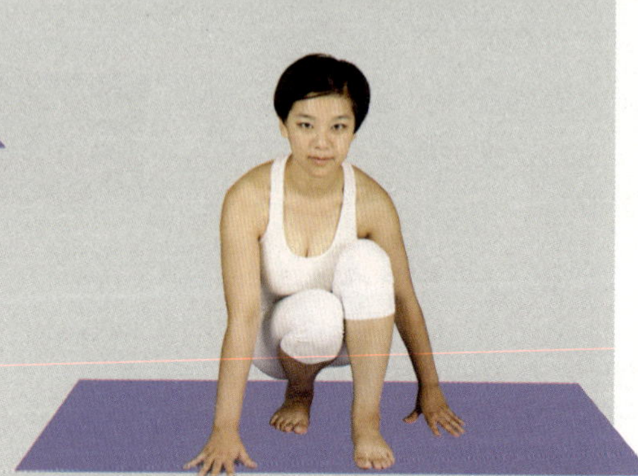

4 接着如熊般行走，抬左脚和右手掌离地；当左脚、右手掌回落后即抬起右脚和左手掌。如此左右交替，片刻而止。

# 第七章

# 经络和穴位养脾胃，不花钱，就让脾胃恢复活力

# 经络养生：脾经和胃经

## 脾与胃相表里

脾与胃相连，以脏腑而言，均属土；以阴阳而言，脾阴而胃阳；以运化而言，脾主运而胃主化。脾胃息息相关。

### 足阳明胃经解析

足阳明胃经简称“胃经”，它上下贯穿人体，每侧共有45个腧穴。日常的饮食营养都是靠胃来供应，胃的功能是否正常，影响着全身健康。因此，胃经的功能主治也以“消化”为主，对胃肠消化系统疾病，以及经脉循行部位的头面、目、鼻、口、齿等部位的病症都有良好的功效。

### 足太阴脾经解析

足太阴脾经简称“脾经”，是一条与脏腑联系最为密切的阴经，每侧有21个腧穴。脾一方面“主运化”，能将食物中的精华物质转化为气血津液，胃口差、大便稀溏、泄泻等消化问题多可通过脾经来调理。另一方面，“脾统血”，脾虚时，脾经走行的部位常出现放射性痛或者发凉等不适。

### 经脉络属，表里相合

脾经属脾络胃，胃经属胃络脾，脾与胃经通过相互络属，促进了二者在气血津液等生命物质中的交互联系。另外，胃经和脾经通过各自的经别和别络相互沟通，组成表里相合关系，加强了脾脏与胃腑在结构上的联系，在生理上配合互助，在病理上也可相互影响，并为在针灸、按摩时，交叉使用二经的腧穴治疗疾病，提供了经络学依据。

足太阴脾经示意图

# 辰时：胃经当令

辰时（早晨 7 ~ 9 点）为足阳明胃经当令，这时候吃早饭，就是要补充营养。吃早饭就如同“春雨贵如油”一样金贵。

## 早饭一定要吃，还要吃好

辰时对应的生肖是龙，是集中各种动物的优势而成的，这就是告诉你吃饭可以让你变成像龙一样强大，就是可以拥有能量。你想，胃经走乳房的正面。乳汁的营养是什么？气血的来源是什么？全是靠吃饭生成的。辰时阳气开始旺盛，此时消化功能好，吃早饭很容易消化，因而早饭多吃一点是不会发胖的。如果不吃早饭，到了 9 点就会出现空运化，出现头晕，长期下去对人体的伤害非常大。所以早饭一定要吃，还要吃好。

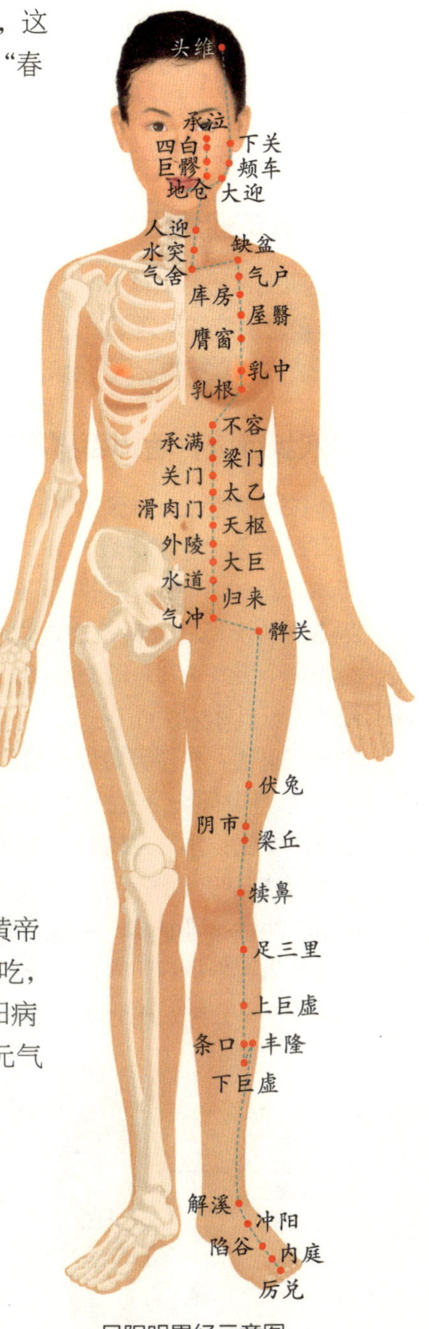

足阳明胃经示意图

## 辰时喝点热粥暖胃

人的脾胃有“喜暖厌凉”的特点，脾胃有寒湿的人，早上起来会觉得恶心、没有食欲，建议喝点热粥保护胃气。

为什么热粥对人体有这么好的效果？《黄帝内经》中说，当人久病之后，不能随意地多吃，也不能吃肉，因为有可能引发后遗症，或使旧病复发，只有吃些易消化的粥把脾胃养好了，元气才能慢慢恢复。

## 巳时：脾经当令

巳时是指上午 9 点到 11 点，这个时候是足太阴脾经当令。脾是主运化的，早上吃的饭在这个时候开始运化。我们的胃就像一口锅，吃了饭怎么消化？那就靠动，迈开双腿。所谓的富贵病，很重要的一个原因就是消耗不掉的营养物质在血管内发生淤积，从而导致脑梗、心梗、肺梗、肾梗等阻塞性病变。

### 巳时锻炼促消化

脾主肌肉，巳时锻炼不光养脾胃，促消化，而且运动的过程中肌肉的能量得到了消耗，就会迫使脾输送更多的营养过来。这样一来，脾的运化功能越来越强，输送营养充足。五脏六腑也会因得到足够的滋养而强壮，疾病自然也就无立足之地了。

### 叩穴步行法，活到百岁不是梦

有一位百岁老人，身康体健，腿脚灵便，吃得香睡得甜，每天清晨在公园出现。一天，有好奇者向老人请教健身长寿之法，答曰："多走路。"经再三讨教，老先生道出其练习近 50 年的"叩击穴位步行法"。

叩击穴位步行法，就是边走边叩击穴位（主要叩击脾胃经上的足三里、三阴交、血海三个大穴），既可以预防和改变"步履沉重"的形态，又有利于调和内脏，防治慢性病。具体方法如下：

**击足三里法**：在左脚着地站稳的瞬间，用右脚的足跟由前面绕过，叩击左腿的足三里穴位，同样的，用左脚的足跟叩击右腿的足三里穴位，轮换叩击前行。

**击三阴交法**：用一只腿的足内侧叩击另一只腿的三阴交穴。两腿交换做。

**击血海法**：叩穴步行时，高抬膝，用同侧手掌或半握拳叩之。左右腿交换，边行边叩击，注意尽可能做到用高抬膝去迎击手掌。

中老年人可根据自己身体状况，选择上述穴位中的 1 ~ 3 个穴位，走一步叩一下，连做 3 ~ 5 分钟，逐渐增至 10 分钟。叩击的轻重自行掌握。

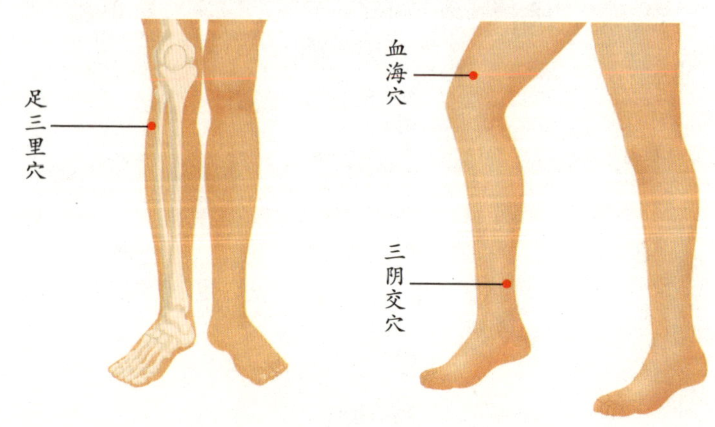

# 穴位补脾胃，不衰老的养生真法

## 揉三阴交穴：同补肝脾肾抗衰老

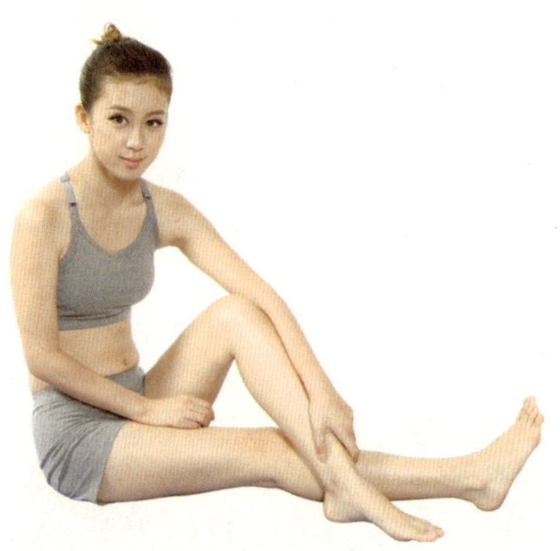

三阴交的“交”是交汇的意思，有三条阴经（足厥阴肝经、足太阴脾经和足少阴肾经）在三阴交这个位置交汇在一起。中医认为，肝管理人体的气机，具有疏泻的功能；脾为后天之本，是气血生化的源头；肾为先天之本，主人体的生长发育、骨骼强壮等功能。肝脾肾三者放在一起，关系到人体的气机、先天和后天，非常重要。

### 调节月经和水的代谢

三阴交还可以调节女性的月经问题，如痛经、月经周期或者颜色问题，以及经期的其他症状。具体方法是：沿着胫骨的内侧边依次向上点按，如果觉得点按不舒服的话，也可以采用捋的手法，由下往上，捋到膝关节以下。

**三阴交简便取穴方法**

在脚内踝尖上 3 寸，胫骨后方凹陷处。取穴时，可四指并拢，小指放在对侧内踝尖上，食指与胫骨内侧面后缘交界处为此穴。有病时按揉该穴会很痛，非常敏感。

另外，三阴交还与水的代谢有关，这主要与脾的功能有关系。脾在身体中是一个运输器官，它的作用是运化水谷和运化水湿。所以，每当体内有湿气的时候也要多按摩这个穴位。

### 有助于消肿减肥

三阴交对于减肥也有很好的效果。通过刺激该穴，使脾胃更好地运化，达到减肥的目的。再有，很多人的胖有一种水肿的感觉，通过按揉三阴交，可以很快起到塑形的作用。脸肿、手肿、下肢肿的问题都可以通过点揉三阴交得到缓解。方法为：五指立起来放到穴位的表面，然后先用力向下按压，然后再按揉，揉的时间是 1 分钟，间隔一下，再揉 1 分钟。

## 按揉天枢穴：双向调节肠胃

天枢穴是胃经上的重要穴位，也是大肠的募穴，足见天枢穴与胃肠道联系紧密，自然以治疗肠胃疾病为主。经临床摸索发现，天枢穴对调节肠腑有明显的双向性疗效，既能通便，又可止腹泻。比如说，便秘是日常生活中的常见病症，目前处理便秘多采用口服通便药物、灌肠以及腹部环行按摩等方法。其实，通过按压天枢穴，即可迅速缓解便秘症状，达到顺畅排便的效果。

### 按压天枢穴缓解便秘

两脚开立，与肩同宽，以食指、中指的指腹按压天枢穴，同时向前挺出腹部并缓慢吸气，上身缓慢向前倾呼气，反复做5次。注意按压的诀窍是：以指腹慢慢揉压。

此外，还可在大便时用左手中指点压左侧天枢穴，至有酸胀感时按住不动，坚持1分钟左右即有便意，然后屏气增加腹内压力即可排便。如仍排不出，可反复点压1～2次。对于女性来说，按压时最好避开经期。

**天枢简便取穴方法**

天枢穴位于人体中腹部，肚脐两侧2寸处。拇指与小指弯曲，中间三指并拢，食指指腹贴在肚脐中心，无名指所在的位置即是天枢穴。

### 艾灸天枢穴缓解腹泻

仰卧，先在穴位皮肤上涂少许跌打万花油，然后将一厚约0.5厘米的薄姜片打上数孔后放置在穴位上，再用炷底直径约1.5厘米、炷高约2厘米的艾炷放置其上施灸，当局部感到微微灼痛时立即将艾炷移开再施以第二壮，连灸5壮，每日或隔日1次。

# 揉足三里穴：统调消化系统疾病

在胃经上，有一个著名的穴位叫足三里。经常按摩足三里，是养护胃气的好方法。古人以足三里穴强身祛病、延年益寿，可以追溯到近两千年前的东汉末年。当时的名医华佗就以足三里穴治疗“五劳羸瘦、七伤虚乏”（身体虚弱及各种慢性消耗性疾病）。常按足三里穴有调理脾胃（和肠消滞、降气逆）的作用。

## 按压足三里穴 5～10 分钟

一是每天用大拇指或中指按压足三里穴一次，每次按压 5～10 分钟，每分钟按压 15～20 次，注意每次按压要使足三里穴有针刺一样的酸胀、发热的感觉。因为

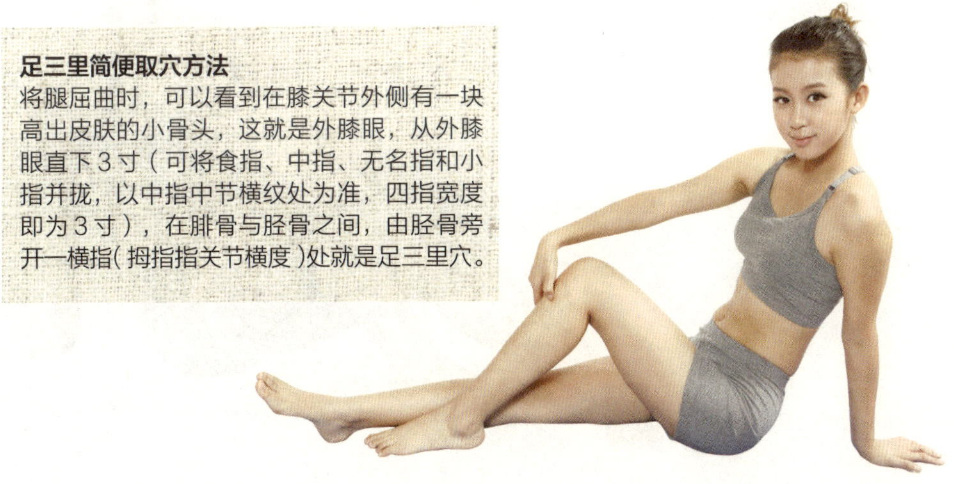

**足三里简便取穴方法**

将腿屈曲时，可以看到在膝关节外侧有一块高出皮肤的小骨头，这就是外膝眼，从外膝眼直下 3 寸（可将食指、中指、无名指和小指并拢，以中指中节横纹处为准，四指宽度即为 3 寸），在腓骨与胫骨之间，由胫骨旁开一横指（拇指指关节横度）处就是足三里穴。

小腿部皮肤较厚，力量可以适当大些。但用力时不可以憋气。

二是用艾条做艾灸，每周艾灸足三里穴 1～2 次，每次灸 15～20 分钟。具体方法是：将艾条点燃，置于穴位上，距离大约 2 厘米，使温热感穿透肌肤。

注意艾灸时应让艾条的温度稍高一点，使局部皮肤发红，让艾条缓慢沿足三里穴上下移动，以不烧伤局部皮肤为度。

## 揉阴陵泉穴：排出毒素和湿气

阴陵泉穴善于调节脾脏的功能。脾主运化、利水渗湿，湿生痰，所以阴陵泉也具有很好的祛湿、消肿作用。对于许多上班族来说，一坐就是一天，一站好几个小时，难得动几下。一到下班时候，起身就会发现，小腿肿胀得厉害。而喜欢逛街的女士也会发现，走了几个小时之后，脚肿得鞋子都穿不进去了，坐下来的时候也会习惯性地抬起腿，用手去按揉小腿的肌肉。这些都是小腿长久在同一姿势下气血无法顺行而导致的肿胀。这时候，要用“小腿消肿穴”——阴陵泉。

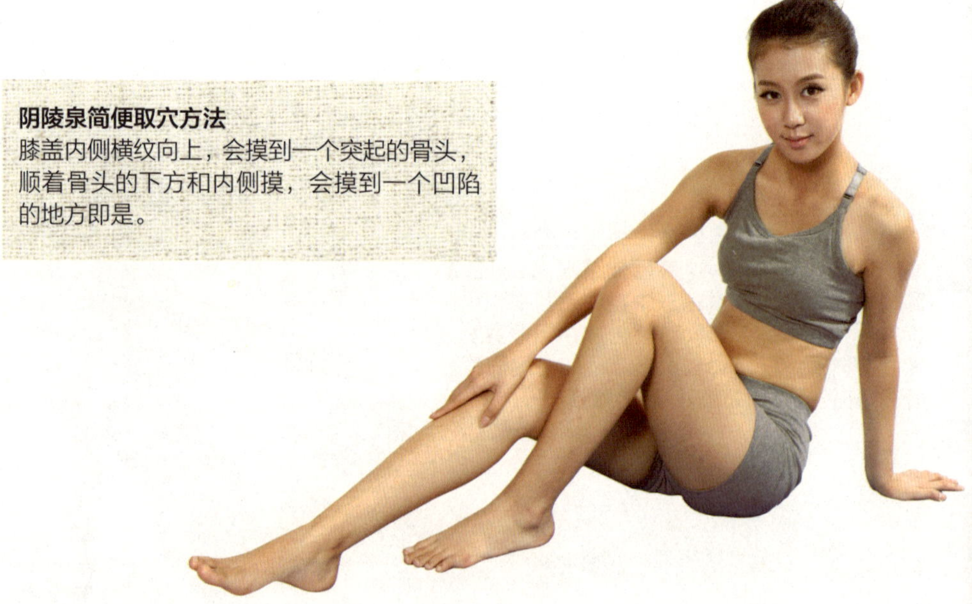


### 揉阴陵泉穴消肿

用拇指指腹用力按揉阴陵泉穴 3～5 分钟，以有酸胀感为度。另外，一天的时间里，尽可能不要长期保持同一个姿势，有条件的话，最好每隔两小时换一个姿势待一会儿。坐着的朋友起来走几分钟，站着的朋友抽时间坐几分钟，让腿脚的气血有一个缓冲的机会，这样也比较有利于全身的气血循环，避免身体的僵硬。

### 按摩阴陵泉穴治“尿不净”

慢性前列腺炎是中老年人常见病，常表现为小便不畅，即解小便时，需等待一会儿，才能慢慢解出。有时伴有尿不净，需再等一会儿，才能解净。按摩阴陵泉穴可使患者解小便自如，而且对肛门松弛的治疗也有效。方法为：每次按摩 100～160 下，每日早晚按摩一次，两腿都需按摩，一般按摩两周见效。

## 胃俞穴：常艾灸防胃病

脏腑之气输注于背部相应的穴位叫作背俞穴，如心俞、肝俞、肾俞、胃俞、大肠俞、小肠俞等。背俞穴均位于背部脊柱两旁，多与脏腑相近，主管诊治相关脏腑的病证。脏腑有病时其相应的背俞穴往往会出现异常反应，如敏感、压痛等。胃俞穴是背俞穴之一，为胃腑之气输注之所，刺激此穴可调节胃腑功能，预防胃病。

**胃俞简便取穴方法**

胃俞穴位于背部，当第十二胸椎棘突下，旁开 1.5 寸。取穴时，可采用俯卧的取穴姿势，该穴位于人体的背部，当第十二胸椎棘突下，左右旁开 2 指宽处即是。

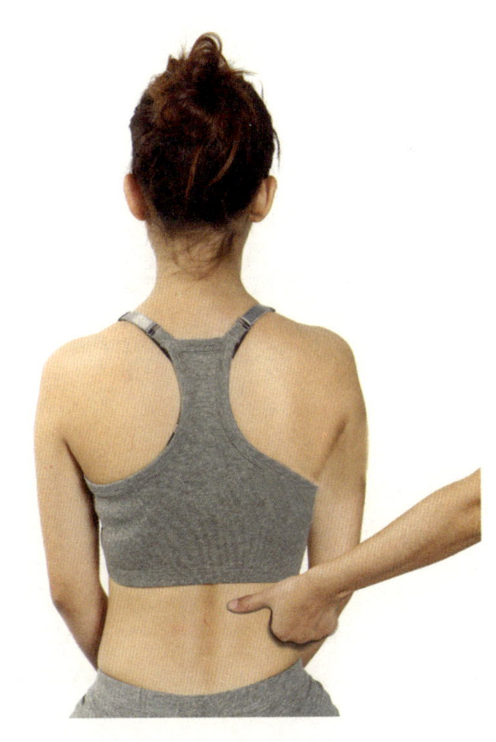

### 按摩胃俞穴护胃

推揉运摩消痛法：俯卧，沿膀胱经胃俞穴以掌缘由上至下推揉运摩 10 分钟，并以搓法结束。帮助缓解胃肠痉挛腹痛。

搓擦胃俞温中法：单掌根或小鱼际肌快搓两侧胃俞穴，搓后缓缓揉动，使热感渗透。温暖脾胃，适合脾胃虚寒者。

### 艾灸胃俞穴温胃

艾炷灸胃俞穴 5 ~ 7 壮，艾条温和灸胃俞穴 10 ~ 15 分钟。也可以买个温灸器，放在胃俞穴上。这种无烟艾灸没有气味，既不影响工作，也不影响别人，很方便。注意，吃辛辣食品导致的胃痛不能用艾灸。

## 脾俞穴：治疗胃溃疡、胃炎

脾俞穴是背俞穴之一，为脾脏之气输注之所，刺激此穴可调节脾胃功能。长期消化不良的人，有时可在脾俞穴见到异常变化。脾俞意指脾脏的湿热之气由此外输膀胱经，本穴的功能是健脾利湿、和胃降逆、益气升清，能防治肢体乏力、腹胀腹泻等病症。现代常用此穴治疗胃溃疡、胃炎、胃痉挛、神经性呕吐、肠炎等。

**脾俞简便取穴方法**

脾俞穴位于背部，当第十一胸椎棘突下，旁开 1.5 寸。取穴时，可采用俯卧的取穴姿势，该穴位于人体的背部，当第十一胸椎棘突下，左右旁开 2 指宽处即是。

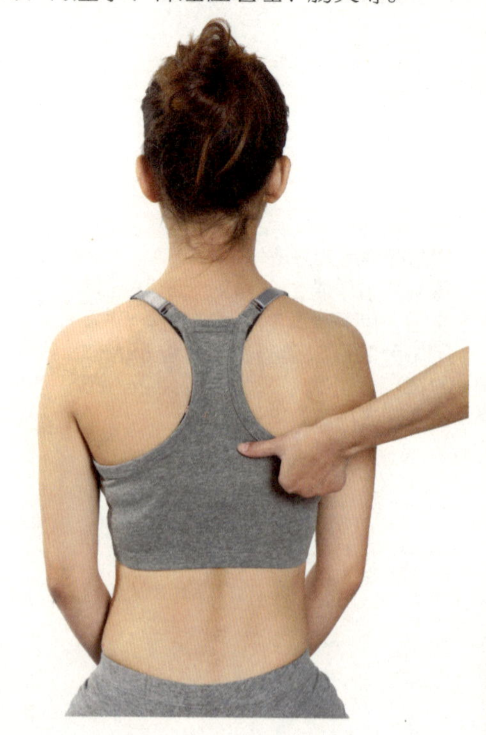

### 按摩脾俞穴健脾气，消腹胀

卧位，操作者将两手拇指指腹放置在被操作者的脾俞穴上，逐渐用力下压，按而揉之，使患处产生酸、麻、胀、重的感觉。再用擦法，即来回摩擦穴位，使局部有热感向内部深透，以皮肤潮红为度。如此反复操作 5 ~ 10 分钟，每日或隔日 1 次。此法可以健脾助运，消除腹胀，还适合慢性胃炎、胃下垂患者。

### 艾灸脾俞穴缓解消化性溃疡

悬灸法：患者全身放松，坐位或卧位。艾条点燃后放于穴位上方，距离皮肤约 2 ~ 3 厘米左右进行熏灸，一般每次灸 10 ~ 15 分钟，两侧交替进行，以局部潮红为度。每周灸治 2 ~ 3 次。

艾灸脾俞穴，可以提升脾脏的功能，起到健脾益气的作用，使脾运化水湿功能正常，不仅适合因水湿不运导致的肥胖人士，也适合湿热郁结型消化性溃疡患者。

# 中脘穴：缓解腹胀胃痛

胃的精气汇聚于胸腹位，所以中脘穴是胃的募穴。中脘穴还是胃经、三焦经、小肠经、任脉 4 条经脉的会聚穴位，所以它是脏腑的会穴。正是因为中脘穴“交际广泛”，所以才能够“神通广大”，号称胃的“灵魂腧穴”，是治疗胃病的“专家”，对胃部疾病有很好的效果。另外，凡是脾胃失调、运化失常导致的各类脏腑相关疾病也都可以用中脘穴治疗。

**中脘简便取穴方法**

中脘穴位于人体前正中线，脐上 4 寸处。先找到胸骨，将胸骨向下按下去的时候会感觉到它到下面的时候没有了，变没有的位置正好是膈的位置，在这个地方肋骨开始分叉，这里叫作剑突。从剑突的位置开始到肚脐位置，连接一条线段并取其中点处即是中脘穴。按压时会有酸痛感。

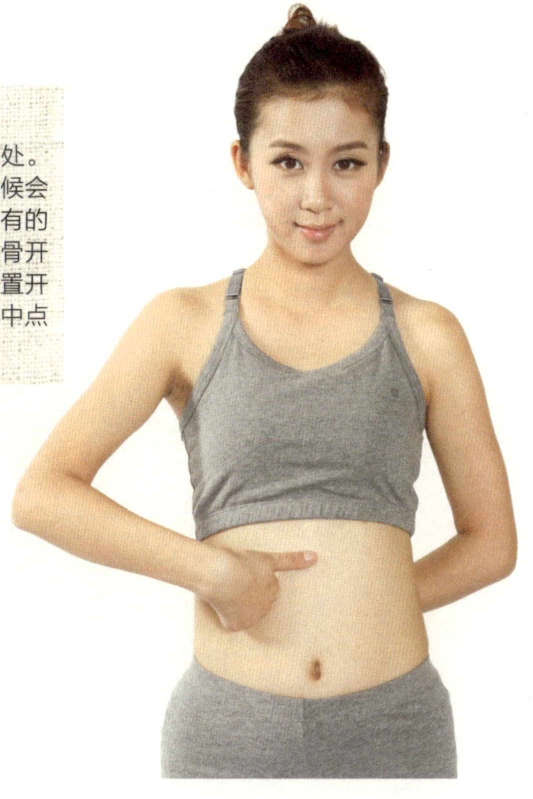

## 胃不好常按中脘穴

胃不好的人可以常按中脘穴。急性胃刺痛患者可点按中脘穴，用手指按压 10 秒，松开，再压，如此反复，3～5 分钟就可缓解症状；慢性胃不适患者可按揉中脘穴，用手掌轻揉，可促进消化；急性胃肠炎患者在按揉中脘穴的同时，还可以按揉天枢穴配合治疗。

## 艾灸中脘穴调胃和中

将艾卷燃着一端，在中脘穴上熏灸，以施灸部位出现红晕为度。作为保健可隔日或 3 日一次。清晨或睡前皆宜，每次 10～15 分钟。

# 大横穴：甩掉你的“大肚腩”

许多男人才 30 岁左右，便大腹便便。众所皆知，肚腩是脂肪积聚的重灾区，久坐不爱运动、营养过剩、压力增大，都是导致男人腰腹部赘肉多的原因。裤带越长，寿命越短。世界卫生组织指出，腹大腰粗是导致高血压、冠心病、糖尿病、脂肪肝的最危险因素。“大肚腩”是脂肪堆积的结果，按照俗话讲叫“进得多了，出得少了”。而按摩大横穴可转运脾经水湿，健脾利湿，有助消化，促进身体营养吸收和水谷运化，从而阻断脂肪在腹部堆积。

**大横简便取穴方法**

大横穴位于人体的腹中部，距脐中4寸，两边各一。取穴时，肚脐向左右六指宽处即是。

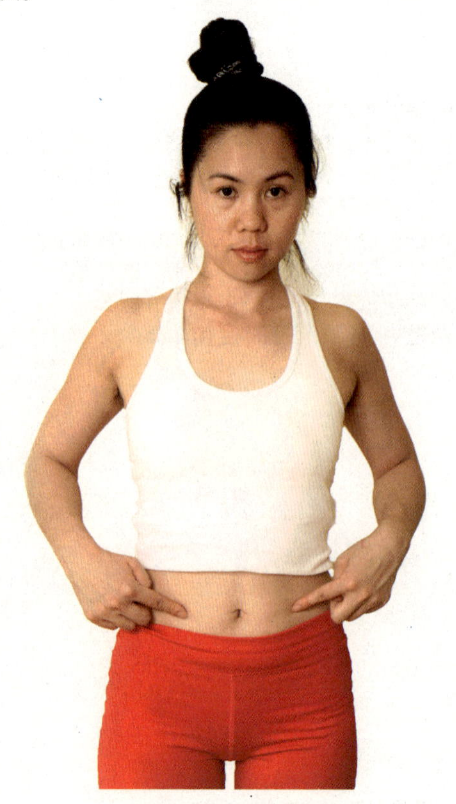

## 按摩大横穴减肚腩

**抱颤法**：双手放松交叉，呈半球状，两掌根抵住双侧大横穴，双小指抵住关元穴，双拇指抵住中脘穴，双手轻轻下压腹部，做上下小幅度、快速度（每分钟超过 150 次）的运动，每天 1 ～ 2 次。

**推拿法**：用双手拇指与食指、中指的指腹或拇指与其余四指相对拿捏住大横穴处的肌肉，进行 3 ～ 5 分钟，提捏频率 20 次 / 分钟。

大横穴是脾经上的穴位，具有温中、健脾、理肠的功效，能有效保护肌肉，增强脾胃运化能力，减缓脂肪堆积。按摩大横穴还可用于治疗气血瘀滞化热引起的便秘、肠痛以及湿盛内寒导致的腹泻、着凉腹痛等。

## 气舍穴，缓解恶心和打嗝

气舍意指本穴为胃经经气的重要来源，按摩此穴有清咽利肺、理气散结的作用，可以缓解打嗝、恶心呕吐、咽喉肿痛、气喘等症。不停地打嗝时，可以利用指压法指压气舍穴，对止嗝非常有效。

经常性打嗝是脾胃出现毛病的信号灯。胃气是以降为顺的，若胃气不降反升，会导致胃气上逆出现打嗝问题。而本穴经气循颈项上行，按摩此穴正好可以调胃经之气，让其得到水湿之气的润泽，使胃气得以下降，打嗝便止。

**气舍简便取穴方法**

气舍穴在锁骨上缘，在胸锁乳突肌的胸骨头与锁骨头之间。取穴时，可采用正坐或仰卧的姿势，于上胸部，锁骨根部稍中之处取穴。

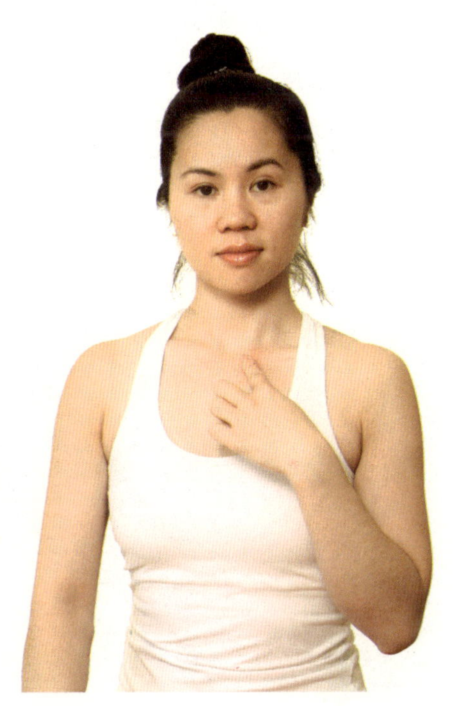

### 压气舍缓解恶心呕吐

用食指和中指朝向锁骨内端指压，每次按压 3 ~ 5 秒，可以缓解恶心呕吐。

### 强压气舍止嗝

出现打嗝时，可一边吐气，一边在气舍穴处强压 6 秒钟。不仅可以止嗝，还可以调理脾胃。在压时，张嘴边说“啊——”边进行效果更好。若将肌肉放松，仰卧进行，也很有效。

## 梁丘穴：止胃肠痉挛型腹痛

梁丘穴为胃经郄穴，郄穴的特点是能最快地调节胃经气血的有余与不足状态，故而本穴善于调治各种急性病。胃肠痉挛指胃壁或肠壁平滑肌激烈收缩而引起的阵发性腹痛，主要表现为痉挛性腹痛、呕吐、腹泻等。中医认为，该病属于“胃脘痛”的范畴，多由于饮食不节，感受外邪，压力增大，精神长期高度紧张，导致气机不利，胃络失养，不通则痛，出现胃肠部肌肉抽搐疼痛。梁丘穴治疗此病有立竿见影的效果。

**梁丘简便取穴方法**

屈膝，在髂前上棘与髌骨外上缘连线上，髌骨外上缘上3寸处为梁丘穴。伸展膝盖用力时，筋肉凸出处的凹洼；从膝盖骨右端，3个手指左右的上方也是该穴。

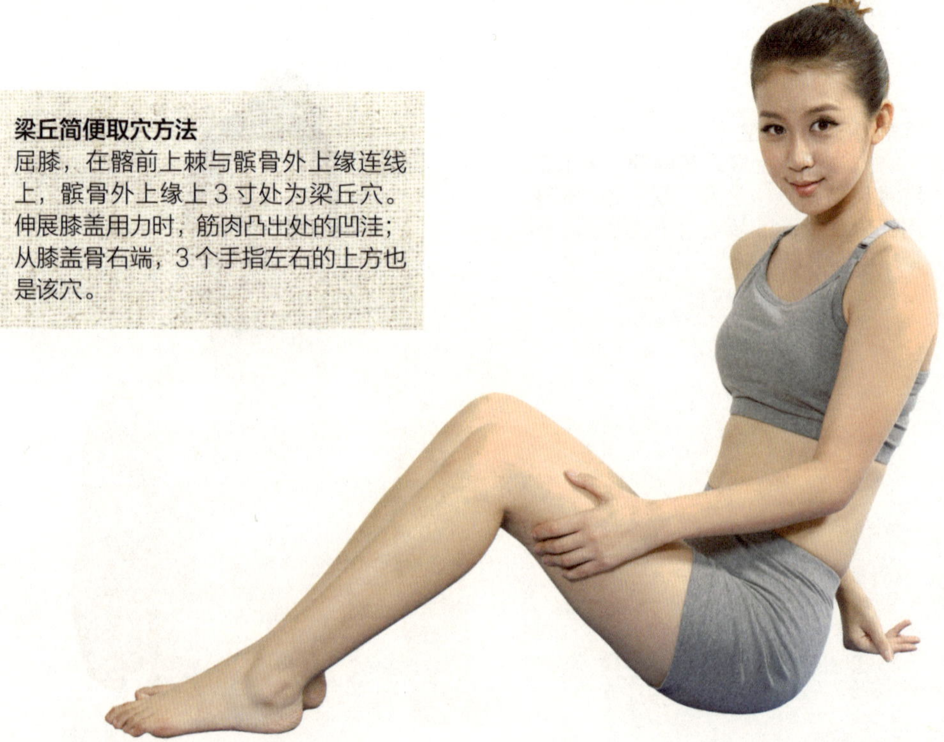

### 指压梁丘穴缓解胃痉挛

以指压刺激梁丘穴，朝大腿方向加压时，震动较强，可用大拇指用力地压。微弱的刺激无法止住突然发生的胃痉挛。这种状况的要诀是：用会痛的力量用力加压。每次压20秒，休息5秒再继续。如此重复几次，痉挛疼痛便会渐渐消退。

### 艾灸梁丘穴缓解急性腹泻

局部常规消毒后，选纯艾条一根，点燃，距梁丘穴皮肤2～3厘米，施温和灸，一般灸5分钟，至局部皮肤出现红晕为度。艾灸梁丘可温煦脾阳，使脾胃气机调畅，升降有序，清浊分明，腹泻立止。

# 第八章

# 四季养脾胃，顺应自然长寿何难

# 春季养肝，更要护脾胃

## 春季护脾胃有讲究

立春之后，万象更新，人体肠胃也到了最活跃的时候。立春以后也是百病易发的时候，如果不注意对脾胃的保养，如饮食方面，进食黏硬、辛辣、肥甘味厚的食物，就可能损害胃肠功能，进而影响整个身体的健康，所以，趁立春的机会好好养护脾胃，是很好的养生之道。

### 春季清肝泻火养脾胃

很多人认为春天养肝，就要用各种方法来拼命补肝，其实是不正确的。春天肝旺而脾弱，脾土被肝木所困，容易对脾的运化功能造成影响，出现腹胀、腹痛等毛病。所以，春天除了疏肝利胆之外，还有一个重要任务就是健脾养胃。

养脾胃需静心，使肝气不横逆，让脾胃安宁，这样脾胃运化功能才得以正常运转，达到健脾养胃的目的。另外，根据春季万物升发的特点，要少吃油腻、生冷、酸涩、黏硬和大辛大热的食物，避免助阳外泄，使肝升发太过而克制脾。

### 调理脾胃"以平为期"

汉代名医张仲景说："春不食肝"，也就是说人体在春季肝气比较旺盛，在饮食方面无需多吃补肝的食物，否则会由于肝气太盛而导致脾气衰弱。然而，对于有明显虚证的患者，仅用食补还是力有不逮，还须选用补药进行调养。

在春季，易出现气阴不足和气阳不足两种虚证。气阴不足会表现为眼干、无力、口渴、口苦，可选用人参补药制剂，能补元气、生津止渴、安神宁心。

气阳不足表现为年老体虚、久病气虚、头晕眼花、动则出汗气喘、神疲乏力、肢冷畏寒，在春分后，建议调理脾胃，健脾益胃。饮食上也要"以平为期"，保持寒热均衡。可根据个人体质情况进行饮食搭配，在食用韭菜、大蒜等助阳之物时，最好配以滋阴的食物，如芹菜、菠菜、胡萝卜、大枣、黑木耳等。

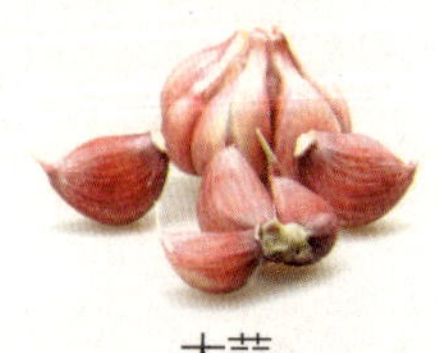
大蒜

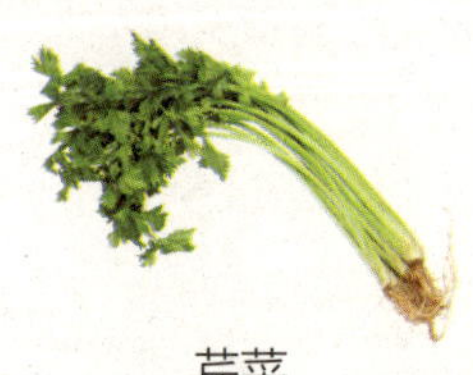
芹菜

胡萝卜

## 春季养脾，少吃酸来点甜

唐代名医孙思邈说："春日宜省酸增甘，以养脾气。"这是因为春季为肝气旺之时，肝气旺会影响到脾，所以春季易出现脾胃虚弱之证，而多吃酸味食物会使肝阳偏亢而克脾胃（中医认为，肝属木，脾胃属土，木旺则克土），故春季饮食应减酸味，增甘味。

### 甘：养脾走肉安脏腑

在日常生活中，甜味食物是大多数人的最爱，比如银耳百合汤、八宝粥、拔丝山药等。

《黄帝内经》上说："甘入脾，甘走肉。"中医认为，甘味食物有补气血、解除肌肉紧张及解毒作用。

甘属土味，与脾相配。在水谷精微之中，脾最喜欢甘味。因为甘味食物具有滋养、补脾、缓急、润燥作用，有帮助脾运化的作用。如红枣糯米粥可以健脾胃，补气血，利水湿。

春天肝气旺容易"肝木克脾土"，引起脾胃病旧疾复发，因此应多食甘味的食物，如大枣、山药、菠菜、荠菜、鸡肉、鸡肝、黑木耳等，少吃酸味的食物，如番茄、柠檬、橘子等。另外，为驱散冬天聚积在体内的寒邪，促进人体阳气发生，可饮花茶等。

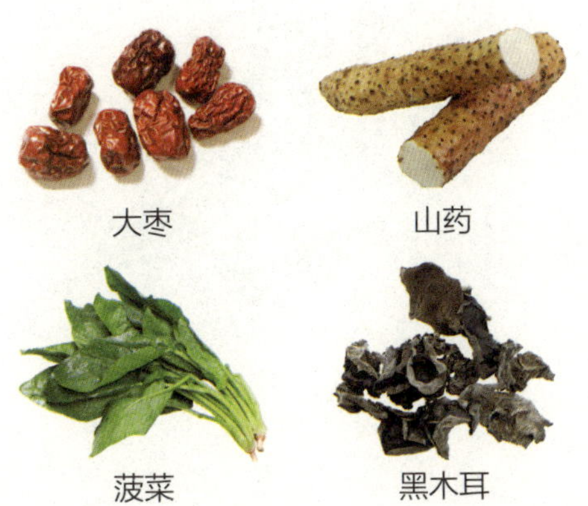


### 粥类饮食最养脾胃

中老年人在春天可常吃粥，以滋养肝脾两脏。如春笋粥：将粳米 100 克加水煮沸，再加入去皮洗净切碎的春笋 100 克，同煮成粥。常吃能增寿，对高血压、冠心病、动脉硬化、糖尿病、便秘等能起到辅助治疗作用。

如果平时感觉胃脘隐痛，食欲不太好，而且容易口干咽燥，甚至形体消瘦、舌红少苔，这种情况可能属于胃阴不足，不妨吃些山药百合大枣粥。先将山药、百合、大枣、薏苡仁及大米适量共煮粥，每日 2 次服食。此粥具有滋阴养胃、清热润燥的作用。

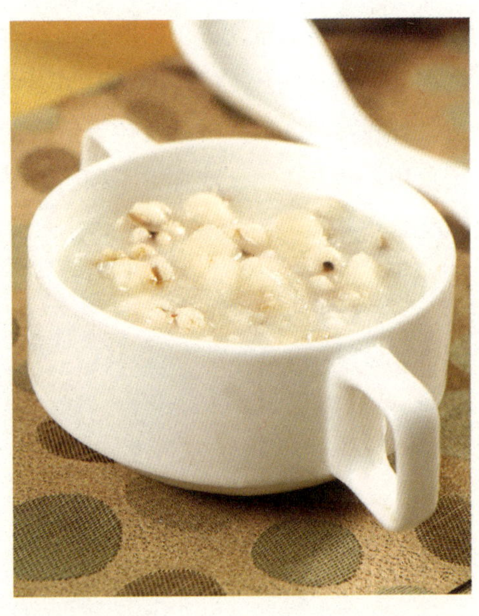

## 早春吃香菜，激发脾功能

香菜，又名芫荽，不仅是人们喜食的蔬菜，而且是一味良药，具有刺激食欲、增进消化等功能。中医认为，香菜辟一切不正之气，有温中健胃的作用。

### 脾胃虚寒者可多吃香菜

脾胃虚寒的人适度吃点香菜可起到温胃散寒、助消化的作用，从而缓解胃部冷痛、消化不良等不适，可在煮粥时放入消食理气的橘皮、温胃散寒的生姜，在即将出锅时撒入香菜末，做成香菜粥来喝。因食用油腻食物积滞后引起胃痛的人，也可以请香菜来“帮忙”：取新鲜香菜 50～100 克，洗净捣烂取汁服用，可有效缓解胃痛。

### 香菜开胃助消化方

1 香菜 150 克，生姜 15 克，红椒 2 只，均洗净沥干，将生姜、红椒切丝，三者均用温开水浸泡 30 分钟后沥干，加盐、味精、麻油做成凉拌菜食用。此方适治胃纳差、脾胃不和等病症。

2 香菜子适量，研细末，每次服 1 克，每日服 3 次。此方适治胸膈满闷，消化不良。

3 香菜 100 克，猪肝 250 克切片，生姜适量切碎，另取食物油适量烧热，加水 500 毫升，水开后放入猪肝、生姜，待猪肝将熟时，放入香菜及盐等做成猪肝汤食用。此方适用于治脾胃不和所致的嗳气反酸等病症。

**气虚者少吃或不吃香菜**

香菜味辛能散，多食或久食，会耗气、损精神，进而引发或加重气虚。气虚者常表现为多汗、乏力、反复感冒、倦怠等，气虚症状明显者，最好少吃或不吃香菜。产后、病后初愈的患者也常常存在一定程度的气虚，因此也应对香菜“敬而远之”。

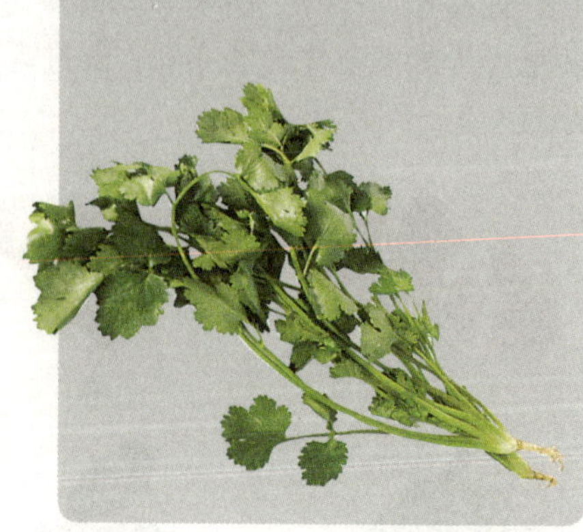

# 夏季拉响脾胃保护战

## 夏季保护脾胃的要诀

人到老年，脾胃功能日渐衰退。中医认为，脾、胃是脏腑气化升降的枢纽，为气血生化之源。而“动为纲，素为常，酒少量，莫愁肠”则是保养脾胃的 4 大要诀。

### 动为纲

适当的体育锻炼，如慢跑、散步、打太极拳、跳健美操等，能增强胃肠功能，使消化液分泌增加，促进食物的消化和营养成分的吸收，并能推迟消化系统的老化。

晚间睡觉之前，躺在床上用两手按摩上下腹部，来回往复 40～50 遍，可以助脾运，通秽气，对脾胃有良好的保健作用，与运动健脾有异曲同工之妙。

### 素为常

少吃油腻的食物，多吃蔬菜。日常饮食应以清淡为主，以便清理肠胃。进食要温凉适当，以免热伤黏膜，寒伤脾胃。

### 酒少量

不要嗜酒无度，以免损伤脾胃。世界卫生组织国际协作研究指出，正常情况下，男性每日摄入的纯酒精量应不超过 20 克，女性应更少一些，用“饮酒量 × 酒精浓度 ×0.8”这个公式就能算出酒精摄入量。如果喝酒不能避免，最好不要空腹喝酒，喝前吃一些富含淀粉和高蛋白的食物，如点心、面包等。

### 莫愁肠

中医认为，思虑过度易伤脾胃。久之会气血生化不足，使精神疲乏、心悸气短、健忘失眠、形体消瘦，从而导致神经衰弱、肠胃神经官能症、溃疡病等。所以，必须注意性格、情操及道德的修养，做到心胸豁达，待人和善。遇事不要斤斤计较、苦思冥想，更不要对身外之物多费心思。

## 醒脾，开胃提高食欲

中医认为，苦夏的一系列症状如乏力、消瘦、大便不调、烦躁都直接或间接与湿热内侵，脾胃功能呆滞，消化吸收不足有关。中医认为，预防苦夏，以醒脾开胃为重点，配合科学的生活调养会收到很好的效果。

### 苦夏会影响身体健康

苦夏多发生在平素体质较弱、脾胃消化能力不强的人身上。苦夏病人对高温、高湿的特殊气候环境适应性差，对流向身体各脏器的血液不能有效分配，以致胃肠血流量少，消化吸收不好，吃进去的食物不能被充分吸收；加上夏季身体因高温的刺激，需耗损更多的能量，因而体内营养入不敷出。尤其是一些慢性病人的代偿能力非常弱，长期下去会导致原有病情缠绵难愈、加重或反弹。

### 食疗开胃方

饮食是最为直接、有效的醒脾开胃方法。食物种类要多样，注意色、香、味、形、质等的搭配，以刺激食欲。多吃一些富含维生素、矿物质的蔬果，如番茄、黄瓜、梨、苹果、香蕉、猕猴桃、桃等，以满足身体消耗所需要的营养供给。

用生蒜泥 10 克、糖醋少许，饭前食，有醒脾健胃之功，而且可预防肠道疾病。也可用山楂条 20 克、生姜丝 5 克拌食，有消食开胃之功。还可用香菜 125 克、海蜇丝 50 克、食盐糖醋少许拌食，有芳香开胃健脾之功。

也可以自制消暑的凉茶或药粥，里面可根据个人的口味喜好适量加入莲子心、枸杞子、麦冬、荷叶、丝瓜、大枣、山楂、砂仁等醒脾、益气、消食的中药，坚持每天少量、长期服用，脾胃功能自会慢慢恢复正常。

### 轻柔的音乐增加食欲

在轻柔的音乐环境中，人的心理会进入一种恬淡、宁静的状态，副交感神经的支配作用加强，紊乱的脏腑功能得以调整和重新整合，支配脾胃的神经功能得到修复。在养分、能量耗失后，大脑会发出对食物的需求信号，使胃液分泌，食欲增加。

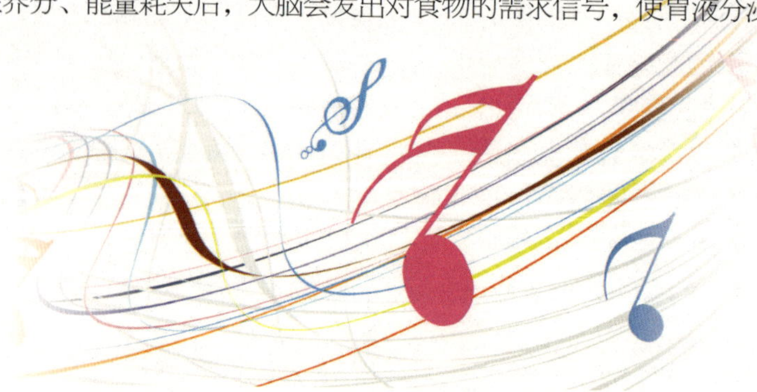

## 防凉，防胃胀腹泻

夏季尽量少吃太凉的食物和饮料。过凉的饮食不仅会导致胃肠道血管骤然收缩，血流量减少，引发腹痛、腹泻，还会干扰肠胃的正常蠕动，导致消化功能失调，影响消化液分泌。

### 夏季爱吃凉，秋季易生病

天热了，人吃点冰冷的东西，会觉得非常舒服。但中医有句话“夏伤于暑，秋必痎疟”告诫你别贪一时之爽。如果盛夏之时贪凉取快，不避风寒，或凉水浴澡，或过食生冷，暑热散发不出来，内伏至秋天就更容易生病，就好似“秋后算账”一般。

当然，为了让自己凉快凉快，每次少量吃点也无可厚非。所以关键还看吃完后舒服不舒服，如果吃完后就觉得胃痛、腹胀、拉肚子则别吃。

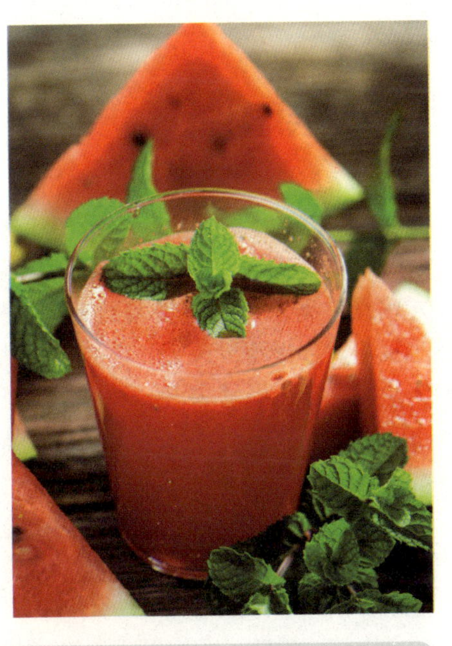

### 妙用葱姜蒜中和寒凉性食物

夏季很多人喜欢吃凉拌菜，可寒凉之物吃多了，容易拉肚子，那怎么办呢？可巧用葱、姜、蒜等调味品，它们既能杀菌防病，又能健脾开胃，还能防腹泻。比如，吃凉拌菜如凉拌黄瓜、豆腐、粉皮时最好都用开水略焯一下，再多加些性热的葱、姜、蒜，这样寒热得到中和，人吃了既不上火，也不容易拉肚子。

### 因寒伤胃温脾法

夏天贪食生冷，容易寒积脾胃影响人体的消化功能，此时可用较厚的纱布袋，内装炒热的食盐 100 克，置于腹部，有温中散寒止痛之功。

也可用肉桂粉 3 克、荜茇粉 10 克、高良姜粉 10 克，装入纱布袋内，夜间置于脐上，能起到温脾胃、止吐泻之功效。

**卧不贪凉**

夏令暑热外蒸，汗液大泄，毛孔大开，易受风寒侵袭。如果图一时的痛快，用风扇久吹，或把空调温度开得很低，或者在通风口久睡，都会使暑湿邪气进入体后，汗孔闭塞无法排出，使感冒、厌食的症状难以祛除，体能消耗增加，免疫力越来越差。

## 除湿，防肠胃病

仲夏季节，南方潮湿的空气加上持续高温，人几乎天天在“蒸桑拿”，这样的季节最重要的是排湿毒。《黄帝内经》上说“湿气通于脾”，厚重的湿气把脾捆绑起来，叫做“困脾”，会出现恶心、胃口不佳、头昏、四肢沉重、胃脘胀气等症状。

### 运动出汗了能除湿

出汗可帮助排湿，要想除湿，选择能出汗的运动才有效。当你感觉困倦、无精打采时，不妨选择游泳、打球、快走、慢跑等各类能出汗的运动，但也不要大汗淋漓，以免伤气。

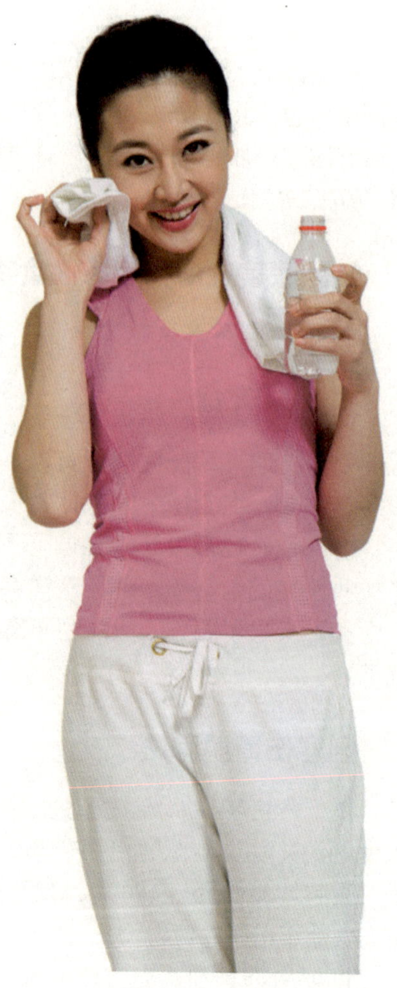

早起出来活动到出汗为止，出汗可帮助排湿，但也不要大汗淋漓，以免伤气

### 喝喝去湿茶

夏季湿当道，但毕竟温度偏高，喝点五花茶对体质比较平均，没明显寒体或热体的人非常适合。产地不同，五花茶的配方稍有差异，一般包括扁豆花、木棉花、鸡蛋花、金银花，等等。它的主要功效是清热、解毒、消暑去湿、利小便。一般超市、药店、凉茶铺都有出售，可以买来泡水喝。

对体质明显偏热，容易上火起疮、便秘的人，则可选茵陈、夏枯草煲水，这也是大多数凉茶的配方；而体质偏凉，动不动就腹泻、畏寒、即使夏季手脚还冰冷的人，适合的是茯苓、芡实、薏米，可以选这类材料煲汤煲粥。

### 药粥护脾法

湿气重的人，可选用各种药粥护脾益胃，如莲子 50 克、白扁豆 50 克、薏米 50 克，或银耳 20 克、百合 10 克、绿豆 20 克，加入糯米 100 克煮粥食；或山药 50 克、茯苓 50 克、炒焦粳米 250 克煮粥食。

# 秋季保养脾胃好时节

## 秋季养脾胃的法则

立秋后天气仍偏热，且雨水多，常暴雨成灾，再加上人们喜食生冷瓜果、冷饮，更助湿邪，损伤脾阳。由于脾阳不振，不能运化水湿，水湿停聚而生痰，所以有“脾为生痰之源，肺为贮痰之器”之说。早秋脾伤于湿，且为冬天的慢性支气管炎复发种下病根。

### 立秋胃口开，食补要讲究

入秋后气候开始干燥，人们常常会出现口干、唇干、鼻干、咽干、大便干结、皮肤干燥等现象，这些中医称之为“秋燥”。

根据中医四季五补的原则，立秋之际属于四时中的长夏，应以淡补为主。所谓“淡补”，是指补而不腻，要适当食用一些具有健脾、清热、利湿的食物或药物。一方面可使体内湿热之邪从小便排出，以消除夏日酷暑的后遗症；另一方面能调理脾胃功能，为中、晚秋乃至冬季健康奠定基础。除了鸭肉外，兔肉、甲鱼、海参等凉性食物都非常适宜在立秋之后食用，以达到滋阴养肺、润燥止干、清心安神的效果。

### 深秋防止胃病复发

秋季气候多变，昼夜温差大，易引起腹部着凉，致使肠蠕动增加而导致腹泻。预防秋季腹泻重在保养脾胃，防止胃病复发。尤其是深秋转冷时，为维护胃肠道的良好功能，在饮食上对各种食物的加工制作，要适应机体在该阶段的消化吸收特点，不宜进行原鸡、原鸭、红烧大肉等吃法，应吃些蒸鱼、蒸虾、蒸蛋、肉馅类食物，使胃肠道在阵阵寒流时节有个适应阶段，营造一个消化、吸收功能的调整过程。

### 穴位按摩强脾胃

立秋期间按摩丰隆、足三里、脾俞等穴位，可让脾胃变得强壮起来。

**丰隆穴**：位于小腿外侧的中点，肌肉较鼓起的地方，是化湿要穴。

**脾俞穴**：位于背部，在第十一胸椎棘突下，左右旁开两指宽处，可健脾和胃。

**足三里穴**：位于外膝眼下 10 厘米，胫骨外侧约一横指处，能补中益气、通经活络。

以上 3 穴每天用拇指按 100 次，也不失为一种肠胃“避暑”的好办法。

## 清晨喝一碗粥，和胃补脾

胃是人体内最重要也是最难相处的器官之一，入秋后正是保护它的关键时期。从秋天起就要储存阳气，才能为过冬做好准备，粥便是此时调节脾胃最好的饮食。立秋后每天早晨喝一大碗粳米粥，既可防御秋凉，又能和胃补脾。

**初秋养脾胃，多喝粥**

**山药百合大枣粥**

将山药90克，百合40克，大枣15枚、薏苡仁30克及大米适量共煮粥。每日2次服食。适合胃病中医辨证属胃阴不足者，症见胃脘隐痛、饥不欲食、口干咽燥、形体消瘦、心烦不眠等。

**橘皮粥**

橘皮15～20克（鲜橘皮30克），粳米50～100克。洗净橘皮，煎取汁，去渣，与粳米同煮粥。或将橘皮晒干，研为细末，每次用3～5克调入已煮沸的稀粥中，再煮食。适用于肝气犯胃者，症见胃脘部胀痛，嗳气打嗝，遇情志不畅时加重。

**山药莲子粥**

将莲子20克浸泡一晚，再与山药50克，薏苡仁30克及大米适量共煮粥。适用于脾胃虚弱，症见胃胀、不欲饮食、乏力者。

**砂仁粥**

粳米60克，砂仁细末5克。粳米加水煮粥，待粥好后调入砂仁末，再煮沸1～2分钟即可。早晚分服。适用于虚寒胃痛、腹胀满、欲呕吐者。

### 喝粥养身之法

若在粥中加入梨、胡萝卜、南瓜、百合等润肺的药食，还能起到益肺润燥的效果。多喝热粥还有助人体发汗、散热、祛风寒，尽快让感冒痊愈。

## 秋季养脾胃的几大误区

立秋后，是肠胃疾病高发的季节。下面归纳几个常见的不合理饮食搭配现象，让你避免伤害脾胃的饮食误区。

### 误区 1 立秋“贴秋膘”

立秋之后，民间素有“贴秋膘”一说。什么是“贴秋膘”呢？在炎热的夏季，人们胃口不佳，常有厌食之感。一旦立秋，人们食欲回升，不再像炎热酷暑时偏爱清淡食物，于是便萌发了要做点好吃的想法，其中首选吃肉，“以肉贴膘”，所以叫“贴秋膘”。

虽然秋季到了开怀大吃的时候，但是贴秋膘不能光大鱼大肉，要讲究科学搭配。在夏季人们少不了吃一些寒凉之物，多有脾胃功能减弱的现象，如果一到立秋，就吃很多高蛋白食品，会增加脾胃负担，导致消化器官功能紊乱。因此吃肉要适当，最好等到天真正凉下来以后。另外，贴秋膘也要分人。天气转凉，人的食欲提高，饮食会不知不觉地过量。这对于本身就肥胖的人来说更是一种威胁，所以，肥胖者秋季更应注意减肥。

### 误区 2 常喝稀粥

秋季的到来，虽然容易肝火旺盛，但主食的选择上还是不能马虎，最好喝一些煮得比较黏稠的粥，既有食欲还能保养脾胃。过去主张秋天主食大多以稀粥为主，稀粥容易消化还可以帮助去火气。实际上，稀粥水分较多，进入胃内稀释了胃液，反而不容易消化。

### 误区 3 “秋瓜坏肚”

民谚“秋瓜坏肚”是指立秋以后继续生食大量瓜类水果容易引发呕吐、腹痛或腹泻等症状。提醒人们在秋天里瓜类水果要少吃，但并不是说完全不能吃，只要不过量，不会对人体造成大的损害。

其实秋天里，也有一些水果是可以适当多吃的，比如梨、苹果、葡萄等。总之，在挑选水果时应尽量选择当季的水果，顺着大自然的节气吃当令的水果，最符合人体脾胃的运化。

# 冬季天寒，脾胃更需保暖

## 冬季如何保养脾胃

冬季气候寒冷，万物收藏，机体应以养肾为先，饮食应以补养为主，以便提高人体御寒能力。然而值得注意的是，此时脾胃的作用也变得极其重要，只有调理好脾胃功能，食物才能得到很好的吸收，吃进去的食物才会发挥抗寒作用。冬天调理好脾胃，来年春天机体的抵抗力也会加强，患病概率会降低。

### 冬季健脾补肾很重要

由于大部分中老年人脾胃功能均出现一定程度的下降，再加上冬季气候寒冷，易伤脾胃，所以寒冬时节，养护脾胃显得很重要。

当脾虚时，能源物质减少，致使能量供给不足而引起精神疲倦，懒得说话。脾虚严重时还可导致肾阳虚损，继而出现腰痛、腰膝酸软、手脚冰凉等症状。冬季健脾补肾可多吃山药、胡萝卜、板栗、糯米等。尤其是脾气虚的人，可多用山药、扁豆、薏米、白术等炖肉吃。

### 养护脾胃的饮食原则

避免一切可使胃酸分泌增加或有损胃肠黏膜屏障功能的饮食，如不食甜羹、酒酿、八宝饭等过甜食品；忌饮浓茶、咖啡、烈性酒等刺激性饮料等。相反可以食用杂粮、芹菜、菜梗、竹笋、豆芽等含膳食纤维素的食物，促进胃肠蠕动。

选低脂、适量蛋白质与碳水化合物及足量维生素 A、维生素 C、维生素 D、维生素 E，且含钙、镁、铁等多种人体必需元素的食物，如蛋类、果汁、瘦肉、乳类、坚果等食物。

根据中医辨证论治原则，可选择相应的食物与药配膳。比如脾胃虚寒型的呕吐、胃痛病，可以选用羊肉、猪肝、韭菜、生姜等；对付溃疡，可以选用圆白菜、大麦等；对付慢性胃炎，可以选用鲫鱼等。

**胃不好多喝红茶，少喝绿茶**

红茶经过发酵后，刺激性较弱，相对比较温和，生成的氧化产物又能够促进人体消化。因此，喝点红茶能帮助消食化积、调理胃肠、温暖脾胃，很适合胃病患者（如胃溃疡、慢性胃炎等患者）饮用。

而绿茶是没有经过发酵的茶，性微寒，较多地保留了鲜叶内的天然物质，如茶多酚、咖啡碱等，易对胃产生刺激作用，故胃炎患者应该少喝或不喝。

## 冬季进补之前先补脾

俗话说，“冬天进补，春天打虎”，这就是说，因为冬天脾胃消化能力相对较强，吸收较好。所以，身体较虚弱的人冬天应加紧进补，做好来年的营养储备，来年才会精力好、力气壮，而且不会生病。

冬季要进补，很多人都知道这一点，于是羊肉、狗肉、人参、阿胶等不断吃，但却越补充身体越不舒服，要么口腔溃疡，要么喉咙痛，还有些人总感觉累、没精神。这是为什么？原来，都是因为脾胃功能差，进补之前没有好好调理脾胃。

比如，冬天感冒的人很多，而且常常犯胃。外邪犯胃多表现为发热怕冷、恶心欲吐、不思食，可吃一点霍香正气散或生姜汤之类，待感冒好后，再吃神曲、陈皮、鸡内金之类的药物开胃和胃，等胃功能恢复后再进补。

### 健脾也要分体质

| 体质 | 特征表现 | 食补措施 |
| --- | --- | --- |
| 湿热体质 | 面部油腻、唇红齿黄、牙龈红、口唇红；皮肤易生痤疮、脓疱；口干、口臭；汗味大、体味大；大便燥结；小便黄赤 | 可以用 50 克赤小豆、30 克薏米，或用 20 克生地、15 克土茯苓煲汤；或者在煲汤或粥中加入扁豆、薏米，这些都能清热利湿 |
| 痰湿体质 | 体形肥胖，腹部肥满松软，多汗且黏，胸闷，痰多，面色淡黄而黯，眼泡肿，容易困倦，平素舌体胖大，舌苔白腻或甜，大便正常或不实，小便不多或微浑 | 可以用陈皮、灵芝煲排骨，或陈皮泡水、煲粥、煲汤服食 |
| 气虚体质 | 形体消瘦，体倦乏力，面色苍白，语声低怯，常自汗出，且动则尤甚，心悸食少，舌淡苔白，脉虚弱。或伴有气短懒言、咳喘无力，食少腹胀、大便溏泄，精神疲惫，腰膝酸软，小便频多 | 需用一些健脾益气的药材，气虚的人健脾之后才会有“气”。可用 30 克党参、30 克北芪炖鸡 |
| 阳虚体质 | 疲倦怕冷，四肢冰冷，唇色苍白，嗜睡乏力；易腹泻，性欲衰退等。易出汗；喜热饮食 | 用党参、北芪或鹿茸来炖肉补 |

## 三九保暖护脾胃

俗话说“小寒大寒，冷成冰团”，此时是一年之中最冷的三九隆冬时期。中医认为“寒性凝滞，寒性收引”，因此这个时候正是关节痛、脾胃病甚至是心脑血管疾病的高发期。

### 严冬打响“保胃”战

冬天是收藏的季节，也是积蓄力量以待“萌发”的季节，这时候人体阳气内敛，胃的阳气也处于内敛状态。如果此时大量进补，加上自身脾胃的运化功能不好，很容易加重脾胃负担。

有胃病的人都知道，当胃不舒服时，如果吃了“硬”的饭菜，大鱼大肉之类，就会感觉不舒服。原因很简单，当脾胃虚弱时，脾的运化失职，对肉类消化不良。此时就要吃点粥、牛奶、面条等容易消化的食物。

### 熬点粥养胃

北方小寒时节素有吃腊八粥的习俗。其实，这是古人针对小寒时节人们滋补过多而吃些粥品，以养脾胃的措施，不枉为小寒时节的保胃方略。《燕京岁时记》中记载“腊八粥者，用黄米、白米、江米、小米、菱角米、栗子、豇豆、去皮枣泥等，合水煮熟，外用染红桃仁、杏仁、瓜子、花生、榛穰、松子及白糖、红糖、琐琐葡萄，以作点染。”上述食物均为甘温之品，有调脾胃、补中益气、驱寒强身的功效。李时珍在《本草纲目》中也说粥能“益气、生津、养脾胃、治虚寒”。

另外，寒冬时熬点糯米粥也是养脾胃的好方法。但糯米黏滞，不易消化，吃多了很可能会引起胸腹胀满，尤其是老人、儿童不宜多吃。

### 冬天吃火锅少选辛辣

火锅、烤羊肉串虽可以驱寒，但也可损伤脾胃。因为这些辛辣的食物“火气”太大，易耗伤胃阴。

所以，冬季吃火锅很有讲究，在底料汤中，对于胃肠不适的人应该减少刺激，应选择清淡的汤底。其次，在涮的过程中，应回避一些强刺激的辛辣浓烈食物，可以多涮一些蔬菜，少吃一些肉食，如选择有通便作用的蔬菜，比如茼蒿、大白菜、萝卜等。

另外，在吃火锅的过程中人们觉得很尽兴，有的时候不妨喝一些酒，这个时候也要注意适度，如果不舒服就要放弃，以免伤害肠胃。

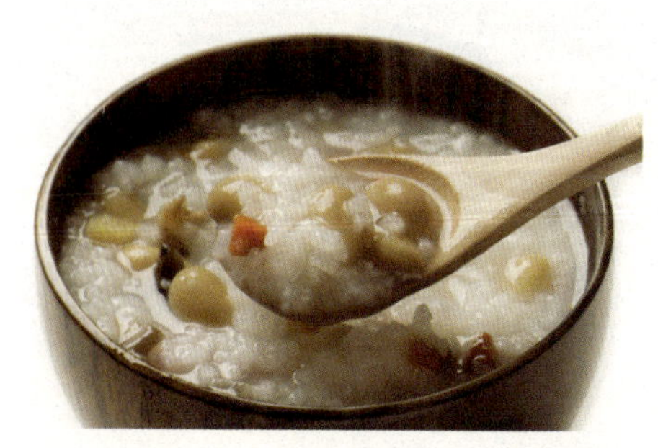

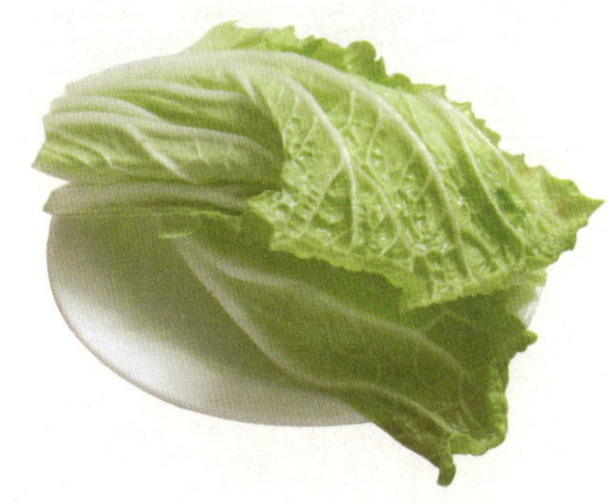

# 第九章

# 调走脾胃病：不让疾病偷走寿命

# 急性胃炎——饮食不能马虎

## 引起急性胃炎的常见病因

胃炎可分为急性和慢性两类。急性胃炎是指胃黏膜的急性、弥慢性炎症，病程一般较短，3 ~ 5 天即可治愈。本病发病急，常于进污染食物后数小时至 24 小时发病。主要症状为上腹部不适、腹痛、恶心、呕吐，呕吐物为酸臭的食物，呕吐剧烈时可吐出胆汁，甚至血性液体。如同时合并肠炎，可出现脐周绞痛，腹泻，大便呈糊状或黄色水样便，不带脓血，一日数次至十数次。可伴有发冷发热、脱水、电解质紊乱，酸中毒甚至休克，体征可有上腹或脐周轻压痛，肠鸣音亢进。

### 急性单纯性胃炎的病因

**感染因素**

进食被细菌或其毒素污染的食物。常见的致病细菌有沙门菌、副溶血弧菌（嗜盐菌）、幽门螺旋杆菌，以及某些流感病毒和肠道病毒等。毒素中以金黄色葡萄球菌毒素为最常见。沙门菌属常在肉及蛋中生长。副溶血弧菌主要见于蟹、鱼、螺、海蜇等海产品咸菜中，天热久置的饭菜，奶、肉食适宜于葡萄球菌繁殖及肠毒素的产生。

**理化因素**

如进食过热、过冷、粗糙的食物，X 线照射等，化学因素如烈酒、咖啡、浓茶、香料及某些药品均可损伤胃黏膜，引起炎症性改变。

**其他**

暴饮暴食、过度疲劳、受凉等使机体抵抗力下降或胃黏膜屏障遭受破坏，易于受以上因素侵袭而发病。

### 急性单纯性胃炎的治疗

1. 一般治疗

祛除病因，卧床休息，给予清淡易消化的流食，呕吐严重者禁食。

2. 纠正水、电解质紊乱

口服葡萄糖盐水或补液盐（ORS）。

3. 抗菌治疗

由细菌引起者，口服链霉素或黄连素等。

## 急性胃炎的营养和饮食

急性期因呕吐、腹泻失水较多，饮食宜少量多餐，多饮水补充液体以缓解脱水，这样能尽快排泄毒素。饮食应以流食或半流食为主，减轻肠胃的负担。

### 急性胃炎的营养治疗

**第一阶段**

腹痛明显或持续性呕吐者，应禁食，卧床休息，由静脉输液补充水分和电解质。杜绝任何致病因素对胃黏膜的刺激，注意防止脱水和酸中毒。病情较轻者，可采用清流食或流食，持续时间为 1 ~ 3 天。每日 5 ~ 7 餐，每餐量 200 ~ 250 毫升，每日流食总量 1200 ~ 1800 毫升，避免增加胃的负荷和对胃黏膜的刺激。

**第二阶段**

在度过急性期后，可给予易消化、无刺激的少渣半流饮食，如大米粥、蛋花粥、鸡蓉粥、瘦肉末粥等。急性胃炎患者应选择流质食物，如米汤、藕粉、果汁、清汤和蛋汤等。禁用食物有粗粮、杂豆、粗纤维食物（如韭菜、芹菜），刺激性调味品，如辣椒、咖喱、芥末、强烈的香料等，浓茶、浓咖啡等。对伴肠炎腹泻者，还应禁食蔗糖、牛奶、豆奶及相关产品。病情稳定后宜补充适量易消化的蛋白质食物，如鱼类、瘦肉等，采用蒸煮烩等少油的烹调方法，逐渐增加食物内容和食物量。

### 急性胃炎流质食谱举例

| | |
|---|---|
| 早餐 | 牛奶 250 毫升冲藕粉 15 克（伴腹泻者，不宜用牛奶，可单用藕粉） |
| 加餐 | 果汁 200 毫升 |
| 午餐 | 牛奶蒸鸡蛋（牛奶 250 毫升 + 鸡蛋 50 克） |
| 加餐 | 豆浆 250 毫升 |
| 晚餐 | 蔬菜汁甩鸡蛋（菜汁 300 毫升 + 鸡蛋 50 克） |
| 加餐 | 米汤（大米 25 克 + 水 400 毫升） |

## 注意饮食卫生，小心“病从口入”

因为生、冷食物一般存在病原微生物（如细菌、病毒、蠕虫），而未经彻底煮熟的食物尤其是海鲜、肉类更是如此。预防急性肠胃炎的首要问题就是注意饮食卫生，严格把住“病从口入”这一关。重点要注意以下几方面。

### 饭前洗手

坚持饭前便后勤洗手，可有效预防病从口入。尤其是孩子，要从小教他们养成这一习惯。

### 果蔬怎么洗最干净

| 果蔬分类 | 典型代表 | 清洗方法 | 清洗好处 |
| --- | --- | --- | --- |
| 皮可食用类 | 苹果、桃子、西红柿、西葫芦等 | 在自来水下搓洗30~60秒，顽渍可用蔬菜刷或手指擦洗 | 有助于去除果蔬上98%的细菌 |
| 剥皮食用类 | 西瓜、哈密瓜、橙子、香蕉等 | 用蔬菜刷或者未使用过的牙刷，在自来水下刷洗表皮30~60秒 | 避免剥皮或刀切的时候，果蔬皮上的细菌趁机而入，进入果肉 |
| 成串类 | 各类葡萄和浆果等 | 将成串果蔬去除茎后，放入漏勺，然后用自来水喷嘴冲洗至少60秒，用纸巾抹干水果，可进一步除菌 | 有助于去除果蔬上的大部分细菌 |
| 叶类 | 菠菜、莴笋等 | 剥去外层的老叶子，用凉水冲洗30~60秒，然后晾干 | 有助于去除果蔬上的大部分细菌 |

### 拒吃生食肉类食品和水产品

肉类食品的烧、烤、烫，还有生鱼片和醉蟹等，出现在很多餐馆中，这些食物只要是没熟，寄生虫没有被杀死，食者就有可能被感染。所以，吃火锅时，鱼片、虾和牛羊肉等要在煮沸的火锅中烫一分钟以上，等肉色从鲜红变成灰白后再捞起食用。另外，吃蒸熟或煮熟的蟹相对会更安全。

**夏季尤其需要注意饮食卫生**

夏季极易发生急性胃肠炎、细菌性痢疾、流行性腹泻、细菌性食物中毒及霍乱等急性肠道病。所以，入夏以后应特别注意饮食卫生，不要喝生水（必须喝温开水），不要吃不清洁与不新鲜的食物；要处处讲究个人卫生和环境卫生，以便控制和减少肠道传染病的发生。

## 保护胃肠，免受病痛

除了做到饮食卫生外，在生活中还要注意以下几个方面，才能避免引发急性胃肠炎。

### 少吃过热、过硬、过于粗糙的食物

少吃过热（如煎、炸、炒的食物）、过硬（如果仁类、烧烤类）、过于粗糙（如炒粉、炒面、炒花生）以及不容易消化的食物（如高蛋白、高脂肪类食物，其中主要是肥肉和动物内脏），以免消化吸收不良导致倾泻综合征（即原食物未经胃肠道的彻底消化，从肠道排出）。

### 慎用容易损害胃黏膜的药物

主要是非甾体类消炎药如泰诺、扑热息痛、去炎松等；肾上腺皮质激素如强的松、地塞米松、卤米松等；降血压药如利血平、安体舒通等；平喘药如氨茶碱等；以及未经医生同意使用的抗癌药如白消安等。

### 少饮烈酒、浓茶，不抽烟

要少饮或不饮烈性酒（一般 40 度以上的白酒为烈性酒）；不喝浓茶等，不抽烟（抽烟可导致胃血管收缩、血流量减少、胃黏膜屏障作用减弱）。

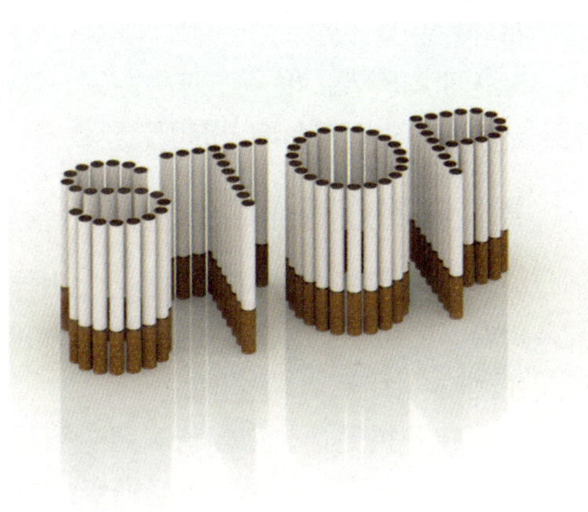

注意大量酗酒后可引起急性胃黏膜糜烂、出血——急性胃黏膜病变。建议少喝酒，如果一定要喝，喝酒前不妨先喝点牛奶、酸奶或服有高浓度膳食纤维素片，能减少酒精对肝和胃的伤害。

**喝蜂蜜可以醒酒**

蜂蜜具有健脾和胃的作用，醒酒作用非常显著。醉酒后喝点蜂蜜水效果就非常好。快速醒酒的办法还包括饮用由蜂蜜、柠檬混合在一起的一种热饮。另外，在饮酒之前或是之后也可以吃上几块带有蜂蜜的饼干或是面包，因为蜂蜜中含有一种大多数水果中不含有的果糖，它可以促进酒精的分解吸收，减轻头痛症状，尤其是红酒引起的头痛。

# 慢性胃炎：调理脾胃不复发

## 从胃炎到胃癌有多远

慢性胃炎是一种常见的消化系统疾病，容易复发，上腹隐痛、食欲减退、餐后胃部饱胀、反酸等，是本病常见的症状。许多患者常抱怨胃病治不好，屡治屡犯。实际上，慢性胃炎并不难治，只要坚持正规治疗，可以基本痊愈。

### 易患慢性胃炎的高危人群

1. 饮食无度者：不吃早餐、暴饮暴食、平时爱吃辛辣生冷等食物，胃黏膜就会受伤。

2. 不爱运动者：长期缺乏运动，胃肠蠕动、消化液分泌相应减少，就会出现食欲不振、消化不良、胃部饱胀等症状。在“白领族”“司机”中，有此体会的人不在少数。

3. 中老年人：随着年龄增大，人的消化功能渐渐衰退，胃肠蠕动和消化液分泌不足，导致胃内饱胀等不适。

4. 长期奔波者：经常出差、旅行的人，身体器官负荷大，作息和饮食规律紊乱，易导致肠胃不适。

5. 长期加班者：很多加班的白领一族都有胃病，其原因就是长期加班熬夜、晚餐不定时，导致胃部负荷大而引发疾病。

### 胃炎到胃癌其实很遥远

有位慢性萎缩性胃炎患者因肠化生伴不典型增生担心癌变，结果是 20 年中做过 40 次胃镜，仍是慢性萎缩性胃炎。如此来说，癌变是多因素的，幽门螺旋杆菌感染不是唯一因素。

在消化内科门诊，很多胃炎患者惶恐地询问“会不会发展到胃癌”。感染幽门螺旋杆菌后，到底多久可以引起癌变？癌变率有多高？这个问题就像乙肝病毒感染多久可能引起原发性肝癌一样不好回答。但癌变率即便不高，对每一个感染者来说却被认为是完全有可能的。对胃癌的担心，导致他们出现抑郁、焦虑，从这一层面上来说，心理障碍的危害要大于幽门螺旋杆菌的危害。

### 规范治疗很重要

由于慢性胃炎常因饮食不当、情绪不良或过度劳累而诱发、加重或复发。许多患者以为胃炎反复发作就是治不好，心生悲凉，干脆不治了。实际上，经正规治疗后，只要平时注意饮食和精神调养，注意休息，慢性胃炎是能够治愈的——症状消失，基本无复发。只有那些久拖不治或长期治疗不当的慢性胃炎才不好治。

# 治病良方就是靠“养”

胃病是一种慢性病，不可能在短期内治好，治病良方就是靠“养”，急不得，只能从生活习惯的改变中获得。我们都需要一个好的胃，生活中不良习惯的改变都是必需的。

## 养成良好的饮食习惯

根据病情及食欲情况，一日三餐，也可采用4~5餐，每餐量不宜多。少量多餐可中和胃酸，减少胃酸对病变的刺激，又可供给营养，有利于炎症的修复和愈合。做到定时定量进餐，吃容易消化的流食或软食，避免吃坚硬、生冷、粗糙、含纤维素多的食物，如韭菜、芹菜、黄豆芽、竹笋、海带、老菜帮等。

## 常吃保护胃黏膜的食物

杂粮细粮混合吃，粗杂粮如小米、玉米、小豆等，比精米、精面所含营养成分更全面，如小米红枣粥、大米山药粥、扁豆粳米粥、软米饭、薄面片、细面条等均有保护胃黏膜的作用，日常饮食可经常调剂食用。

另外，适当多吃富含蛋白质、维生素的食物：如家禽、乳类、鱼虾、肉类、豆制品、绿叶蔬菜及水果，以增加蛋白质及维生素的摄入，这样既可增强机体的免疫力，又有利于胃黏膜病变的修复。

## 细嚼慢咽减轻胃负担

细嚼慢咽能充分发挥牙齿的机械作用和唾液分解淀粉、滑润食团的作用，从而减轻胃的负担。反之，狼吞虎咽，大块硬块及富含粗糙纤维的食物入胃，不仅直接增加胃的负担，还会刺激病灶处，导致胃病复发，增加病人痛苦。

## 莫忘饮食禁忌

慢性胃炎患者忌食烈性酒（其他酒类也应少饮或不饮）、浓茶、咖啡、辣椒、芥末等刺激性强的饮料和食品，不宜吃过甜、过咸、过浓、过冷、过热、过酸的汤类及菜肴，以防伤害胃黏膜。大量饮用碳酸饮料也会对胃黏膜造成不同程度的损害，不利于胃炎患者的康复。

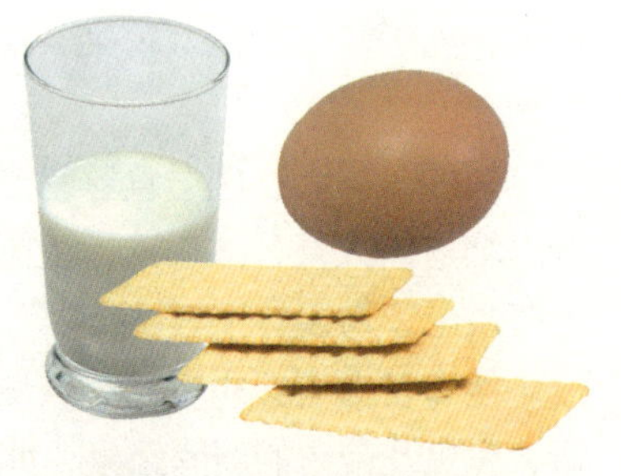

胃炎患者宜少量多餐，适合干稀搭配的加餐办法，如牛奶1杯、苏打饼干3片（或烤馒头干2片）、煮蛋1个。

## 会吃好得快，先要对症

俗话说：十人九胃病，尤其是现在，暴饮暴食、不运动等不良生活习惯更容易导致各种胃病的发生。慢性胃炎危害大，病程长，单纯靠药物治疗是不行的，其中饮食调理应起到关键作用。

### 慢性胃炎患者饮食原则

1 食宜定时定量：每日三餐应按时进食，且不宜吃得过饱。正餐之间可少量加餐，但不宜过多，以免影响正餐。

2 注重软、烂、易消化：食用的主食、蔬菜及鱼肉等荤菜，特别是豆类、花生米等硬果类都要煮透、烧熟使之软烂，便于消化吸收，少吃粗糙和粗纤维多的食物，要求食物精工细做，富含营养。

3 保持新鲜、清淡：各种食物均应新鲜，不宜存放过久食用。吃新鲜而含纤维素少的蔬菜及水果，如冬瓜、黄瓜、番茄、土豆、菠菜叶、小白菜、苹果、梨、香蕉、橘子等。吃清淡少油的膳食。

4 注意营养平衡：日常食谱除忌食的之外，宜宽不宜窄，食物的种类尽可能吃得杂些，荤素搭配，稀稠结合，不要偏食，以保证各种营养素的摄入，满足机体需要。注意，膳食纤维需求量与健康人基本一致，每日 20 ~ 35 克。但在慢性胃炎急性发作期应减少膳食纤维摄入量。

5 讲究烹调方法：宜选用的烹调方法为蒸、煮、焖、炖、烩、汆，不宜选用煎、炸、熏、烤等烹调方法，以免菜肴不易消化，机体很难吸收。

### 对症调理饮食

胃酸过少者：可经常吃些酸味食物，如酸奶、醋烹菜肴、酸汤面条，以及酸味水果，如山楂、草莓、苹果、橘子、猕猴桃等，以刺激胃液分泌，帮助消化，促进食欲。

胃酸过多者：应忌食容易产酸的食物，如蔗糖、甜糕点、红薯，以及促进胃液分泌增多的浓茶、浓咖啡、浓肉汤、酒类等。为中和胃酸可常吃一些碱性食物，如苏打饼干、烤馒头干等。

伴有贫血者：应多吃含铁质丰富的动物肝、肾，瘦肉、动物血、黑木耳、芝麻酱、黑豆及带色的新鲜蔬果，如番茄、茄子、红枣、绿叶蔬菜。

有明显腹胀者：如患者有明显腹胀，应尽可能不吃或少吃易产气的食物，如土豆、洋葱、煮黄豆等。

上消化道出血者：按医生吩咐，禁食或进食流质饮食，以利止血。

## 茯苓山药包子，补虚护胃第一方

# 茯苓山药包子

**材料** 茯苓10克，山药15克，面粉150克，鲜猪瘦肉50克。

**调料** 生姜2克，胡椒粉1克，香油2克，绍酒2克，盐4克，酱油2克，大葱5克，骨头汤30毫升，葱花适量。

**做法**

1. 先把茯苓、山药洗净，小火焙干，碾成细末，与面粉混匀。
2. 将茯苓山药面粉倒在案板上，加入发面、水适量，揉成发面面团发酵。
3. 将猪瘦肉剁成泥，倒入盆内，加酱油拌匀，将姜末、食盐、香油、绍酒、葱花、胡椒粉、骨头汤等放入盆中，拌匀成馅。
4. 待面团发成后，加碱水适量，揉匀，搓成3～4厘米粗长条，按量揪成20块面团，将剂子挤压成圆面皮，包成生坯。
5. 最后把包好的生坯摆入蒸笼内，沸水上笼，用大火蒸15～20分钟即成。

**用法** 早餐时食用。

**功效** 健脾和中、利水渗湿、宁心益肾。适用于心脾肾虚弱型慢性胃炎、神经官能症等，症见胃脘隐痛、食少、便溏、小便不利、心悸、失眠等。

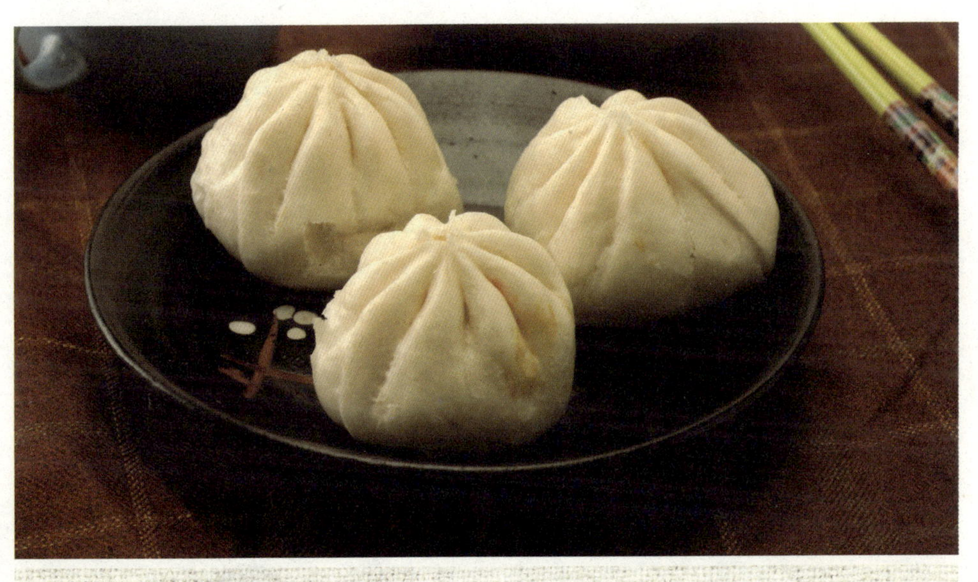

**防止胃炎恶变小偏方**

**洋参灵芝香菇散：防止胃炎恶变**

西洋参30克，灵芝30克，香菇10克，石斛30克，白木耳30克，怀山药30克，以上药焙干共研细末，每次服2～3克，每日2次，温水送服。有益气滋阴、补益脾胃、和血抗癌之功能，可用于治疗萎缩性胃炎，并具有一定防止胃炎恶变的作用。

## 按“三脘”，何愁架上药生尘

中医认为慢性萎缩性胃炎属于“胃痞”“胃脘痛”范畴当遇到胃痛、胃酸、胃胀，你该怎么办？许多人都会想到吃胃药，若充分发挥好人体腹部上脘、中脘、下脘 3 个穴位的作用，即可解决胃部的许多烦恼。

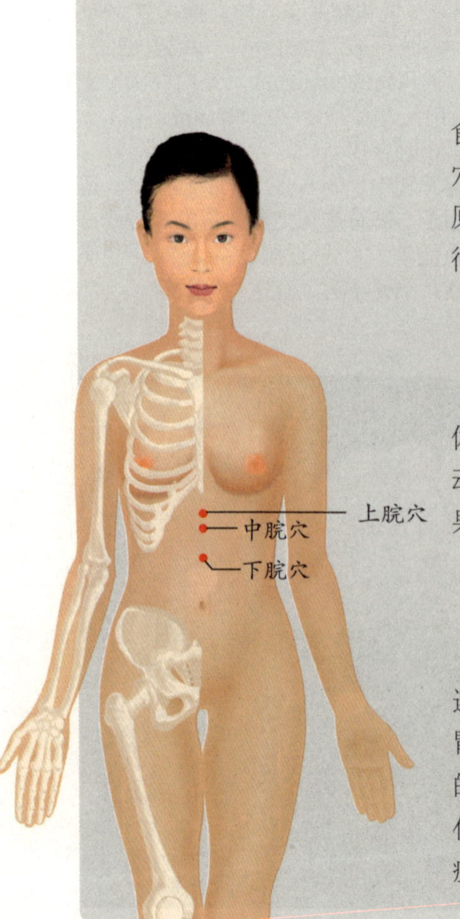


### 上脘穴

在上腹部，前正中线上，肚脐上 5 寸，和食管相对应，是食物进入胃的通道。按压上脘穴，对人们因吃得太快，吃得太饱，或者其他原因而导致的反胃、胃胀、呕吐、打嗝等都有很好的疗效。

### 中脘穴

在胃的中部，肚脐上 4 寸，占据了胃的主体部分，因此主治脾胃疾病，对于促进胃的蠕动，治疗胃脘痛、腹胀、吞酸等都有较好的效果，而且还可以提高机体免疫力。

### 下脘穴

在胃的底下，肚脐上 2 寸，胃和小肠的连接处，对应人体的小肠。下脘穴位于食物从胃进入小肠的关口，因此掌握着食物消化吸收的大权，对于食物在胃里下不去导致的食谷不化、腹胀、胃痛、呕吐以及胃炎、胃溃疡、胃痉挛、胃扩张、肠炎等都有很好的缓解作用。

### 按摩方法

闲时或晚上吃完饭看电视时，都可以用手轻轻按摩腹部的上中下三脘穴。在寒冷的冬季，也可以用热水袋在这 3 个穴位处进行热敷，减少胃痛的发生。

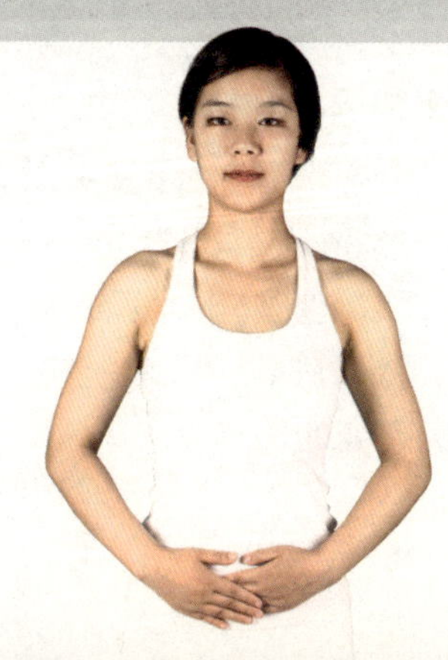

# 浅表性胃炎——一种很普遍的“胃病”

## 浅表性胃炎并不可怕

在胃镜检查时，只要见到胃黏膜有充血水肿而不伴有溃疡、糜烂、出血、肿瘤等实质性病变，一般都可报告为“浅表性胃炎”。因为胃在大多数时间里都处于工作状态，负荷较重，黏膜难免有不同程度的充血水肿，所以医生会结合具体症状，分别诊断为“功能性消化不良”或“慢性浅表性胃炎”。

### 慢性浅表性胃炎的症状

慢性浅表性胃炎以上腹部疼痛为最常见的症状，也有一些患者可无任何症状，其具体表现如下。

1. 上腹痛：疼痛多不规律，与饮食无关，一般为弥漫性上腹部灼痛、隐痛、胀痛等，极少数患者表现为绞痛。

2. 嗳气：因胃酸缺乏、胃内发酵产气等原因使胃内气体积存，导致嗳气发生。

3. 腹胀：因食物滞留、排空延迟、消化不良、进食不易消化的食物，导致腹胀发生。

4. 食欲不振：慢性浅表性胃炎患者多食欲减退。

5. 恶心与呕吐。

6. 便秘与腹泻：大多数患者有便秘症状，腹泻相对较少。

### 浅表性胃炎是慢性胃炎的早期变化

浅表性胃炎是慢性胃炎的早期变化。根据炎症细胞浸润程度，浅表性胃炎可分为轻型、重型或伴急性活动等类型。根据情况不同，使用不同药物后患者可治愈。但是可能进一步发展为萎缩性胃炎。

### 浅表性胃炎好治疗

多数浅表性胃炎症状轻微或无痛，具有自限性，可自行消失。由此而言，多数浅表性胃炎，在科学调养下是能够“不药而愈”的。经过数月或数年治疗也可以完全恢复。个别患者若症状持续、渐重，应及时复查胃镜，以免漏诊恶性疾病。

## 预防浅表性胃炎的措施

防治浅表性胃炎，关键在于饮食和生活调理。具体措施应包括：

### 消除病因

彻底治疗急性胃炎；治疗口腔慢性感染等。

避免长期服用对胃刺激性强的药物，如糖皮质激素类（强的松、可的松），水杨酸类（阿司匹林、水杨酸钠）、比唑酮类（保泰松）、苯胺类（扑热息痛、非那西丁）、抗炎药（消炎痛、布洛芬等）；并要戒烟和戒酒。

### 多吃软食

食用易于消化的食物，尽量减少对胃黏膜的刺激，细嚼慢咽。避免食用生冷、酸辣和坚硬食品。少食多餐，粗粮细做。另外，还要做到饮食有节，定时定量，防止暴饮暴食。

### 乐观豁达

研究发现：不少胃病患者症状并非来源于胃病本身，而是来自恐病的心理因素。所以，精神与心理上的调理很重要，有些患者更要着重精神和安抚疗法，才能有效改善症状。

临床上很多浅表性胃炎的患者，其实是"心病"的表现。这类患者常出现闷气、嗳气、反酸、烧心等症状，胃镜检查发现胃黏膜有花斑状红点，但并未达到胃溃疡的程度。临床消化医生诊断为浅表性胃炎，开了胃药，吃几个月症状不但未减轻，还出现加重，最终转诊到心理科诊断。

因此，这些患者适当应用情绪安定剂和胃动力药（吗丁啉、西沙必利等）等对症处理，而完全无需耗费巨资长期服药及频繁胃镜检查，增加无谓的痛苦。

### 适当运动

增加体力劳动和锻炼，提高机体的抗病能力和免疫力等非药物治疗。适度有氧运动，能加强胃肠道蠕动和胃肠道黏膜的防御机制。但生活中很多人并没有养成良好的运动习惯，想起来了就练练，忙了就丢在一边。殊不知，如果运动不规律、强度不够，根本起不到锻炼的目的。为此，有氧运动要牢记"1357"。

1——每天至少运动 1 次；

3——每次连续运动不少于 30 分钟；

5——每周运动不少于 5 天；

7——运动时最大心率不超过 170 减去自身年龄。

## 浅表性胃炎患者如何调理饮食

浅表性胃炎的发病多与饮食因素有关，如长期饮用白酒、浓茶、咖啡、过量的辣椒调味品以及摄入过咸、过酸与过粗糙的食物反复刺激胃黏膜。更重要的还有不合理的饮食习惯、饮食不规律、暴饮暴食等或由于蛋白质和B族维生素长期缺乏使胃黏膜变性。日常生活中，浅表性胃炎该如何调理饮食呢?

### 增加营养

注意选择营养价值高的蛋白质食品和维生素丰富的软食，如牛奶、豆腐、胡萝卜和一些发酵的食品（比如馒头中富含维生素$B_1$、维生素$B_6$、维生素$B_{12}$等B族维生素，是缓解压力、营养神经的天然解毒剂，也是有助于戒酒的营养素），食物要细嚼慢咽。尤其是牛奶、豆浆营养高且有保护胃黏膜的作用，应列为常用食品。

尤其是维生素$B_1$，与维持正常食欲、胃肠蠕动和消化液分泌有一定的关系，可帮助消化。富含维生素$B_1$的食物有：酵母、全麦、燕麦、花生、猪瘦肉、大多数种类的蔬菜、牛奶等。

### 采用温和食谱

采用温和食谱，除去对胃黏膜产生不良刺激的因素，创造胃黏膜修复的条件。食物要做得细、碎、软、烂，烹调方法多采用蒸、煮、炖、烩与煨等，少用油炸、油煎等烹调方法。

### 干稀搭配

注意食物搭配，最好有干有稀，有蛋白质食品也有少量主食。干燥的食物在胃的收缩下易对胃壁造成机械性划伤，而温润多汁的食物在胃肠中的蠕动更顺畅，很好地保护了胃黏膜，并且含有汤水的食物比干燥的食物更容易与胃酸混合均匀，有利于消化。

### 注意酸碱平衡

伴有高酸慢性浅表性胃炎患者，应避免食用富含氮浸出物的原汁浓汤（含酸性成分多），而采用煮过的鱼、虾、鸡肉、瘦肉类等来烹调菜肴，如蒸鱼块、烩鱼片、熘鸡脯丸子、肉末蛋羹等，以减少对胃的刺激，减少胃酸分泌。

当胃酸分泌过多时，可多食牛奶、豆浆、涂黄油的烤面包或带碱的馒头以及新鲜蔬菜、水果等以中和胃酸。

## 浅表性胃炎的腹部推拿疗法

腹部推拿是以中医学脏腑经络学说为理论指导，突出腹部为特色，经过实践总结发展起来的一种按摩法。实践证明，腹部推拿对许多疾病尤其是以胃肠为主的消化系统疾病具有良好的治疗和辅助治疗作用。

### 第一步：腹部按法、揉法、运法

仰卧，左手食指掌指关节置于气海穴或关元穴上，右手掌小鱼际重叠在左手食指掌指关节的背面，慢慢向耻骨联合、脊柱方向按压，边按压，边呼气，感觉到腹主动脉搏动时，按而留之，待腹部、腰部、会阴部及双下肢出现得气感觉后，右手徐徐上提，边上提边吸气，反复进行约 5 分钟。

再用拱手状单手或双手的掌面扣放在中脘穴上，以大鱼际或小鱼际为着力点，通过腕关节旋转回环的绕动，以中脘穴为圆心在腹部逆时针方向旋转揉动，揉动频率宜缓慢，每分钟 20 ～ 30 次，时间约 5 分钟。

继而用拱手状右手沿垂直躯体纵轴方向，扣放在神阙穴，通过腕关节的伸屈活动，先使掌根着力，将腹部向右侧做弧形推动，继以手指的指面着力，做弧形回带，如此反复进行，时间约 5 分钟。

此法可以和胃健脾，理气止痛。

### 第二步：指推肝经，横擦两胁

用双手拇指指腹的桡侧面偏峰，按在肝经章门穴（位于人体的侧腹部，当第十一肋游离端的下方）处，双手的四指分别附于两侧固定，呼气时拇指着力沿肝经循行推至急脉穴（位于人体的耻骨结节的外侧，当气冲穴外下腹股沟股动脉搏动处，前正中线旁开 2.5 寸），吸气时，将手收回原位，如此交替操作约 3 分钟；后用双手掌擦患者两侧期门（位于胸部，当乳头直下，第六肋间隙，前正中线旁开 4 寸）、章门穴，以感觉畅快、舒适为度，约 4 分钟。

此法可以疏肝解郁、理气消痞。

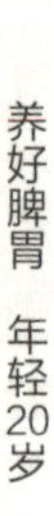

## 山药茯苓汤

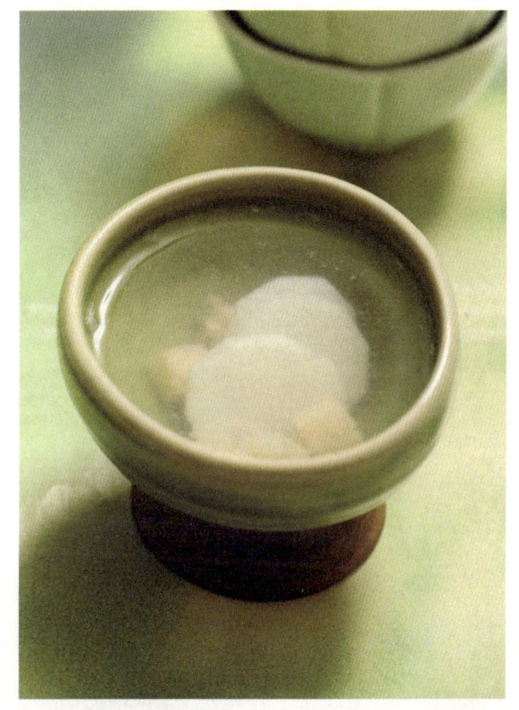

**材料** 山药、茯苓各 10 克。

**调料** 白糖少许。

**做法**

1. 将山药洗净，去皮，切成片，备用。
2. 将山药片、茯苓一起放入锅中，大火煮开，转小火煮 30 分钟左右即可，加白糖调服。

**功效** 山药、茯苓甘淡平补，扶脾养胃，既能健脾气，助消化，又能祛湿气，防止大便黏滞不畅。

## 甘麦红枣粥

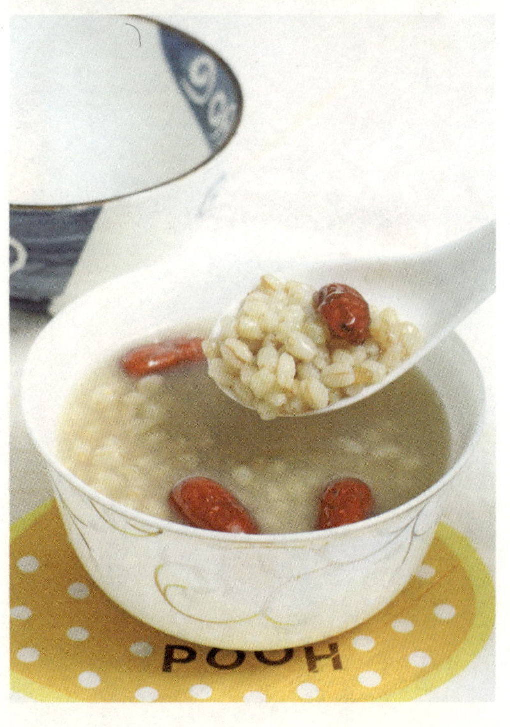


**材料** 小麦米50克，甘草15克，红枣5枚。

**做法**

1. 小麦米、甘草分别洗净，小麦米用水浸泡 4 小时；红枣洗净，去核。
2. 锅置火上，倒甘草和适量清水，中火煮沸后转小火熬煮 30 分钟，去渣取汁。
3. 高压锅置火上，倒甘草汁，加小麦米、红枣，大火熬煮 15 分钟即可。

**功效** 健脾养心，适合心情烦躁的胃病患者。小麦、红枣养心；甘草还能发挥消炎解毒，抗消化性溃疡的作用。

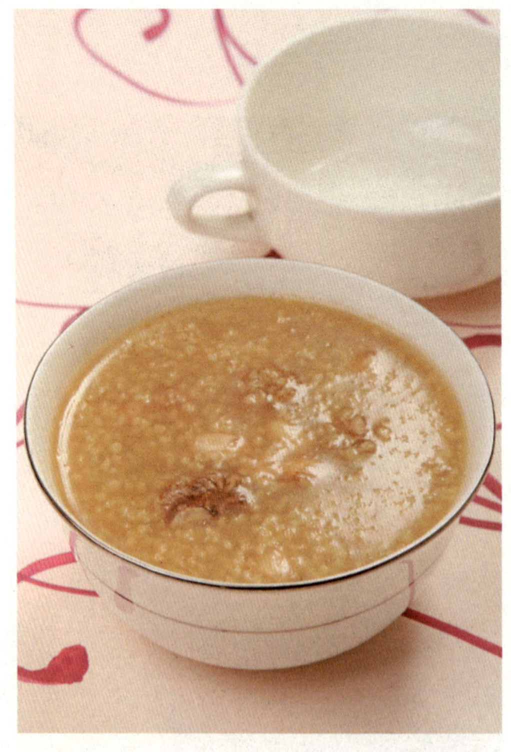

## 核桃花生小米粥

**材料** 小米100 克，核桃仁、花生各50克。

**做法**

❶ 核桃仁稍微掰碎；小米淘洗干净。

❷ 将小米放入锅中，加足量水，大火煮15分钟，加入核桃仁、花生，大火烧开，转用小火慢慢熬至浓稠即可。

**功效** 核桃花生小米粥有健脾补肾、缓中和胃之功，有助于缓解恶心、呕吐、便秘之症。

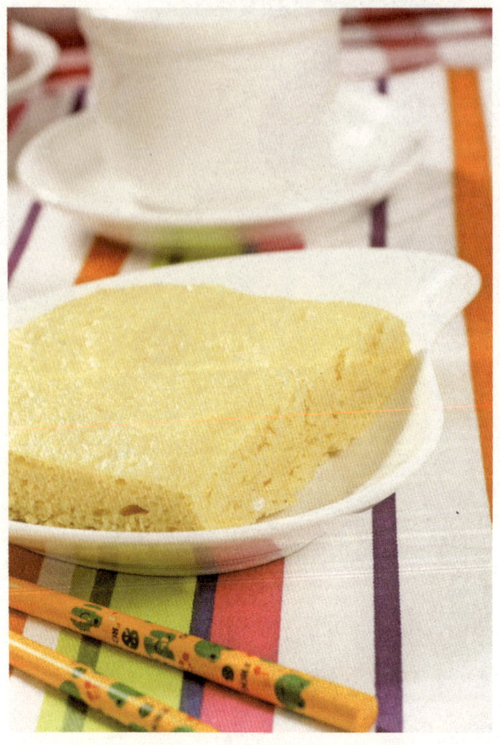

## 小米面发糕

**材料** 小米面 100 克，黄豆面 50 克，酵母2克。

**做法**

❶ 用 35℃左右的温水将酵母化开；小米面、黄豆面放盆内，加温水、酵母水和成较软的面团，饧发 20 分钟。

❷ 将屉布用水浸湿铺在蒸笼上，放入面团，用手抹平，大火沸水蒸半小时至熟，制成发糕。

❸ 蒸熟的发糕扣在案板上，凉凉，切成长方小块即可。

**功效** 健脾和胃，有防止反胃、呕吐的功效。

# 萎缩性胃炎——既别紧张，也别大意

## 萎缩性胃炎会不会癌变

现有一种广为流传的说法，即萎缩性胃炎是胃癌的癌前疾病。很多人一旦听说自己得了“萎缩性胃炎”就会很紧张，担心自己会得胃癌。萎缩性胃炎虽可癌变，但癌变率很低，不能笼统地说萎缩性胃炎就是癌前疾病，而应根据萎缩程度，具体情况具体分析判定。总之，对萎缩性胃炎癌变的态度，应是既不要紧张，也不要大意。

### 什么是萎缩性胃炎

萎缩性胃炎的主要表现为食欲减退、恶心、嗳气、上腹部饱胀或钝痛，少数患者可发生上消化道出血、消瘦、贫血等。诊断主要依靠胃镜发现、胃黏膜活组织检查和病理所见，定期检查胃镜及活组织病理检查，可以发现癌症的癌前状态。最主要是中、重度的异型性增生，甚至可以发现早期的癌症。

从病理学上讲，萎缩性胃炎比浅表性胃炎要严重得多。一般认为，萎缩性胃炎病变不可逆转，而浅表性胃炎病变经治疗可以消失。

### 萎缩性胃炎的病因有哪些

萎缩性胃炎的病因主要是幽门螺旋杆菌(简称HP)感染。其他因素有：长期饮烈性酒、浓茶、浓咖啡和大量吸烟；常服保泰松、阿司匹林、水杨酸盐、洋地黄、消炎痛和辛可芬等对胃黏膜有刺激的药物；胆汁反流；长期精神紧张、生活不规律；患慢性肾炎、尿毒症、溃疡性结肠炎、贫血和慢性心力衰竭等，都可促发或加重慢性胃炎。

### 预防萎缩性胃炎癌变

从病理学角度看，萎缩性胃炎本质是胃正常腺体减少，而胃癌本质是胃腺体异常增生，两者在组织学上并没有相关性。尽管如此，但有少数萎缩性胃炎患者，病理发现有“结肠型不完全性肠上皮化生”和“不典型增生”。这两种病变有可能发展成胃癌，应引起警惕和重视。

及时治疗各种胃病，对减少萎缩性胃炎的癌变起着重要的作用，如不能通过进食补充营养，可以通过药物代替治疗。另外，治疗后再复查胃镜，检查治疗的结果，这对于预防萎缩性胃炎的癌变也是至关重要的。

## 中医辨治慢性萎缩性胃炎

慢性萎缩性胃炎，属中医“胃痞”和“胃脘痛”范畴，以心下痞塞、胸膈胀满疼痛，触之无形，按之柔软，压之无痛为主要表现。可以将慢性萎缩性胃炎分为以下5型辨治，更能事半功倍。

| 胃炎类型 | 症状表现 | 用药指导 |
| --- | --- | --- |
| 脾胃气虚证（含虚寒证） | 胃脘隐痛，喜温喜按，纳食不消，食后痞胀，嗳气，纳呆便溏，倦怠乏力，舌质淡红或胖嫩，边有齿痕，舌苔白或厚腻，脉细弱 | 治宜补脾益气，温中和胃。脾胃气虚者方用香砂六君汤合良附丸加味，药用炒党参、炒白术、茯苓、陈皮、炙甘草等；脾胃虚寒者方用黄芪建中汤合良附丸加味，药用炙黄芪、炒白芍、桂枝、生姜、大枣、高良姜、炙甘草等 |
| 肝胃气滞证 | 胃脘胀满，痞闷疼痛，两胁作胀，嗳气，纳呆口苦，神疲乏力，舌质红，苔黄或白，脉弦细 | 治宜疏肝和胃，理气止痛。方用柴胡疏肝散或柴胡六君子汤加减，药用柴胡、白芍、川芎、香附、炙甘草、白术、茯苓、陈皮等 |
| 脾胃湿热证 | 胃脘痞满胀痛，食欲不振，口苦口黏，大便不爽，舌红，苔黄腻，脉弦滑或濡滑 | 治宜芳香化湿，和胃醒脾。偏湿重者方用藿朴夏苓汤加减，药用藿香、茯苓、杏仁、薏米、白蔻仁、猪苓、淡豆豉、泽泻、厚朴等；偏热重者用三仁汤加味，药用杏仁、薏米、白蔻仁、厚朴、竹叶、藿香、佩兰等 |
| 胃阴亏虚证 | 胃脘隐痛或灼痛，饥不欲食，口干、口苦，咽燥，手足心热，大便秘结，舌质红，舌苔少或光剥无苔，有裂纹，脉细数 | 治宜滋阴养胃。方用沙参麦冬汤或益胃汤加减，药用沙参、玉竹、生甘草、桑叶、生扁豆、麦冬、生地黄、百合、当归等 |
| 胃络瘀阻证 | 胃脘痞胀疼痛，痛处固定如针刺、拒按，面色晦黯，舌质紫黯，有瘀斑，脉弦涩 | 治宜活血通络止痛。方用丹参饮配良附丸，药用丹参、檀香、制香附、高良姜、炙五灵脂、炒元胡等 |

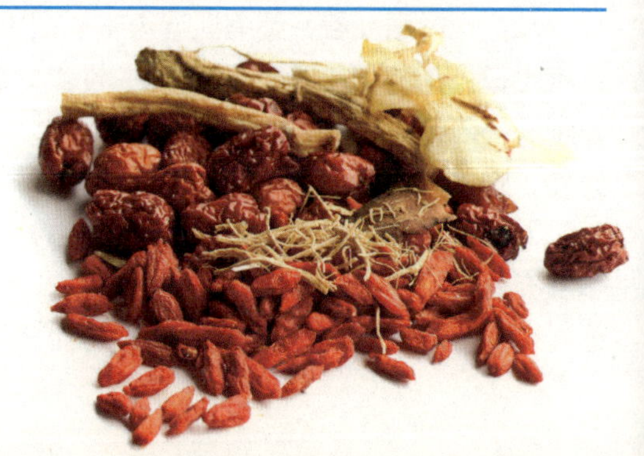

## 预防慢性萎缩性胃炎的措施

有资料统计：50 ～ 60 岁的胃病患者中，慢性胃炎的检出率为 80%，其中萎缩性胃炎占 50%；70 岁以上年龄段，慢性胃炎为 80% ～ 90%，萎缩性胃炎高达 70% 以上。可见萎缩性胃炎是中老年人群中的常见病和多发病。对于萎缩性胃炎的预防，有一个最重要的问题就是饮食及生活习惯问题。

### 健康饮食，营养均衡

饮食要营养均衡，一定要保证足够的蛋白质、维生素等营养物质的摄入；按时进食，不暴饮暴食、不挑食；不吃比较有刺激性的食物如过冷、过热、过辣食物等。

### 养成良好的生活习惯

不吸烟，节制饮酒，避免尼古丁和酒精对胃黏膜的损害。世界卫生组织建议，正常情况下，男性每日摄入的纯酒精量应不超过 20 克，女性应更少一些。用“饮酒量（毫升）× 酒精浓度 ×0.8（酒精密度）”这个公式就能算出酒精摄入量。例如：

饮酒量为 80 毫升，酒的度数为 40 度，那么，饮入的酒精量为：

80×40%×0.8=25.6（克）。

### 经常按摩穴位

经长期实践，总结出萎缩性胃炎按摩穴位以胃俞、中脘、足三里、三阴交、内庭等穴为主。

### 在医生指导下合理用药

避免长期服用对胃黏膜有刺激性的药物，如阿司匹林、消炎痛、红霉素、可的松等。

另外，改善胃动力，也是防治慢性胃炎的关键，如吗丁啉、西沙必利可增加食道下段括约肌张力，增强胃蠕动，促进胃排空，协调胃和十二指肠运动，防止胆汁返流，调节和恢复胃肠运动，对消除饱胀感、腹胀、餐后不适、上腹烧灼感、恶心等有良好的效果。

对幽门螺旋杆菌检出阳性患者，应服抗生素杀死细菌。

## 萎缩性胃炎患者如何调理饮食

萎缩性胃炎是一个慢性渐进的疾病，在治疗时，一定要配合饮食治疗。只有在饮食上足够重视，才能战胜萎缩性胃炎。

### 少食多餐，定时定量，避免暴饮暴食

病情一般者，可采用少渣半流饮食，一日五餐。进入恢复期时，可食用少渣软饭，以一日四餐为宜。如热量摄入不足，可用干稀搭配的加餐方法补充，如牛奶 1 杯加饼干 2 片等。

### 食物选择以清淡、少油腻、少刺激性、易消化为主

肥肉、奶油、油煎食物等油腻食物会延缓胃的排空，易增加胀满感，尽量少食用；避免吃过硬、过酸、过辣、过咸、过冷、过热及过分粗糙的食物，如凉拌荤素菜、酸辣白菜等。

主食可采用细面条、面片、馒头、花卷、发糕、包子、馄饨、面包、大米饭等。尽量少吃不发酵的面食，如家常烙饼、馅饼、水饺等，还有粗粮与难消化的食品，如玉米饼、糯米饭、年糕等，这些食品在胃内停留时间长，会加重胃肠负担。

### 食物的制作要细、碎、软、烂

烹调方法多采用蒸、煮、炖、烩、煨等，以保护胃黏膜。多食不含粗纤维的蔬菜和水果，如嫩黄瓜、嫩茄子、番茄（去皮）、冬瓜、土豆、山药、胡萝卜、嫩白菜、菠菜叶等，烹制时应切细丝、小丁、薄片，制作时应煮熟，有的可制成泥，如土豆泥、山药泥等，以易于消化；水果要选择成熟的，食时要去皮、去子，如香蕉、苹果、梨等，并应养成细嚼慢咽的习惯。

### 防止贫血或营养不良

对于出现贫血或营养不良的萎缩性胃炎患者，在饮食中增加富含蛋白质和铁的食物，如瘦肉、鱼、鸡、动物内脏等，并注意维生素 C 及 B 族维生素的补充，包括维生素 $B_{12}$ 和叶酸，适量增加新鲜蔬果，如番茄、菜花、绿叶菜、红枣等，以提供维生素 C，帮助铁的吸收。

### 调适胃酸分泌

萎缩性胃炎患者，宜食肉纤维短而柔软的肉类，如鱼、虾肉、鸡肉、嫩牛肉、瘦猪肉等。由于萎缩性胃炎患者胃酸分泌少，应给予鱼汤、鸡汤、肉汤及蘑菇汤等富含氮浸出物的原汁浓汤、米粥、带酸味的食品、带香味的调味品及适量的糖醋食物。

· 萎缩性胃炎的食疗方

## 党参小米茶

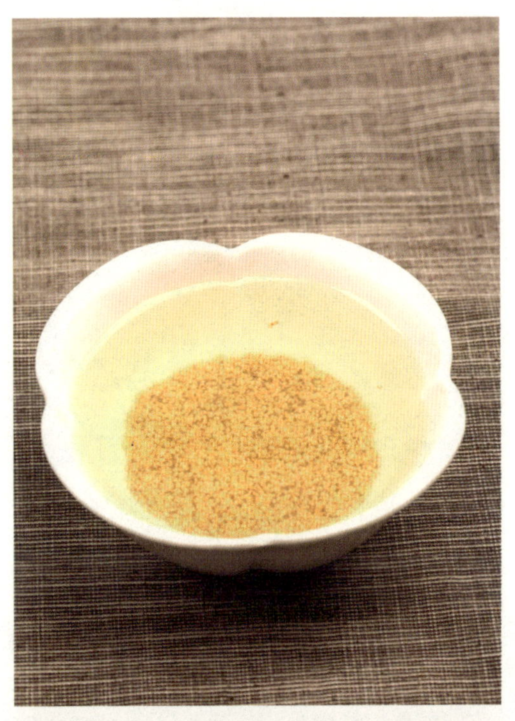

**材料** 党参20克，小米100克。

**做法**

1. 党参用研磨器粉碎；小米放入锅中炒熟。
2. 将处理好的材料放入砂锅中，加水1000毫升煮，煮剩一半时可当茶饮。

**功效** 健脾养胃，补中益气。适用于脾胃气虚、食欲不振、胃痛。可用作慢性胃炎、萎缩性胃炎、胃及十二指肠溃疡的辅助治疗。

## 威灵仙蛋汤

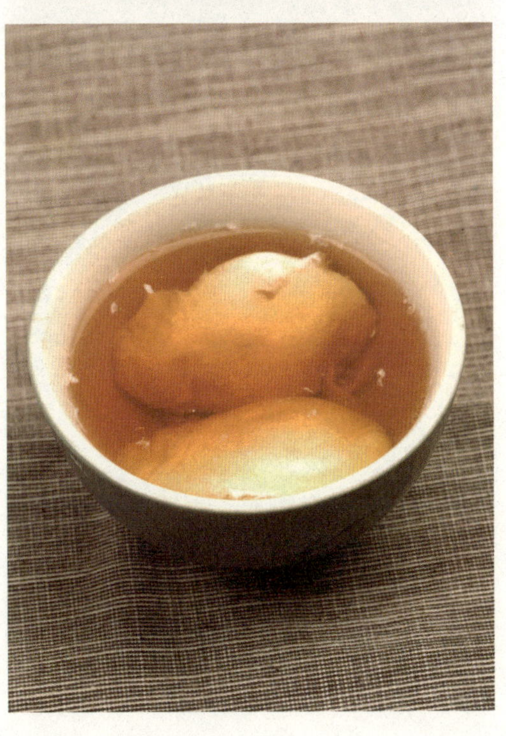

**材料** 威灵仙30克，鸡蛋2个，红糖5克。

**做法**

1. 威灵仙加水200毫升，在砂锅中以小火煎半小时去渣取汁。
2. 另取锅，磕入鸡蛋，倒入药汁，加入红糖，以中火煮成蛋汤即可。

**用法** 每日服1剂，连服2剂。

**功效** 威灵仙，味辛、咸，性温，具有祛风湿、通经络、止痹痛等功效。现代医学认为，威灵仙水提取液具有镇痛抗炎作用。威灵仙蛋汤活血通络，抗炎，主治萎缩性胃炎。

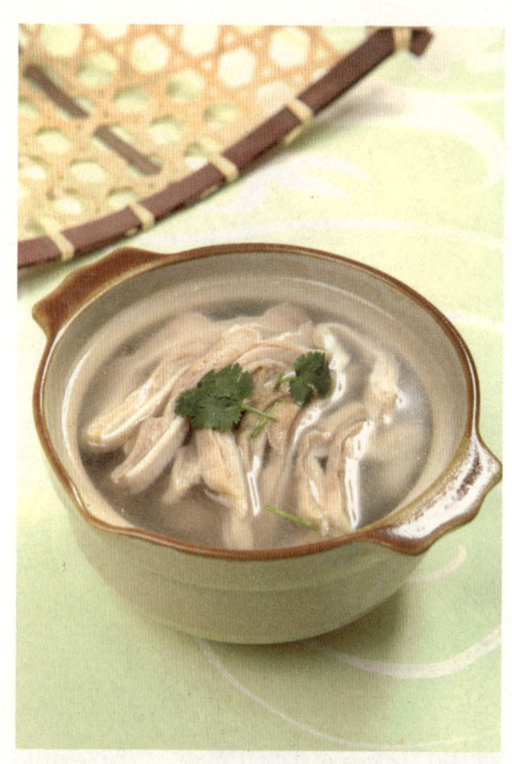

## 胡椒猪肚汤

**材料** 猪肚200克。

**调料** 盐、胡椒粒、香菜末各适量。

**做法**

❶ 将猪肚洗净；将胡椒粒放在干净纱布里，扎紧，塞进猪肚里。

❷ 取砂锅，放上猪肚，倒入适量水，大火烧开，撇去浮沫，改小火继续熬煮，待猪肚变色后捞出，取出纱布包；汤不要倒掉，捞出浮油，继续小火熬煮。

❸ 将猪肚切丝，重新放入汤中，放适量盐，沸腾后，放香菜末调味即可。

**功效** 具有温脾胃、去寒通脉之功效。用于萎缩性胃炎所致的胃脘冷痛之症。

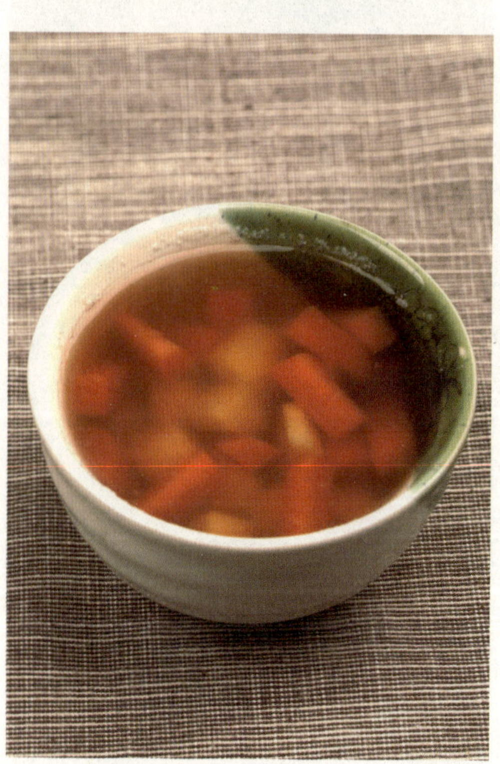

## 胡萝卜怀山药鸡内金汤

**材料** 胡萝卜250克，怀山药20克，鸡内金10克。

**调料** 红糖少许。

**做法**

❶ 胡萝卜洗净去皮，切成小块；怀山药洗净去皮，切成小块。

❷ 砂锅中加适量水，下入山药块，以大火煮沸，下入胡萝卜块、鸡内金同煮，改小火，半小时后加红糖调味，饮汤。

**功效** 可健脾胃、助消化，用于脾胃气虚所致的纳差、消化不良等。具有防胃炎恶变之功效。

# 胃溃疡、十二指肠溃疡

## 溃疡病：反复发作小心癌变

消化性溃疡目前已成为威胁人们生命健康的一大杀手，且发病率逐年上升，应引起重视，特别是长期未愈者须防癌变。

### 消化性溃疡长期发作须防癌变

消化性溃疡是指幽门螺旋杆菌所致胃溃疡和十二指肠球部溃疡，从而引起上腹疼痛、消化道出血等一系列症状。该病的反复发作及所并发的消化道出血、穿孔、梗阻、癌变等，严重影响患者的生命健康与生活质量。

如消化性溃疡患者出现疼痛不定时发作或持续性隐痛，服抗溃疡药物治疗效果不明显，反复呕血、有持续性黑便或柏油样大便、大便潜血试验持续呈阳性等情况，应及时到医院做胃镜和病理切片检查。对于原有消化性溃疡的患者，特别是长期未愈者，须定期做胃镜及活检复查，以防癌变。

### 胃溃疡发生癌变的概率有多大

我国的胃溃疡癌变专题研究组曾经对全国各地 3441 例良、恶性胃溃疡患者进行了调查统计，结果发现，胃溃疡的癌变率约为 1.96%。应该说，这个数字是比较客观的。

我国的胃溃疡患者很多。即使胃溃疡只有 1.96% 的癌变率，也仍需重视。当胃溃疡患者出现以下情况，应在坚持严格复查（包括活组织检查等）的基础上进行手术治疗：

❶ 病情反复发作、久治不愈。

❷ 溃疡面的直径在 2 厘米以上。

❸ 溃疡组织周边发炎、糜烂、增生或基底不平。

在病情痊愈后，胃溃疡患者仍要继续用药（药量可减半）治疗半年至 1 年，并应定期进行复查，以免病情复发。

35 岁以上的胃溃疡患者在病情痊愈后应每隔 1～2 年复查 1 次，最好每年做

**可疑病例需多次复查**

对于胃溃疡病人，特别是顽固性胃溃疡病人，治疗后一定要及时复查胃镜。胃镜检查发现胃溃疡一般都会活检，只是受溃疡位置、大小，活检技术、病理水平等影响，存在一定的假阴性率。因此对于可疑病人，多次复查胃镜及进行活检非常有必要。有报道指出，3次活检后仍可检出漏诊的胃癌溃疡患者。

1 次胃镜检查，以便及时发现小的癌灶。此病患者胃部溃疡的周围若出现了明显的肠上皮化生或异常增生的组织，必须在溃疡治愈后每年复查 1 次，在复查时应进行黏膜活检。

35 岁以下的胃溃疡患者在病情痊愈后，其患处发生癌变的概率相对较小，仅需 1 年后再复查 1 次即可。

## 慢性胃病靠养也靠治

“年年治，年年犯，犯了就治，治了还犯，反反复复，苦不堪言。”这句话真实道出了老胃病患者的切身体会。老胃病是指慢性胃炎，胃、十二指肠溃疡等病程长、易于反复发作的慢性胃病，多发人群为中老年人。而要避免老胃病反复发作，调节生活方式和规范用药一定要“两手抓，两手都要硬”。

### 治胃病要防复发

导致老胃病的其中一大原因就是胃黏膜受损，继而在胃酸和胃蛋白酶的侵袭下发生溃疡，治疗不当和不注意生活中的保养导致溃疡经久难愈，反复发作。比如，心脏不好的老年人，经常服用如阿司匹林等对胃黏膜有损害的药物，极易使胃病反复发作，久而久之形成老胃病。

### 过分忌口没必要

以前，医生们普遍认为胃黏膜的防御机制受损是慢性胃炎和溃疡最主要的发病因素，加强对胃黏膜的保护是最重要的治疗原则。很自然地，人们认为生、冷、凉、热、粘、硬、粗糙、刺激性的食物会“伤害”胃黏膜，为了保护胃黏膜，必须忌食这些食物。

然而，现在已经知道，幽门螺旋杆菌感染才是导致慢性胃炎和溃疡的重要病因。因此，慢性胃炎和溃疡患者在选择食物的时候，只要不加重疼痛或其他症状(试吃过就会知道)，应尽可能选择各种各样的食物，以达到均衡饮食的要求，不宜有很多忌口。在实际工作中，用药控制疼痛等症状，并积极摄取营养，使消瘦的胃炎或胃溃疡患者体重增加，通常是比较有效的治疗方法。

### 治愈老胃病贵在坚持

治疗老胃病，不要稍有好转就盲目乐观，不按时用药或干脆停药，治一治、停一停，造成病情反复。生活方面也不得马虎大意，要养成不抽烟、不喝酒、不熬夜的良好生活习惯，并把体重控制在正常范围内，保持心情愉快，避免穿太紧的衣服。把治与养坚持到底，老胃病自然和你说拜拜。

## 三则小偏方，调养老胃病

难治性溃疡病、难治性慢性胃炎和难治性十二指肠炎等，都属于老胃病。西医治疗此类老胃病没有特别有效的办法，且长期服用西药对肝肾的损伤较大，因此，调养老胃病，可以试试小偏方。

### 偏方 1：清水猪肚

**做法是：**猪肚洗干净后用白水煮，加入适量砂仁、豆蔻，不添加其他调料。煮熟后，每天早晚各 1 次，把汤也一起喝下，但不能同时吃任何咸的食物。当然，中午可以正常吃饭。

中医认为，猪肚具有补中益气、止渴消积、益脾胃、助消化等功效，对胃溃疡有辅助治疗作用。

### 偏方 2：红糖炒面

**做法是：**将一斤白面放在蒸笼上，大火蒸 20 分钟后，取出晾干。将蒸过的白面放在炒锅内，小火翻炒 7 ~ 10 分钟。然后放入红糖继续翻炒。大约 2 分钟后，红糖和白面就渐渐融合在一起，此时出锅即可食用。每天食用红糖炒面 3 ~ 4 次，每次 3 汤匙。干吃效果更好，如果不适应，也可以倒一点温开水，搅拌成糊状食用。有助于缓解老胃病患者出现的上腹胃脘部不适、疼痛、饱胀、嗳气，甚至恶心、呕吐等症状。

### 偏方 3：蒲公英汤

**做法是：**用新鲜的蒲公英 60 克，洗净切碎，在开水中煮 5 分钟，然后打入鸡蛋液，加入调料，即成蒲公英汤。

胃溃疡、十二指肠溃疡与幽门螺旋杆菌感染密切相关。蒲公英含甾醇、胆碱、菊糖、果胶、天冬酰胺等成分，具有抗菌、利胆、抗溃疡等功效，尤其对幽门螺旋杆菌有较强的灭杀作用。因此，蒲公英是治胃炎、胃溃疡的有效中药。蒲公英汤可作为胃溃疡（或术后）、急慢性胃炎的食疗方，但本方对胃热患者效果更佳。胃热主要表现有：烧心、胃胀痛、吐酸苦水、口臭、小便黄等。

# 老胃病，吃发酵食物更养胃

一些患者习惯天天喝粥，虽然比较好消化，但也会带来一些问题。由于大米吃多了易产生胃酸，建议老胃病患者平时少吃大米制品尤其稀饭（喝稀粥无需慢慢咀嚼，不能促进口腔唾液腺的分泌，不利于其他食物的消化与吸收），更适合吃面条、馒头等发酵的面食。

## 胃痛，多吃干的少喝粥

吃饭赶不上正点是当下很多人的生活状态。胃到了吃饭的点，会自发运转起来，如果没有食物可供消化，胃就会像石磨一样空转，胃黏膜相互摩擦，造成胃痛不止，而胃黏膜一旦擦破了，就会造成胃炎、胃溃疡等问题。对于这样的人群，建议在办公室备点馒头干、苏打饼干等零食，到了饭点吃不上饭的时候嚼点零食，能起到保护胃的作用。

总体来说，胃炎、胃下垂、胃溃疡的病人，除了吃药，平时要吃干的主食，最好是发酵的面食，少喝粥。

## 发酵的面食养胃

很多人认为，喝粥、吃烂面条能养胃，其实这是个误区。吃干饭需要咀嚼，唾液中的淀粉酶能帮助消化，从而减轻胃肠负担；喝粥的时候人们往往直接下咽，把消化负担全部推给胃肠；另外大量的汤水会冲淡消化液，加重消化不良。

而经过发酵的馒头、面包、发面饼等面食有利于消化吸收，这是因为酵母中的酶能促进营养物质的分解。因此，消化功能较弱的老年人及一些胃病患者，更适合吃这类食物。当然，发面时应掌握好酵母的使用量。酵母的使用量为面粉重量的1.5%～2%时，发酵效果最佳。

所以，胃溃疡、胃炎、胃下垂的病人，除了吃药，平时要吃干的主食，最好是发酵的食物；每顿饭只吃七分饱；每口饭都咀嚼三四十下再下咽。

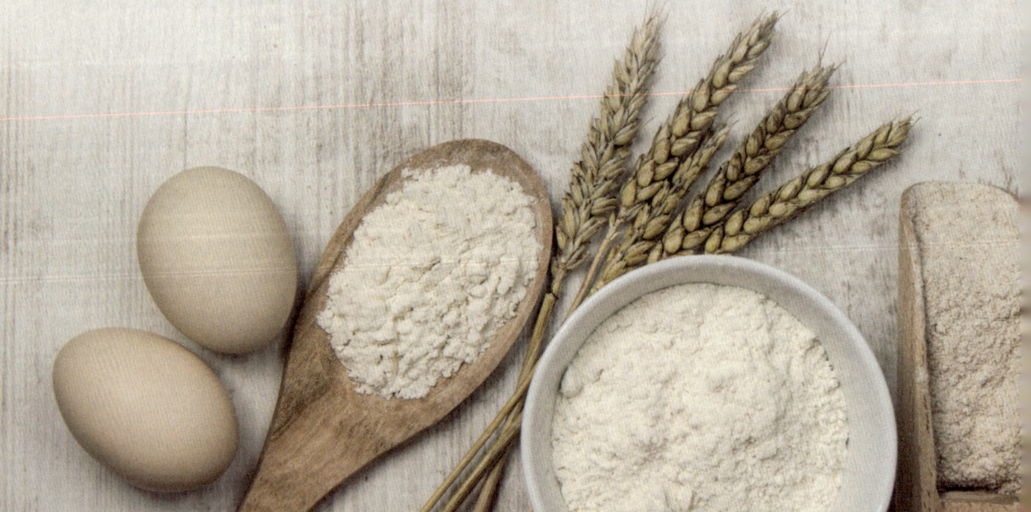

## 服用胃药时要注意胃药有四怕

节假日里和亲朋好友相聚，宴会酒席自然不少，而很多人的胃病却因此又犯了。此时，胃药就成了这些人的救星。服用胃药时要注意胃药有四怕，否则不仅不能发挥药效，还可能出现其他不适症状。

### 一怕酸

胃病患者之中，超过2/3的胃病是因为胃酸分泌过多而引发的。如慢性胃炎、胃溃疡等，这类胃病需要服用制酸药，常见的制酸药主要是以控制体内胃酸分泌为目的。它包括两类：$H_2$受体拮抗剂和质子泵阻滞剂。常用的包括雷尼替丁、西米替丁（泰胃美）、奥美拉唑（洛赛克）等。服药前后如果吃了酸性的食物，如醋或水果，会使制酸药物药效打折扣，甚至失效。另外，还有一些中成药，如治疗消化不良的保和丸，也属于“酸性药”，应尽量避免和制酸药一同服用，以免影响疗效。

### 二怕高蛋白

抗酸药硫糖铝片需要嚼碎后用水冲下，需要注意的是，它不宜与牛奶、豆腐等乳制品和豆制品一起服用，因为其中蛋白质的含量较高，会影响药物效果。

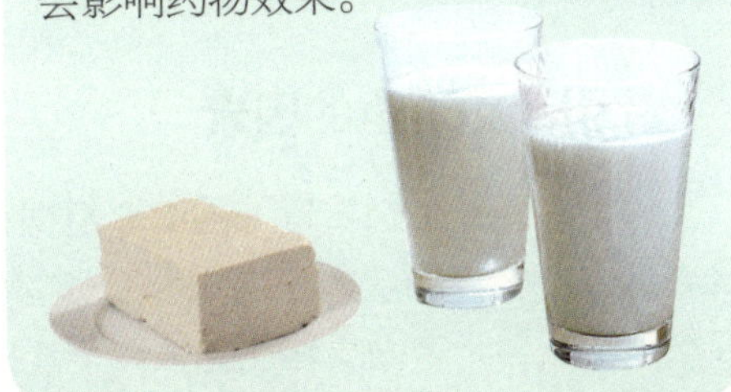

### 三怕时间不对

慢性胃病常需要联合用药，服药时间不对也会影响疗效。因此需要咨询医生严格按照医嘱服药。

### 四怕混着吃

胃黏膜保护药进入胃肠道后可迅速与黏膜结合，尤其与受损黏膜形成一层薄膜，覆盖在黏膜表面形成隔离保护作用，并能促进黏膜修复。常用药物包括枸橼酸铋钾、硫糖铝、铝碳酸镁、思密达等。而胃动力药是促进胃肠蠕动的一类药物，临床上常用的有胃复安、吗丁啉等。这两类药不宜同时服用，一定要岔开时间吃，否则胃动力药可能还没来得及覆盖到胃黏膜上，就被排出胃部，药效不能得到充分发挥。

# 胃下垂
# ——别久坐，动出健康来

## 胃下垂都“青睐”哪些人群

胃下垂，顾名思义是胃的位置下降了。正常人的胃，下缘应在肚脐水平，而胃下垂患者的胃下缘可达盆腔，严重者还可进入盆腔内。此病好发于久坐族、瘦长体形者、产妇、长期卧床和体质衰弱的人。胃下垂患者中，轻者多无症状，重者可有上腹不适、饱胀感、恶心、呕吐、打嗝等。这些症状在餐后或长久站立时加重，卧床则可减轻。

### 易引起胃下垂的因素

久坐：久坐是引发胃下垂的罪魁祸首，越是白领一族、高层领导，得胃下垂的概率越高。一方面“久坐伤肉”，伤肉其实伤的是脾，脾气变弱了，中气不足胃就容易下垂；另一方面工作压力大，不能按时吃饭，吃快速消费品，胃部无法得到正常的作息。

另外，开车的司机朋友，由于繁忙的工作，导致一天久坐，之后饮食也草草而定。教师久站的工作及压力大，生活不规律的人群都是胃下垂最为青睐的对象。

美食：其实，很多美食导致营养不吸收，胃部就会承受大量的毒素，加上辛辣刺激食物的作用，胃下垂已经开始蔓延。

过于减肥：20 岁左右的“骨感女”为何患了胃下垂，不少女性为保持体形实行错误的减肥方法，进食不规律，暴饮暴食所致。

干瘦是诱发胃肠功能障碍和胃炎的主要原因，当人体过分消瘦时，腹壁松弛、腹肌薄弱，导致悬吊、固定胃位置的肌肉和韧带松弛无力，腹压下降，于是整个胃的生理位置就会降低，胃蠕动减弱，从而引发胃下垂。干瘦的女性出现胃下垂时症状较多；多次做过腹部手术的人、经常卧床少动的人以及穿很紧的马甲、束很紧的腰带、经常压迫胸部和上腹部的人也易出现胃下垂。

### 胃下垂并不是一种疾病

胃下垂是钡餐透视后下的诊断中的用语，它不是消化系统疾病的病名，是老百姓的一种说法。胃下垂分轻、中、重度，传统的做法是通过手术恢复胃的位置。但是现在一般不采用手术，而是通过一些帮助消化、促进胃动力的药物减轻不适症状。

## 胃下垂患者如何调理饮食

有胃下垂的人，应养成良好的饮食习惯，定时定量，细嚼慢咽，切勿暴饮暴食，宜少食多餐。具体来说，要做到以下几点：

### 少食多餐

胃下垂患者消化功能减弱，过多的食物入胃，必然会滞留于胃，所以饮食调理第一要求便是每次用餐量宜少，但次数可增加，每日 4 ～ 6 餐为宜。

### 食物细软

少吃干硬、不易消化的食物，如牛排、油炸食物、花生、蚕豆等。质地偏硬的食物进入胃内不易消化，还可能损害胃黏膜而促进胃炎发生。因此，平时所吃的食物应细软、清淡、易消化。

但并不是说，胃下垂了就要多喝粥。胃炎、胃下垂、胃溃疡的患者，平时还是要以吃干的主食为主，最好是发酵的食物（如馒头、面包等）；每顿饭只吃七分饱；每口饭都咀嚼三四十下再下咽。

### 营养均衡

胃下垂患者大多体力和肌力都很弱，加之消化吸收不好，容易产生机体营养失衡，故较正常人更感到疲劳和精神不振。因此，患者要注意在少量多餐的基础上力求使膳食营养均衡，碳水化合物、脂肪、蛋白质三大营养物质比例适宜。其中脂肪比例偏低（因为脂肪特别是动物脂肪在胃内排空最慢，从而加重胃的负担），而蛋白质食物应略有增加。总体来说，可适当增加动物蛋白、蔬果的摄入量。鸡肉、鱼肉、瘦猪肉、鸡蛋、牛奶、豆腐、豆奶等食物，做得细软些，可以适当多吃。

### 可采取蹲式吃饭的方式

吃饭时可以采取蹲式，使胃下方的脏器对胃起到垫托作用，减少胃内负荷，吃完饭后仍要继续蹲 15 分钟左右；饭后可以卧床半小时，采取头低、臀部抬高的姿势。

### 防止便秘

胃下垂患者因胃肠蠕动比较缓慢，容易发生便秘，而便秘又会加重胃下垂。所以，患者应特别注意防止便秘，日常饮食中多调配些瓜果蔬菜。如果已出现便秘，可在清晨喝杯淡盐水，睡前喝半杯蜂蜜水，以缓解和消除便秘。

## 胃下垂运动康复操

胃下垂患者，合理进行运动有助于防止胃下垂继续发展，还可因体力和肌力增强而增强胃张力、胃蠕动，改善症状。注意吃完饭后，不要参加重体力劳动和剧烈活动。

**全身锻炼**

如打太极拳、八段锦、五禽戏、做保健体操、散步等。

**腹肌锻炼**

仰卧，双腿伸直抬高放下，反复进行数次，稍休息再重复做数次。也可在仰卧时，双腿模拟蹬自行车的动作，或做下蹲动作。锻炼腹肌，通过增加腹压的办法，可防止胃部继续下垂。

**姿势治疗**

饭后卧床 20 ~ 30 分钟，取头部放低，骨盆垫高的姿势，使胃向上移。

**按摩腹部**

一般在体育锻炼之后进行，时间为 10 分钟左右。患者可屈膝仰卧，然后以右手按揉腹部，再根据胃下垂的不同程度，自下而上托之。最后以逆时针方向在腹部做环形按摩。

**仰卧起坐**

仰卧，下肢不动，收腹，坐直，上体成坐位后还原成仰卧。仰卧起坐次数由少而多，逐渐增加。需要提醒的是：胃下垂患者要避免剧烈活动，尤其是跳跃活动，不要长时间站立。

**倒立能够缓解胃下垂吗？**

对于有心脑血管病的人来说，倒立是一种危险动作，切不可盲目练习。倒立缓解胃下垂症状，在医疗书籍上并没有正式提到，如果按照想象，可能会有一定帮助，但是缺乏科学依据。

· 胃下垂的食疗方

## 黄豆黄芪大米豆浆

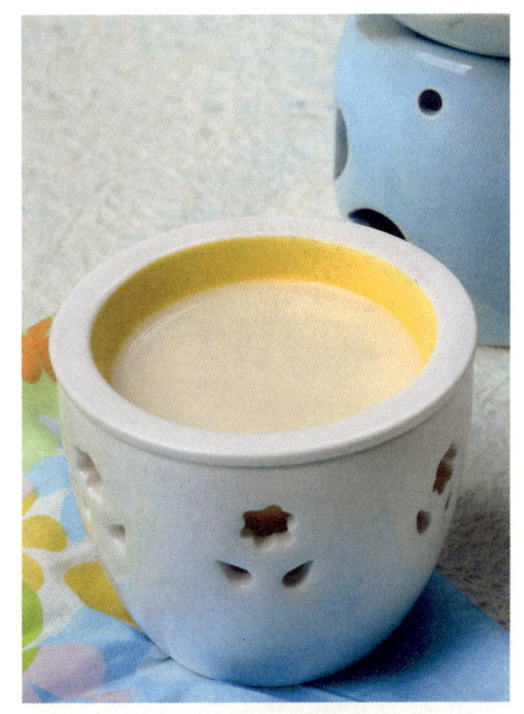

**材料** 黄芪25克，大米80克，蜂蜜10克。

**做法**

1. 大米淘洗干净；黄芪煎汁备用。
2. 将大米倒入豆浆机中，淋入黄芪煎汁，再加适量清水至上、下水位线之间，煮至豆浆机提示做好，过滤后凉至温热，加蜂蜜调味后饮用即可。

**功效** 改善气虚，气血不足。

## 黄芪山药薏米粥

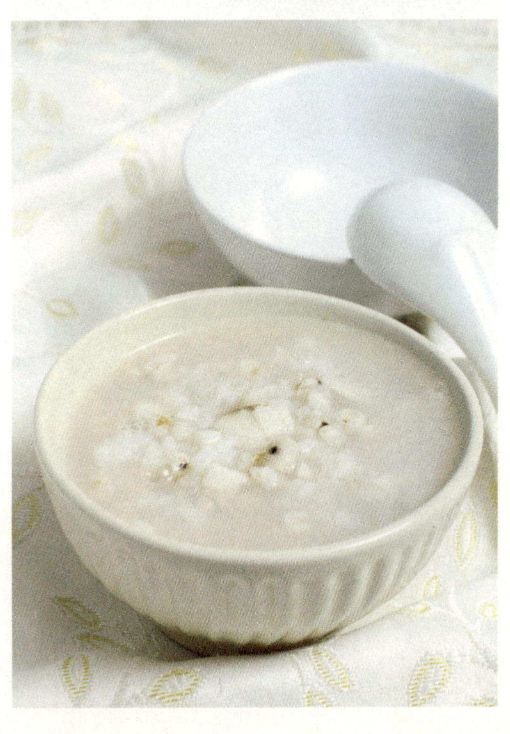

**材料** 薏米、大米各50克，山药、黄芪各30克。

**做法**

1. 薏米、大米各洗净，薏米用水浸泡4小时；山药洗净，去皮，切丁；黄芪洗净。
2. 锅置火上，倒入黄芪和清水，中火煮沸后转小火熬煮30分钟，去渣取汁。
3. 在黄芪汁中放入薏米，大火煮沸，20分钟后加入山药丁、大米，转小火熬煮至米烂粥稠即可。

**功效** 提升中气，补气升阳，改善脾气虚、脾气下陷。

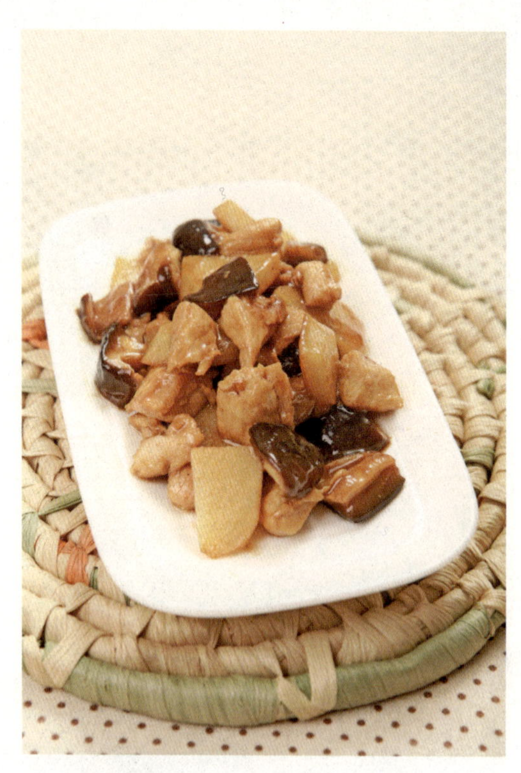

## 山药香菇鸡

**材料** 新鲜山药 100 克，鸡腿肉 100 克，鲜香菇 2 朵。

**调料** 料酒、酱油各10克，盐、白糖各1克。

**做法**

1. 山药洗净去皮，切厚片；香菇去蒂，切小块；鸡腿肉洗净，切成小块，放入沸水中焯去血水，然后洗净，沥干水分。
2. 将鸡肉、香菇块放入锅内，加入料酒、酱油、盐、白糖和适量清水，大火烧沸后改小火继续炖 10 分钟，然后加入山药至煮熟，收汁即可。

**功效** 健脾养胃，补中益气，开胃，增加食欲。

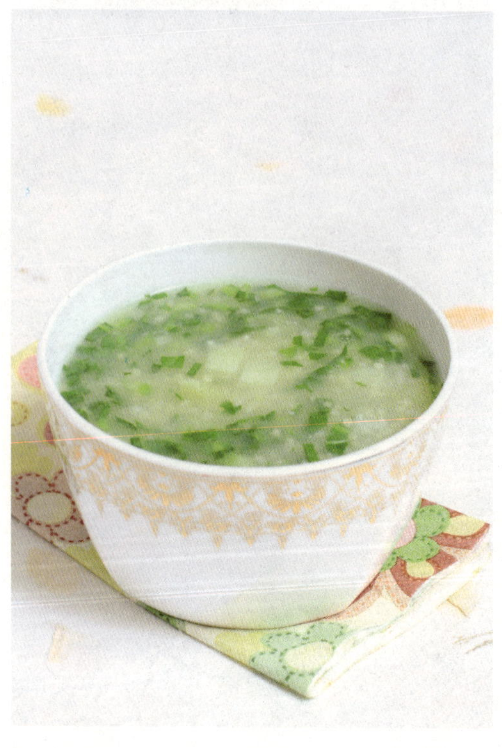

## 土豆小米粥

**材料** 大米、小米各30 克，土豆 40 克，小白菜 20 克。

**调料** 盐2克。

**做法**

1. 土豆去皮，切小块，煮软；小白菜择洗干净，切碎；大米和小米分别淘洗干净。
2. 锅置火上，加入适量清水，倒入大米和小米，熬煮成粥，倒入煮过的土豆和小白菜，略煮即可。

**功效** 土豆和小米都有助于养护胃气。食用这道粥不仅能培养胃气、滋阴生津，并且容易消化，是健脾养胃的佳品。

## 胃下垂的按摩疗法

每天指压足三里穴，就能改善胃的功能，消除胃下垂或胃弛缓所引起的不适，如果加按中脘、脾俞、胃俞穴，效果会更好。

### 按摩足三里穴

足三里穴：在小腿前外侧，用拇指抵住两侧的足三里穴，用力掐按 3 分钟。

### 按摩中脘穴

**中脘穴**：位于人体上腹部，前正中线上，当脐中上 4 寸。胃痛有实证和虚证之分，针刺疼痛和烧灼疼痛属于实证，而隐隐作痛属于虚证。实证可以选择点揉中脘穴，虚证可以选择按揉中脘穴。

**点揉法**：即四指并拢，用大力向下按穴位，点进去以后，数到 10，然后松开。之后再点，再松开。如此反复进行。

**按揉法**：轻轻地把手掌心放在穴位上，然后用一个向下的力量按压穴位。这个力量不用特别大，先向下按压，然后再揉。如此反复进行。

### 按摩脾俞、胃俞穴

用拇指指腹分别按压脾俞穴和胃俞穴各 1 ～ 3 分钟，以有酸胀感为度。

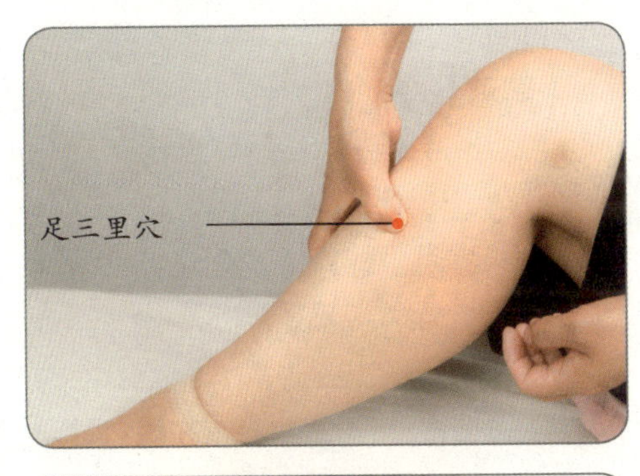


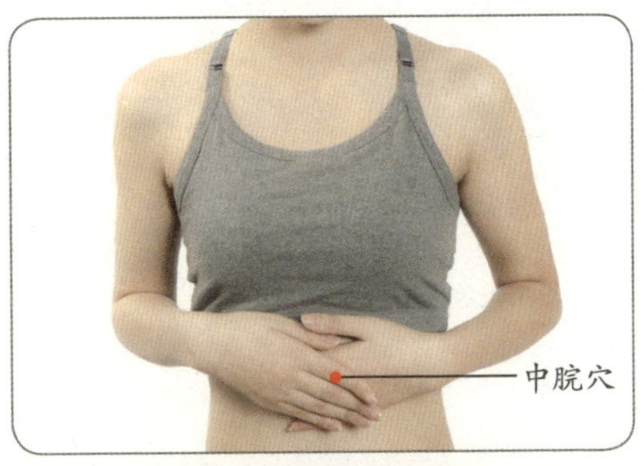


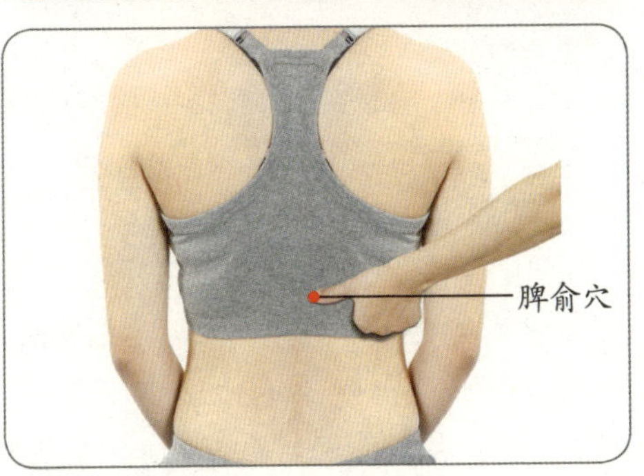


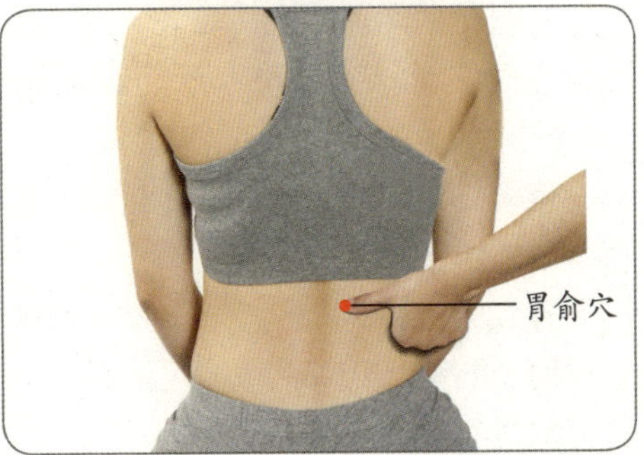

# 附录

# 家庭常用养脾胃中成药速查

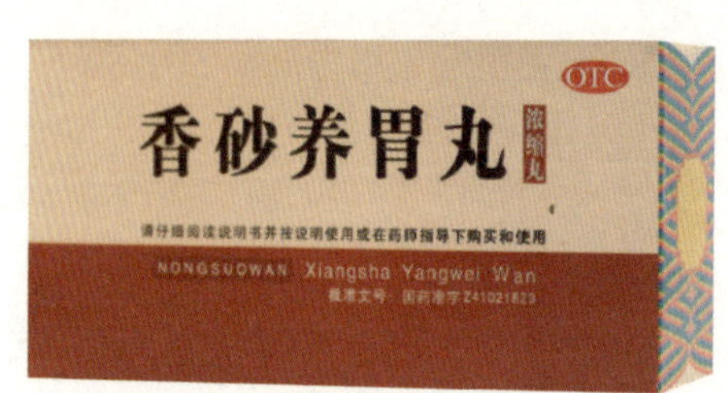


## 腹胀选用香砂养胃丸

现代人生活节奏快，工作压力大，容易出现饮食不节。特别是在季节交替之际，脾胃病更易多发。对大多数脾胃不和的患者来说，脾胃虚弱、消化不良引起的食欲不振、腹部胀痛、大便不调等，都可用香砂养胃丸来调养。

**【服法】**

用温开水口服，9 克 / 次，2 次 / 日。也可用姜汤送服。

**【禁忌】**

1. 胃部灼热、口干舌燥症状的人不宜服用香砂养胃丸。

2. 连续服用此药超过一周最好由医生指导。

3. 服药期间别吃生冷食物，因为生冷的东西能加重寒湿，不利于药效发挥。

**【功效】**

健脾祛湿，消除胀满，主要用于因寒湿阻滞所致的消化不良。对于中气不运而导致的胃脘满闷或泛吐酸水等症及大便时溏时泄、肠鸣、倦怠无力的湿阻脾胃的泄泻尤为适宜。

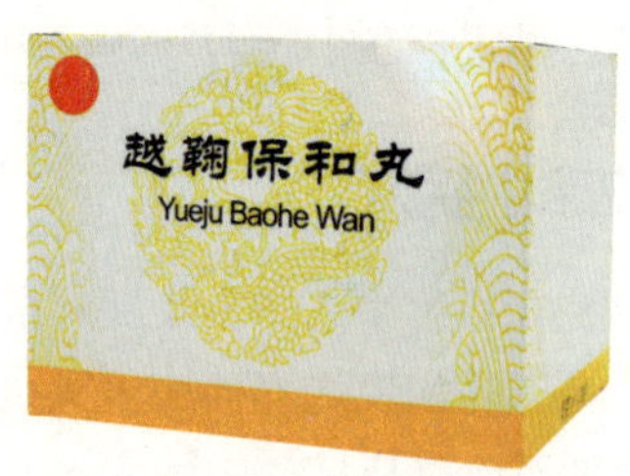


## 节后积食选用越鞠保和丸

节日之后的脾胃不适多为食滞胃脘证，发病前常有暴饮暴食或饮食不洁史，表现为饮食停滞、打嗝出酸腐之气等消化不良的症状，可服用越鞠保和丸来调理。

**【服法】**

口服。6 克 / 次，1～2 次 / 日。

**【禁忌】**

1. 食生冷油腻不易消化食物。

2. 孕妇慎用。

3. 不适用于脾胃阴虚，主要表现为口干、舌红少津、大便干。

4. 有高血压、心脏病、肝病、糖尿病、肾病等慢性病严重者应在医师指导下服用。

5. 儿童、哺乳期妇女、年老体弱者应在医师指导下服用。

**【功效】**

舒肝解郁，开胃消食。适用于胃痛证属食积内停者，症见胃脘胀痛而满，嗳腐吞酸，或呕吐不消化食物后痛减，胸闷不舒，舌苔厚腻，脉弦滑。

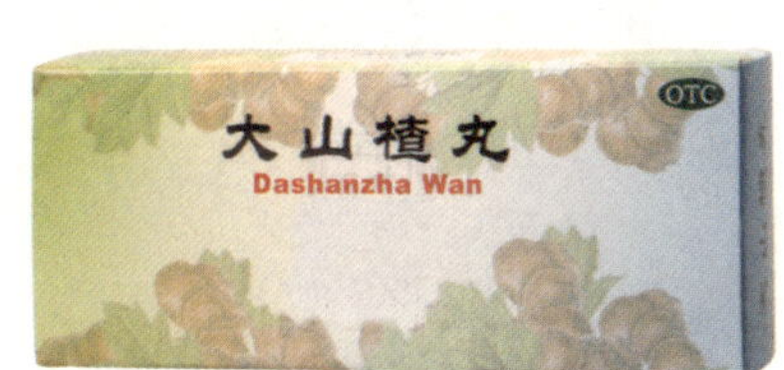


## 消化不良选用大山楂丸

对经常性的消化功能不好，但又不严重的人来说，如果能长期坚持服用大山楂丸，能有一定的保健和辅助治疗的作用。而脾胃容易虚弱，易厌食、腹泻等消化不良的儿童，酸甜可口的大山楂丸也是很合适的选择。

【服法】

口服。一次 1～2 丸，一日 1～3 次；小儿酌减。

【禁忌】

1. 由于大山楂丸能促进胃酸分泌，因此，胃酸分泌过多者不宜服用。

2. 空腹时不要大量服用大山楂丸，尤其是胃、十二指肠溃疡的患者更应注意，否则易诱发或加重溃疡。

3. 大山楂丸有助于肠胃消化，但是不能将其视作治疗的特效药，其对有严重的食积、消化不良、不思食欲的人的治愈作用很小。

【功效】

开胃消食。用于食欲不振、消化不良、脘腹胀满等。

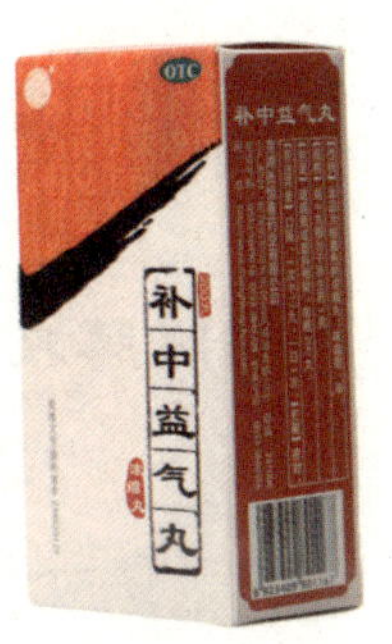


## 脾胃虚弱选用补中益气丸

如果你老觉得肚子有点胀或经常隐隐作痛，在吃完饭后症状加重，总是没胃口，打不起精神，舌头边缘有齿痕等不适，就可以适当吃点补中益气丸来调理。

【服法】

口服，温开水送下。大蜜丸，1 丸 / 次，2～3 次 / 日；浓缩丸，8～10 丸 / 次，3 次 / 日。

【禁忌】

本药不适用于有恶寒发热表证者、暴饮暴食脘腹胀满实证者。若服后出现胃脘满闷，或“上火”征候，说明辨证不对，须停服。

【功效】

补中益气，升阳举陷。用于脾胃虚弱、中气下陷、体倦乏力、食少腹胀、久泻、脱肛、子宫脱垂。

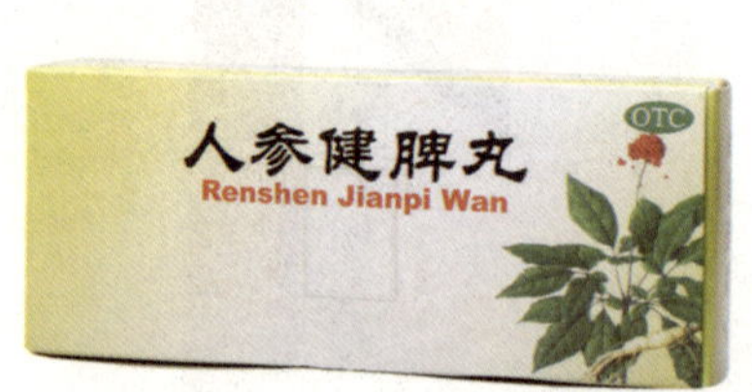


## 健脾益气选用人参健脾丸

人参健脾丸中，人参、茯苓、白术、黄芪益气健脾；山药、陈皮、砂仁健脾和胃；木香理气健脾，调理中焦气机；酸枣仁、远志安神定志；当归活血养血。诸药共奏健脾益气，和胃止泻之功。

**【服法】**

口服，温开水送下。大蜜丸 2 丸 / 次，水蜜丸 8 克 / 次，2 次 / 日。

**【禁忌】**

1. 本品宜饭前服用或进食同时服。
2. 服本药时不宜同时服用藜芦、五灵脂、皂荚或其制剂。
3. 不宜喝茶和吃萝卜，以免影响药效。
4. 不宜和感冒类药同时服用。

**【功效】**

健脾益气，和胃止泻。用于脾胃虚弱引起的饮食不化、胃中嘈杂、恶心呕吐、腹痛便溏、不思饮食、体弱倦怠。

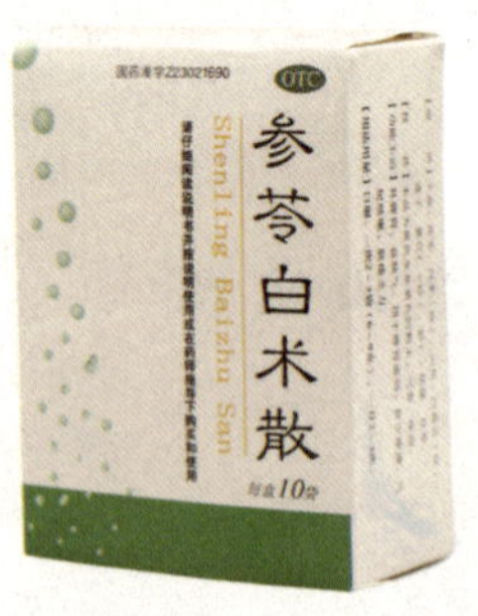


## 脾胃虚弱且有夹湿之证宜用参苓白术散

参苓白术散补脾胃，益肺气，用于脾胃虚弱，食少便溏，气短咳嗽，肢倦乏力。

**【服法】**

口服。散剂 6 ~ 9 克 / 次，2 ~ 3 次 / 日；丸剂 6 克 / 次，3 次 / 日。

**【禁忌】**

1. 适合在饭前服用，服药期间最好不要喝茶和吃萝卜，以免影响药效。
2. 有手脚心发热、夜间盗汗的阴虚之人不适合用本方。
3. 孕妇忌用参苓白术散。

**【功效】**

益气健脾渗湿而治三焦多种疾病。应用于脾胃虚弱引起的食欲不振、脘腹胀满、大便溏泄、身体消瘦、气短咳嗽、四肢乏力、精神倦怠等。

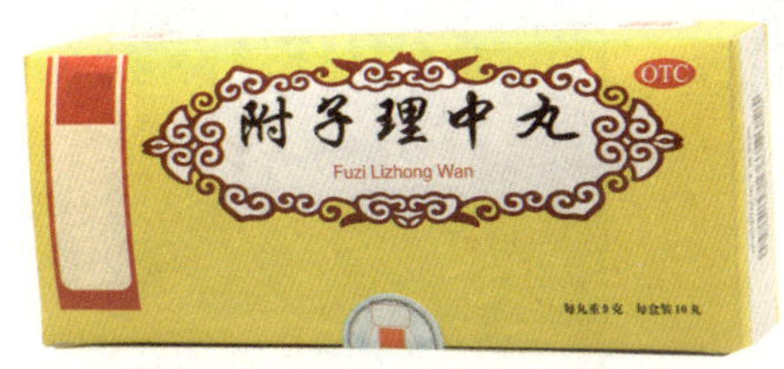


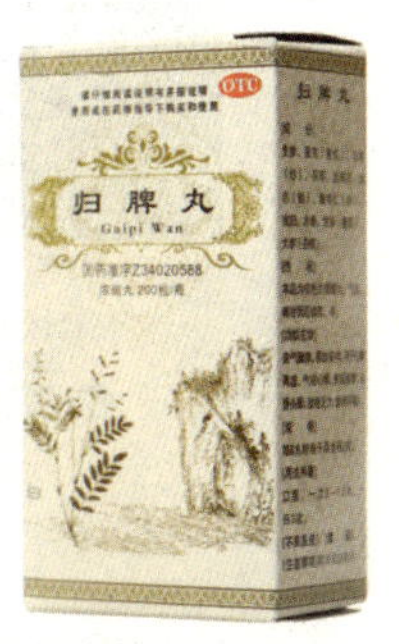


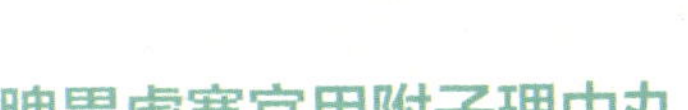

## 脾胃虚寒宜用附子理中丸

附子理中丸中附子、干姜大辛大热，温中散寒共为主药；党参甘温入脾，补气健脾为辅药，白术健脾燥湿为佐药；甘草缓急止痛，调和诸药为使药。全方合用，可使寒气去，阳气复，中气得补，共奏温中健脾之功。

**【服法】**

口服，每次服 1 丸，每天 2 ~ 3 次。

**【禁忌】**

1. 孕妇慎用。

2. 中医辨证为阴虚阳盛、热证疼痛患者忌用。

**【功效】**

温中健脾。用于脾胃虚寒所致的胃脘痛、腹痛、呕吐泄泻、手足不温等证。

## 食少体倦、崩漏便血，宜用归脾丸

归脾丸出自宋代医家严用和的《济生方》。方中原有八味药，即：白术、茯神、黄芪、龙眼肉、酸枣仁、人参、木香、炙甘草。明代医家薛己为加强本方养血安神之效，补入当归、远志两味药，遂成现代归脾丸的定方格局。

**【服法】**

用温开水或生姜汤送服。

**【禁忌】**

1. 不宜和感冒类药同时服用，不宜喝茶以及吃萝卜，以免影响药效。

2. 服本药时不宜同时服用藜芦、五灵脂、皂荚或其制剂。

**【功效】**

主要用于心脾两虚引起的食少体倦、面色萎黄、失眠多梦、头昏、食欲不振、崩漏便血等。

# 悦然·推荐书单 帮您打造健康生活

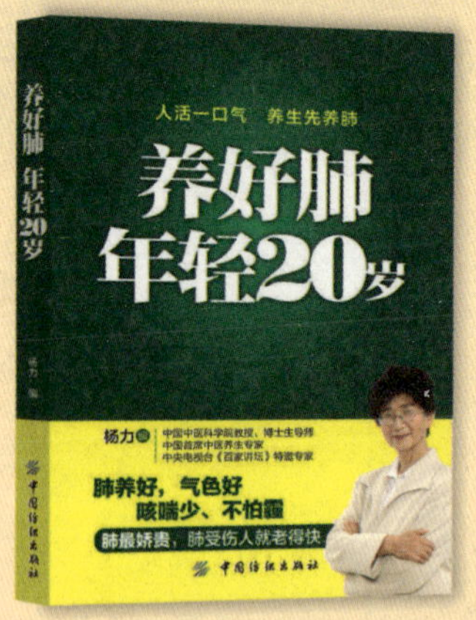


《养好肺　年轻 20 岁》

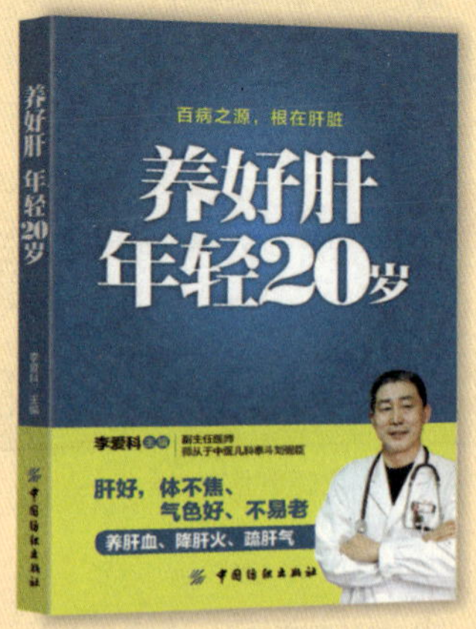


《养好肝　年轻 20 岁》

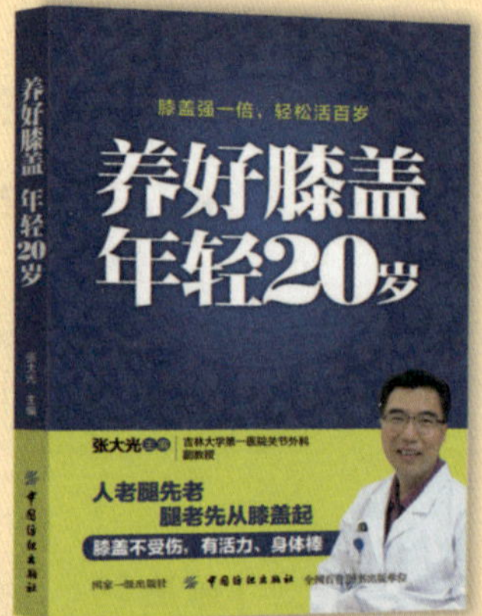


《养好膝盖　年轻 20 岁》

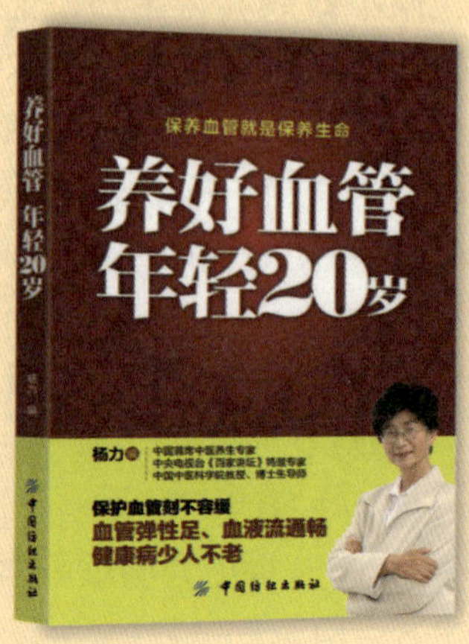


《养好血管　年轻 20 岁》

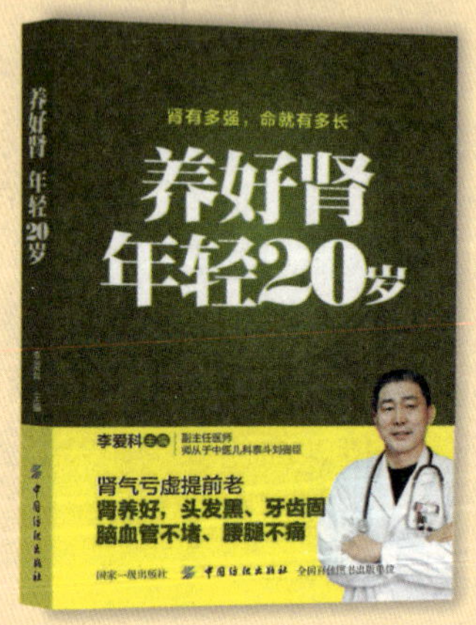


《养好肾　年轻 20 岁》